Nina Ruge
Dr. Stefan Duve

Das Geheimnis gesunder und schöner Haut

Nina Ruge zählt zu den profiliertesten Journalisten des deutschen Fernsehens. Unter anderem moderierte sie das »heute journal«, »heute Nacht« und zehn Jahre lang das People-Magazin »Leute heute«. Zu verschiedenen Gesundheitsthemen hat sie inzwischen mehrere Bücher veröffentlicht.

Dr. Stefan Duve hat an der Ruhruniversität Bochum und der Universität in Bonn Humanmedizin studiert. Es folgte die Weiterbildung zum Facharzt für Haut- und Geschlechtskrankheiten unter anderem in der Klinik für Dermatologie und Allergie in Davos/Schweiz und der Universitäts-Hautklinik New York/USA (NYU). Heute praktiziert er als Hautarzt mit Schwerpunkt Lasertherapie und ästhetische Medizin in München.

Nina Ruge
Dr. Stefan Duve

Das Geheimnis gesunder und schöner Haut

6 Vorwort
8 Nina Ruge – Check-up beim Hautarzt

Haut & Aufbau

18 Lernen Sie Ihre Haut kennen
Schicht für Schicht 18, Funktionen der Haut 20, Die Zelle 22, Runderneuerung 22
23 Die Lebenszyklen unserer Zellen
24 **Test:** Welcher Hauttyp bin ich?
28 Die Haut im Einklang mit der inneren Uhr
Das zentrale Chronometer 28, Terminplan für die Schönheit 28, Chronomedizin für die kranke Haut 30
31 Der 24-Stunden-Hautzyklus
32 Hautprobleme, die alles verändern
Akne 32, Cellulite 34, Ekzeme 35, Haarausfall 35, Hautkrebs 36
38 **Interview:** James Last
Nagelveränderungen 40, Neurodermitis 40, Schuppenflechte 42, Sonnenallergie 42, Vitiligo 44, Warzen 44
46 **Interview:** Gil Ofarim

Haut & Stressfaktoren

50 Wie UV-Licht auf unsere Haut wirkt
Lebenswichtige & gefährliche Strahlen 50, Reparaturarbeiten nach einem Sonnenbrand 51, Photoaging 52
54 **Interview:** Reinhold Messner
57 Wie viel Sonne verträgt unsere Haut?
58 Typbedingte Sonnenempfindlichkeit
60 **Interview:** Roberto Blanco
62 Freie Radikale – Killer unserer Haut
Rauchen schwächt die Abwehr 62, Umweltgifte machen alt und krank 64
66 Innere Stressoren, die unter die Haut gehen
Stress 66, Bewegungsmangel 66, Schlafmangel 67

Haut & Psyche

70 Wie kommen Gefühle in die Haut?
Dünnhäutig 71, Teufelskreis und Leidensdruck 71, Kleine Berührung – große Wirkung 72
73 Hautkrankheiten mit psychischem Hintergrund
Allergien 73, Neurodermitis 73, Schuppenflechte 74, Stresspickel 75, Kummerfalten 75, Kreisrunder Haarausfall 75
76 **Interview:** Prof. Uwe Gieler
80 Stressmanagement für gesunde Haut
81 Mentale Wege aus der Stressfalle
83 Entspannungstechniken für Körper, Seele und Haut
Dem Stress davonlaufen 83, Autogenes Training 83, Meditation 84, Progressive Muskelentspannung 84, Verhaltenstherapie 85, Yoga 85

Haut & Hormone

88 Die Hormone – körpereigene Botenstoffe
Herkulesaufgabe 88, Hormonelle Schwankungen 89, Der weibliche Hormonhaushalt 90, Wichtige Helfershelfer 91
91 So wirken Hormone auf die Haut
92 Die positive Wirkung der Liebe
Hormon-Power pur 92, Liebe hält jung und gesund 93
94 Hormone und Haut im Wandel der Jahre
95 Jedes Alter hat seine Falten
98 Hormonersatztherapie – Segen oder Fluch?
Haut & Ersatzhormone 99, Alternative Methoden 99, Wachstumshormone als Jungbrunnen? 100, Anti-Aging gehört in die Hände von Ärzten 100, Hormone aus der Natur 101
102 **Interview:** Prof. Dr. Weber

Haut & ergänzende Heilmethoden

108 Traditionelle Chinesische Medizin
Akupunktur 109
110 Ayurveda – Heilkunde aus Indien
112 **Interview:** Dr. Ulrich Bauhofer

115 Phytotherapie – Heilkraft der Pflanzen
117 **Interview:** Prof. Dr. Augustin
120 Homöopathie – starke Kügelchen
122 Schwefel und Spanische Fliege
123 Die Darmflora und ihr Einfluss auf die Haut
Was die Haut behütet 123, Darmreinigung 124
125 Detox – Methoden und ihre Wirkung
Entgiften beim Arzt 125, Entgiften zu Hause 126
128 **Interview:** Dr. Chang-Gusko
131 **Interview:** Prof. Dr. Galle
134 Entgiften mit Schüßler-Salzen
Schüßler-Salze für die Haut 135
135 Schüßler-Seife selbst gemacht
136 **Interview:** Günther Heepen
140 Schüßler-Salze: Nina Ruges Erfahrungsbericht
141 Die Formel für gesunde & schöne Haut

Haut & Pflege

144 Teure Tiegel oder Wunderwaffen?
146 Naturkosmetik – Alles bio, oder was?
147 Daran erkennen Sie Naturkosmetik
148 Ätherische Öle in der Kosmetik
149 Ätherische Öle für die Haut
150 Ein Besuch bei der Kosmetikerin
151 Extraleistungen, die sich lohnen
152 **Interview:** Pia de Luca & Prof. Dr. Schilcher
157 Praktische Tipps für gesunde, vitale Haut
Tägliche Reinigung – das A und O der Pflege 157, Jede Jahreszeit verlangt eine andere Hautpflege 158
159 Straffe Konturen durch Massage
160 Shiatsu fürs Gesicht
161 Workout fürs Gesicht
162 **Interview:** Jutta Speidel
164 Kann man die Haut auch überpflegen?
165 Die richtige Pflege für jedes Alter
166 Schöne Haut durch Anti-Aging-Food
167 Die Hiltliste der zellaktiven Biostoffe
Auf die Inhaltsstoffe kommt es an 166, Anti-Aging-Hormone aus der Natur 166, Mood-Food 168, Schön per Speiseplan 168
169 Die wichtigsten Tryptophanlieferanten
170 **Interview:** Sibylle Beckenbauer

Haut & ästhetische Medizin

174 Was die ästhetische Medizin heute kann
Laser, Peeling & Co. 175, Verjüngungskur in der Mittagspause 175
176 **Interview:** Louisa von Minckwitz
178 Glatte und schöne Haut durch Laser
Laser nicht gleich Laser 178, Nur was für Fachleute 179
180 Die häufigsten Fragen zur Laserbehandlung
181 Die verschiedenen Peelingmethoden
Oberflächliche Peelings 181, Mitteltiefe Peelings 182, Tiefe Peelings 183, Mikrodermabrasionsbehandlung 183
184 Faltenfüller aus der Spritze
187 Die häufigsten Fragen zum Thema Faltenunterspritzung
188 Botox legt die Muskeln lahm
190 **Interview:** Patricia Riekel
193 Mesotherapie & Microneedeling
194 Rio-Methode bei Dehnungsstreifen
195 Die Radiofrequenztherapie
196 Wann ästhetische Medizin helfen kann
Akne 196, Besenreiser 196, Cellulite 197, Couperose 197, Dehnungsstreifen 197, Falten 198, Hauterschlaffung 199, Narben 200, Pigmentflecken 200, Schwitzen 201, Tätowierungen 201
202 Wie Sie den richtigen Arzt für Ihre Haut finden

203 Nachwort
204 Vorsicht Inhaltsstoffe!
206 Register
208 Bildnachweis

Vorwort

»Die Haut ist der Spiegel der Seele.« Also, bei mir ist dieser Spiegel ziemlich blind. Ich habe eine ölige Haut mit geradezu mafiösem Hang zu Mitessern und Pickeln, seit ich denken kann. Doch ich möchte behaupten, dass ich mich auf der Sonnenseite des Lebens bewege. Klar habe ich Krisen erlebt, auch elementare. Sicherlich: Das Hautbild war in solchen Phasen noch mieser als sonst. Doch die Formel »Pfirsichhaut gleich pfirsichfarbener Gemütszustand« – die stimmt so nicht. Sonst müsste ja jeder, der sich an Haut aus Samt und Seide erfreuen darf, im siebten Seelen-Himmel schweben. Nein. Das mit dem »Spiegel der Seele« ist offenbar viel zu platt gedacht. Und trotzdem – verunsichert hat mich das schon.

Gewissermaßen ist das auch der Grund, dieses Buch zu machen. Ich wollte Klarheit. Ich wollte das Geheimnis lüften – das Geheimnis einer schönen und gesunden Haut. Ich ging davon aus, dass die ewige Suche nach dem Mittel, nach der Behandlung, die wirklich hilft, eine Traum-Haut zu erlangen, vielen Menschen ebensfalls bestens bekannt ist.

Meine Suche war auch durchaus erfolgreich. Noch nie war meine Haut so schön wie heute. Ich habe meine Ernährung umgestellt und eine Kosmetikerin gefunden, die mit ätherischen Ölen heilt. Für dieses Buch habe ich Schüßler-Salze ausprobiert, die sich als überraschend wirksam erwiesen – und ich habe vor vielen Jahren Dr. Stefan Duve in München kennengelernt. Er zaubere Akne-Narben weg, hieß es – und es stimmt!

Dr. Stefan Duve war es auch, der mich motivierte, weiter zu forschen. Er war der erste Facharzt, von dem ich auf meine Fragen zum Thema Haut Antworten bekam, mit denen ich etwas anfangen konnte. Kompetent, verständlich – und vor allem ehrlich. Er machte mir klar, dass meine Haut aufgrund meiner Erbanlagen so ist, wie sie ist – und nicht aufgrund meiner Seele. Klar spiegele sich auch Stress auf meiner Haut – der innere, aber auch der äußere. Über 20 Jahre täglich fürs Fernsehen geschminkt zu werden, das ist für jede Haut Stress. Ich begann also, den Zustand meiner Haut umfassender zu betrachten. Es sind so viele Faktoren, die sie glätten – aber auch stressen können. So hatte eine Vitamin-A-Säure-Therapie bei mir zu fiesen Rötungen geführt. Anderen hilft sie dagegen perfekt.

Den Traum von einer schönen Haut träumen so viele Menschen. Sie wollen erfahren, was sie tun können, um sich diesen Traum zu erfüllen. Prompt verheddern sie sich in einem Dschungel aus Illustrierten-Tipps, Werbeversprechen und Hokuspokus-Medizin.

Den Dschungel möchten wir mit diesem Ratgeber lichten. Stefan Duve und ich bieten Ihnen einen gut verständlichen Überblick darüber, was unser größtes Organ, die Haut, zum Strahlen bringt – und was ihr zu schaffen macht.

Für dieses Buch habe ich ganz bewusst mit einem Schulmediziner zusammengearbeitet, weil sich gerade um die Haut viele Legenden ranken. Ich wollte klären, was die neuesten dermatologischen Studien besagen. Dazu haben wir weitere professionelle Meinungen eingeholt und ich habe Top-Mediziner verschiedener Uni-Kliniken gefragt: Welche Rolle spielt die Verdauung, der Darm für eine perfekte Haut? Was weiß man über den Zusammenhang von Hormonhaushalt und Haut? Wie wirkt sich psychische Belastung aus? Was weiß man über die Wirksamkeit von Naturheilmitteln?

Aber auch Prominente berichten von ihren »Haut-Erfahrungen«. Reinhold Messner spricht über die UV-Belastung. Jutta Speidel erzählt, wie sie Fältchen behandelt – ohne Botox oder Skalpell. James Last hat den Hautkrebs überstanden. Gil Ofarim berichtet über die Weißfleckenkrankheit und Akne, Sibylle Beckenbauer über ihre Hautpflege.

Schöne und gesunde Haut war schon immer meine Passion. Als Dermatologe treffe ich täglich auf Menschen mit den unterschiedlichsten Hautproblemen. Und fast immer ist ein hoher Leidensdruck damit verbunden. Egal ob bei Kindern, Frauen oder Männern. Die Haut ist nicht nur unser größtes Organ, sondern auch eines der empfindlichsten. Wie Nina Ruge sagt, ist die Haut nicht der Spiegel der Seele. Aber Probleme mit der Haut schlagen sich schnell auf die Seele nieder. Das gilt es zu vermeiden. Ein ganzheitlicher Ansatz, ein Konzept, das auf mehreren Säulen wie Ernährung, Lebensführung, Medizin, kosmetischen Behandlungen und richtiger Pflege basiert, ist meine Philosophie. Nicht zuletzt meine praktischen Erfahrungen in einer Neurodermitisklinik haben mir gezeigt, dass man manchmal auch über sein Schulmedizinerdenken hinausgehen und offen für andere Therapieansätze sein muss. Besonders bei chronischen Erkrankungen gilt es die Grenzen der Schulmedizin zu erkennen, aber auch unbequeme Wahrheiten für den Patienten auszusprechen. Alternative und ganzheitliche Verfahren sind hier oft die Lösung.

Heute liegt mein Schwerpunkt im Bereich der ästhetischen Medizin. Hier gibt es immer mehr Möglichkeiten – aber auch Grenzen, die nicht überschritten werden sollten. Wichtig ist bei allen Behandlungen, die Persönlichkeit eines Menschen nicht aus den Augen zu verlieren. Schönheit um jeden Preis kann nicht die Antwort auf Lebensprobleme sein.

Wie viele Menschen ist auch Nina Ruge mit ihren Hautproblemen von Arzt zu Arzt gezogen – ohne echte Hilfe zu erfahren. Ein Leidensweg hatte begonnen, der schnell in einen Teufelskreis münden kann: Ist die Haut erstmal völlig aus dem Gleichgewicht geraten, werden immer neue Verfahren und Mittelchen ausprobiert. Und alles wird nur noch schlimmer. Nina Ruge konnte sich unter anderem mit meiner Mithilfe helfen und sie bat mich sie bei diesem Projekt zu unterstützen. Eine Ehre und ein Vergnügen zugleich. Denn dieses Buch ist mehr als ein Ratgeber, da viele Menschen Einblick in ein Tabuthema geben und ihre persönliche Geschichte erzählen.

Alles wird gut!

Ihre Nina Ruge Ihr Dr. Stefan Duve

Nina Ruge –
– Check-up beim Hautarzt

Nina Ruge: Ich sitze geschminkt vor Ihnen – was können Sie trotz dieser Make-up-Schicht diagnostizieren?

Dr. Stefan Duve: Ich sehe eine relativ unruhige Haut mit Entzündungszeichen, also einigen Pickeln und Mitessern. Dazu Narben und Grobporigkeit vor allem am Kinn.

Nina Ruge: Sie kennen mein Geburtsdatum. Was vermuten Sie als Ursache für die Hautunreinheiten?

Dr. Stefan Duve Nun, sie können etwa medikamentöse Ursachen haben. Vielleicht nehmen Sie zu viel Jod oder regelmäßig Vitamin B zu sich, oder Cortison als Medikament oder DHEA als Antiagingmittel. Häufig kommen auch hormonelle Ursachen in Frage. Es kann sich aber auch um eine Kosmetik-Akne (periorale Dermatitis) handeln. Eine weitere Möglichkeit ist eine sogenannte Spätform der Akne bei entsprechender genetischer Disposition. Auch Stress kann theoretisch die genannten Hauterscheinungen auslösen. Ich muss also Ihre Vorgeschichte kennen, um hier weiterzukommen.

Nina Ruge: Also, ich nehme keine Medikamente, nur Nahrungsergänzungsmittel, habe als Mädchen schon unter Akne gelitten, habe also eine lange Haut-Odyssee hinter mir. Mit dem Fernseh-Job wurde es allerdings schlimmer. Ich wurde ja 20 Jahre lang so gut wie jeden Tag TV-tauglich geschminkt. Ein Gynäkologe hatte mir schon als 16-Jährige gesagt, diese Akne sei genetisch bedingt, da könnte ich gar nichts machen. Ich habe natürlich trotzdem sehr viel probiert: Eine homöopathische Behandlung – ohne Erfolg. Spezielle Diäten – ohne Erfolg. Mehrere Fruchtsäure-Peelings haben nur bewirkt, dass meine Haut empfindlicher wurde und zusätzlich zu Rötungen neigte. Das Einzige, was hilft, sind Ichthyol-Salben und Salicylsalben, wenn ein akuter Pickel naht – und meine Kosmetikerin, die ausschließlich mit ätherischen Ölen arbeitet. Was sagen Sie nun?

Dr. Stefan Duve: Fruchtsäure-Peelings führen bei etwa 75 Prozent der Betroffenen zu einer Besserung, etwa 25 Prozent vertragen sie nicht. Zu diesem Patientenkreis gehören Sie offenbar. Übrigens kann nach einer solchen Behandlung die Sonnenempfindlichkeit vorrübergehend ansteigen.

Ihr Hautproblem hat wahrscheinlich mehrere Ursachen. Sicherlich sind Sie der typische Fall für eine Kosmetik-Akne. Die

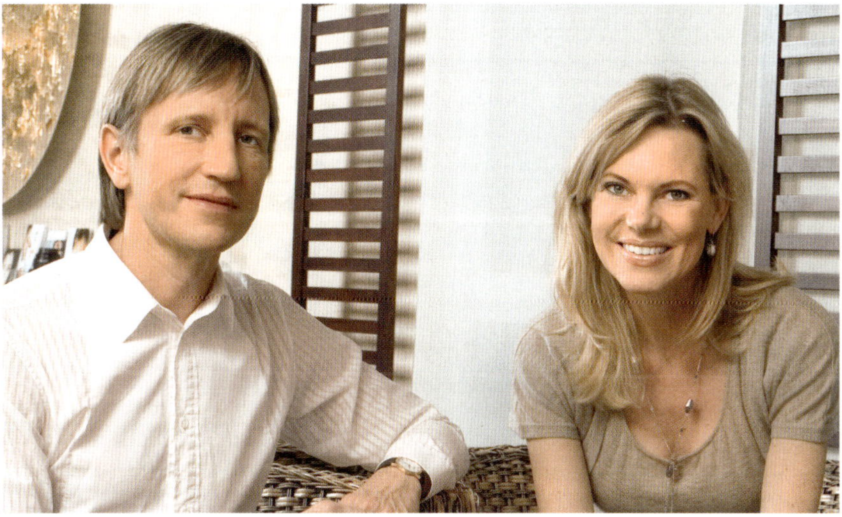

Sich nicht einfach zufriedengeben mit dem, was ist, sondern nach neuen Lösungen suchen – auch wenn es um schöne und gesunde Haut geht: Nina Ruge und Dr. Stefan Duve im Praxis-Gespräch.

tritt vor allem bei jungen, gepflegten Frauen auf, die sich viel schminken, daher wird sie auch Stewardessen-Akne genannt. Pickel und Entzündungen finden sich in diesen Fällen besonders um den Mund herum, können aber auch im ganzen Gesicht auftreten. Allerdings bekommt natürlich nicht jede Frau, die sich regelmäßig schminkt, eine periorale Dermatitis. Es muss zusätzlich eine besondere Empfindlichkeit vorliegen, und man weiß auch, dass hormonelle Faktoren mitspielen.

Nina Ruge: Mir sagte ein Hautarzt, dass Schwermetalle für die Hautreaktion verantwortlich seien – und zwar Schwermetalle, die Grundlage für die Pigmente in den Make-ups sind.

Dr. Stefan Duve: Das ist bisher nicht nachweisbar und leider ist die Ursachensuche eben nicht so einfach. Man vermutet heute, dass Konservierungsstoffe wie Paraffine für die Auslösung der perioralen Dermatitis eine Rolle spielen *(siehe Seite 204–205)*. Viel mehr weiß man nicht, bzw. es kann nicht die alleinige Ursache sein, da wie gesagt 50 Prozent der Frauen, die diese Kosmetik-Akne bekommen, sich gar nicht schminken. Hinzu kommen im Einzelfall eben auch Hormon- und Stressfaktoren. So etwas nennt man auch multifaktorielle Ursachen einer Erkrankung.

Nina Ruge: Ich jedenfalls habe so eine periorale Dermatitis – aber nicht nur Pickel um den Mund, sondern auch an anderen Gesichtspartien, grässlich.

Dr. Stefan Duve: Ich habe bei Ihnen auch ein paar Mitesser erspäht – die bei einer perioralen Dermatitis in der

Regel nicht auftreten. Deshalb würde ich Ihrem Gynäkologen zustimmen: Eine genetische Akne-Prädisposition ist bei Ihnen wahrscheinlich vorhanden. Leider ist Ihr Fall typisch im Alltag einer Hautarztpraxis und mitunter schwierig zu behandeln. Um die beiden Erkrankungen nicht zu verwechseln, noch einmal kurz zusammengefasst: Die Akne ist in der Regel eine angeborene also genetische Erkrankung, die vor allem in der Pubertät auftritt. Die sogenannte periorale Dermatitis dagegen tritt vor allem nach der Pubertät auf und beruht auf den oben genannten hormonellen und auch äußerlichen Faktoren, wie etwa dem Schminkverhalten. Es gibt aber auch, wie bei Ihnen, Überschneidungen. Das heißt, das eine geht in das andere über oder macht es komplizierter.

Nina Ruge: Aber Akne kam in meiner Familie bisher gar nicht vor!

Dr. Stefan Duve: Leider können sich aber genetische Vorbelastungen addieren. Wenn Vater und Mutter eine leichte Prädisposition oder Veranlagung haben, aber beide eine klare Haut, kann sich das bei den Kindern durchaus zu einer Akne addieren. Bei Ihnen kommt aber auf jeden Fall der Faktor periorale Dermatitis dazu, also die TV-Schminke, die bei täglicher Anwendung ein Abheilen oder eine Besserung verhindert.

Nina Ruge: Wie kann ich mir die Zusammenhänge von genetischer Vorbelastung und Akne vorstellen?

Dr. Stefan Duve: Die Talgdrüsen reagieren sensibler als bei anderen Menschen auf die Hormone im Blut, und zwar speziell auf Testosteron-Abkömmlinge, also männliche Hormone. Sie produzieren mehr Talg, die Talgdrüsen und damit die Poren werden größer – und damit anfälliger für Bakterienbefall. Ist der einmal eingetreten entsteht eine Entzündung – und ein Pickel ist geboren. Bei den Hormonen darf man sich das aber nicht so vorstellen, dass Sie im Blut messbar zu viel männliche Hormone haben, sondern die Talgdrüsen holen sich nur mehr dieser Hormone aus dem Blutkreislauf.

Nina Ruge: Es heißt doch auch immer, die Akne-Haut würde besonders leicht verhornen.

Dr. Stefan Duve: Das ist richtig, so weit es die Komedonen- oder Mitesserakne betrifft. Im Normalfall, also bei gesunder Haut, wird der Talg nach außen abgestoßen. Bei der Komedonenakne allerdings wird der gebildete Talg nicht nach außen abgestoßen und verstopft den Talgdrüsenausführungsgang. Wie haben Sie bisher eigentlich Ihre Haut behandelt? Haben Sie es auch mit Antibiotikahaltigen Cremes versucht?

Nina Ruge: Alles! Ich habe auch Antibiotika eingenommen – das hat nur kurzfristig etwas geholfen.

Dr. Stefan Duve: Vielen Betroffenen helfen Cremes, die den Wirkstoff Erythromycin enthalten. Die Antibiotika zum Einnehmen sind übrigens um ein Vielfaches niedriger dosiert als andere Antibiotika und damit recht gut verträglich. Das Problem ist nur, dass die Akne

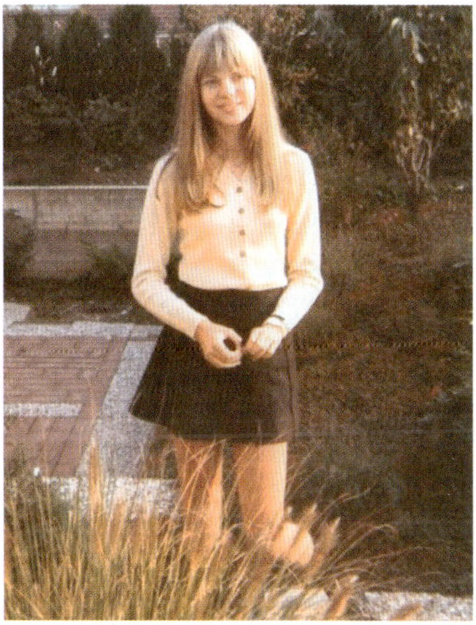

Alles wird gut – dieses Motto hat Nina Ruge schon als Teenager geholfen, mit den Herausforderungen des Lebens fertig zu werden und mit Pickeln und Mitessern.

postwendend zurückkommen kann, wenn die Präparate abgesetzt werden.

Nina Ruge: Was empfehlen Sie?

Dr. Stefan Duve: Sie haben ja die meisten Behandlungsmöglichkeiten bereits getestet – allerdings ohne durchschlagenden Erfolg. Ich verwende bewusst die Vokabel »relativ«, denn Ihr Hautbild legt nahe, dass die Situation durchaus einmal schlimmer war.

Nina Ruge: Das stimmt. Seit ich regelmäßig bei der Kosmetikerin bin, die mit ätherischen Ölen arbeitet, ist meine Haut deutlich besser geworden *(siehe Interview mit Pia de Luca ab Seite 152).*

Dr. Stefan Duve: Sie könnten zusätzlich zum einen durchaus in Richtung weiterer ergänzender Medizinformen gehen, etwa Schüßler-Salze einnehmen *(siehe Seite 134).* Ich könnte mir auch vorstellen, dass bei Ihnen ein noch stärkeres Peeling als das Fruchtsäure-Peeling einen nachhaltigen Effekt hätte. Es nennt sich TCA oder Trichloressigsäure-Peeling. Allerdings würden Sie dann für bis zu einer Woche beruflich komplett ausfallen – wegen Rötungen und massiven Abschuppungen. Darunter kommt dann aber eine feinporige und klare Haut hervor und die Pickelneigung ist reduziert.

Eine Alternative wäre eine Lasertherapie, mit der man die Entzündungsneigung Ihrer Haut reduzieren kann.

Nina Ruge: Wie funktioniert dieser Laser?

Dr. Stefan Duve: Er hemmt direkt an den Talgdrüsen die Entstehung entzündlicher Prozesse. Die Talgdrüsen werden verkleinert und damit weniger entzündungsanfällig.

Die Haut wird feinporiger, die Hautstruktur gleichmäßiger. Allerdings braucht man mehrere Sitzungen und es hat auch keine Heilung, sondern nur eine Verbesserung des Hautbildes zur Folge.

Nina Ruge: Ich habe für mein Alter erstaunlich wenig Falten – auch um die Augen. Hat da die hohe Talgproduktion mal einen positiven Effekt?

Dr. Stefan Duve: Ganz eindeutig. Je länger die Haut Talg und Fett produziert, desto jünger wirkt sie. Natürlich spielen auch die genetische Veranlagung und vor allem die Sonnenbelastung im Laufe eines Lebens eine entscheidende Rolle. Aber eine eher fettige Haut ist und wirkt weniger faltig als eine spröde und trockene Haut.

Nina Ruge: Wieso entstehen Pickel eigentlich besonders in Stresssituationen oder kurz bevor die Periode einsetzt?

Dr. Stefan Duve: Dieser Zusammenhang ist gut erforscht. Stresshormone wie Adrenalin und Cortisol können ebenso wie Sexualhormone, die zyklusabhängig ausgeschüttet werden, Entzündungsprozesse an den Talgdrüsen fördern. Diese verfügen nämlich über Rezeptoren für die Hormone. Durch die Veränderung der Hormonsituation im Blut können diese Rezeptoren kurzfristig – meist nur für zwei Tage pro Zyklus – empfindlicher werden für Testosteron und eine plötzliche hormonelle Ankurbelung der Talgproduktion bewirken. Deshalb schildern auch viele Patientinnen mit Akne und perioraler Dermatitis eine Verschlechterung kurz vor oder während der Menstruation.

Nina Ruge: Was halten Sie von dem »Akne-Hammer« Roaccutan? Ich habe den nie genommen – so schlimm war meine Haut dann auch wieder nicht.

Dr. Stefan Duve: Roaccutan ist hochwirksam und wird in schweren Akne-Fällen weltweit seit Jahrzehnten verschrieben sowie auch bei Personen, die sich beruflich keine Akne leisten können wie Schauspieler oder Models. Es reduziert die Talgproduktion dramatisch – trocknet aber auch die Schleimhäute erheblich aus. Das macht sich etwa bei Kontaktlinsenträgern stark bemerkbar. Auch die Lippen werden sehr trocken. Außerdem führt es im Falle einer Schwangerschaft zu Missbildungen des Kindes. Deshalb dürfen Frauen das Medikament nur dann einnehmen, wenn absolut sichergestellt ist, dass sie nicht schwanger sind oder werden – bis zu einem Jahr nach Beendigung der Einnahme. Aber für schwerste Fälle, etwa mit Vernarbungen, ist es oft die Rettung.

Nina Ruge: Was ist mit der Anti-Baby-Pille? Hilft die gegen Akne?

Dr. Stefan Duve: Wenn sie dem Hormonhaushalt der Patientin entsprechend angepasst ist, hilft sie häufig und dramatisch. Aber Vorsicht, es gibt auch Pillen, die eine Akne verschlechtern können. Und beim Absetzen einer erfolgreich wirkenden Pille passiert oft das Gegenteil, das heißt, die Haut kann wieder wie in der Pubertät aussehen und oftmals tritt auch Haarausfall ein.

Nina Ruge: Was empfehlen Sie eigentlich als Notfallmedikament, wenn Pickel im Anmarsch sind, die gerade völlig ungelegen kommen?

Dr. Stefan Duve: Antibiotikasalbe und Zugsalbe mit Ichthyol.

Nina Ruge: Mir hilft aber manchmal Acteylsalicylsäure viel besser.

Dr. Stefan Duve: Die hilft auch. Aber in den meisten Fällen, wie etwa in Rezepturen, darf sie nicht mehr verschrieben werden, da viele Rezepturen von den Kassen nicht mehr bezahlt werden.

Nina Ruge: Ist Akne im Erwachsenenalter ein typisches Frauenproblem?

Dr. Stefan Duve: Sie ist bei Frauen häufiger. Es gibt aber auch Männer mit Akneproblemen, welche meist genetisch bedingt sind. Die sogenannte Öl-Akne kommt bei Mechanikern vor. Und durch die tägliche Rasur kann eine Art periorale Dermatitis entstehen. Dann siedeln sich Bakterien in der Haut an, die bei jeder Rasur von Talgdrüse zu Talgdrüse übertragen werden und zu Entzündungen führen. Da helfen meist nur Antibiotika oder Roaccutan. Allerdings sind diese Bakterien meistens schnell antibiotikaresistent. Antibiotika-Tinkturen helfen kurzfristig – heilen aber nicht. Hier ist es sehr wichtig, auf Sterilität bei der Rasur zu achten, meistens ist eine Trockenrasur ratsam.

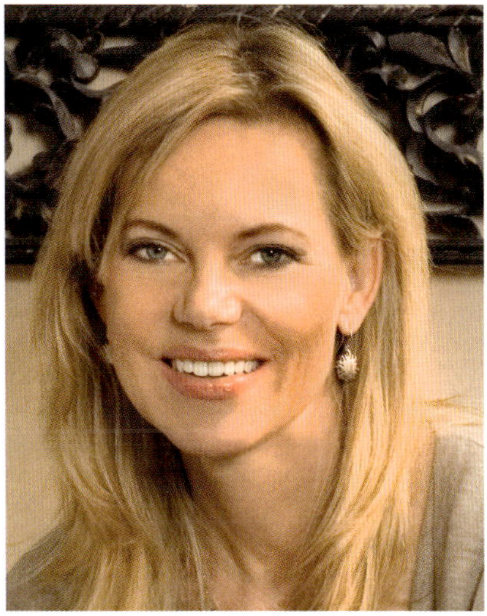

Gemeinsam mit Dr. Duve und anderen Experten begab sich Nina Ruge auf die Suche nach dem Geheimnis gesunder und schöner Haut.

Nina Ruge: Nimmt die periorale Dermatitis eigentlich zu?

Dr. Stefan Duve: Eindeutig. Ich merke das daran, wie viele Patienten mit dieser Erkrankung täglich in meiner Praxis erscheinen. Früher war die periorale Dermatitis eher ein Nebenthema.

Nina Ruge: Was halten Sie von der Volksweisheit »Die Haut ist der Spiegel der Seele«?

Dr. Stefan Duve: Die Psyche steuert etliche Hormone, die wiederum eindeutig das Hautbild beeinflussen – über die Aktivität der Talgdrüsen, die Schweißsekretion, die Entzündungsneigung, die Infektionsabwehr, um nur einige zu nennen. Ebenso wichtig ist allerdings die genetische Disposition. Der kann niemand entkommen. Aber auch Menschen in beruflichen oder privaten Stresssituationen haben oft eine schlechte Haut.

Nina Ruge: Haben Sie schnelle Heilungserfolge durch die seelische Entwicklung, vielleicht auch seelische Befreiung eines Patienten erlebt?

Dr. Stefan Duve: Sogenannte Spontanheilungen habe ich schon häufig erlebt. Die Haut ist ein sehr komplexes System, das durch Gene, Psyche, Umweltfaktoren, Hormone und Lebensstil beeinflusst wird. Oft lässt sich die Ursache einer Heilung gar nicht eindeutig zuordnen.

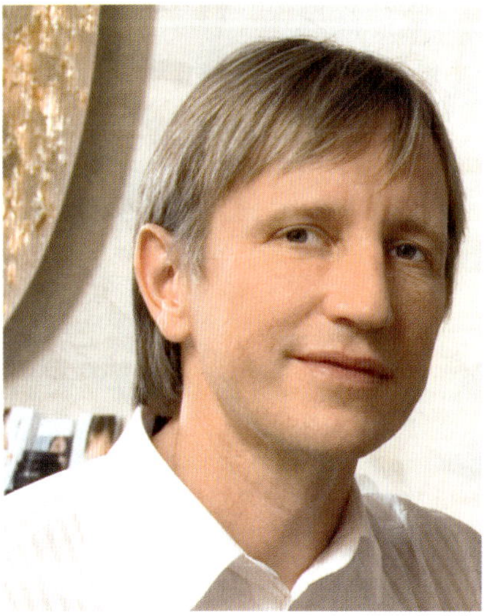

Dr. Stefan Duve hat als Dermatologe in einer Neurodermitisklinik praktiziert, bevor er seine Praxis in München gründete. Er gehört zu den profiliertesten Fachärzten in der Lasertherapie und Beauty-Behandlung.

Nina Ruge: Sind Sie nicht manchmal frustriert? Ihre Patienten wünschen schnelle Heilung – doch gerade bei Hautproblemen ist viel Geduld erforderlich. Und oft kann man gar nichts tun …

Dr. Stefan Duve: Ja. So gesehen ist die Dermatologie ein undankbarer Job. Viele Patienten brauchen Geduld, bis Linderung oder Heilung eintritt. Manchmal ist Heilung sogar unmöglich. Wichtig ist, dass sie ihre Krankheit zunächst als Teil von sich selbst akzeptieren. Manchen muss ich eröffnen, dass ich nicht heilen kann – nur bessern. Einige Patienten sind dann aber geradezu erleichtert, denn sie haben nun nicht mehr das Gefühl, nicht genug getan zu haben, um das Problem loszuwerden. Dennoch ist es verständlich, dass viele Patienten mit sogenannten chronischen Erkrankungen von Arzt zu Arzt ziehen, da sie die Unabwendbarkeit einer solchen Diagnose nicht akzeptieren wollen.

Nina Ruge: Sie sind ein Schulmediziner, der der ergänzenden Medizin aber offen gegenübersteht. In welchen Fällen empfehlen Sie solche Medizinformen?

Dr. Stefan Duve: Bei Allergien empfehle ich manchmal Akupunktur. Nach zweijähriger Tätigkeit während meiner Ausbildung in einer Allergie-/Neurodermitis- und Psoriasisklinik in Davos, Schweiz, bin ich in schulmedizinisch hartnäckigen Fällen auch offen für Homöopathie. Letztere kann bei Neurodermitis zu Besserungen führen. Bei vielen schweren Fällen hilft hier aber oft nur Cortison. Bei chronischen Erkrankungen gibt es nur selten EINEN Königsweg. Leider. Was alternativ oft bei chronischen Erkrankungen hilft, ist die Klimatherapie im Hochgebirge oder am Meer. Die Höhenluft von Davos ist etwa bei Hausstaubmilben-Allergien hilfreich. St. Moritz liegt ähnlich hoch, hat aber nicht den gleichen Effekt. Davos ist in dieser Hinsicht ein »Zauberberg« … der allerdings meist auch nicht zur vollständigen Heilung führt, aber zu einer Symptomfreiheit für einen gewissen Zeitraum.

Bei Akne hilft oft Salzwasser – also ein Badeurlaub am Meer. Schuppenflechte ist am Toten Meer gut zu lindern.

Nina Ruge: Ich hatte mal ein Basaliom unterhalb des rechten Augenwinkels, das sofort operativ entfernt wurde. Nimmt diese Erkrankung zu?

Dr. Stefan Duve: Extrem. Immerhin handelt es sich um eine Krebsart, die aber glücklicherweise keine Metastasen bildet. Sie ist eindeutig auf Sonneneinwirkung zurückzuführen, und zwar die Sonneneinwirkung des gesamten Lebens. Basaliome entstehen an besonders sonnenexponierten Stellen wie Wangen und Nase oder auch am Rücken. Deshalb war das Basaliom früher die typische Erkrankung der Bauern und Landarbeiter, die durchaus tödlich enden konnte. Basaliome wurden damals nicht operiert, wucherten also ungehindert. In die Geschwulst wanderten Bakterien ein, die zu lebensbedrohlichen Infektionen führen konnten. Heute operiert oder therapiert man sofort nach Diagnose. Da manchmal großzügig geschnitten werden muss, kann die OP Narben hinterlassen. Aber auch andere Hautkrebsformen sind auf dem Vormarsch.

Nina Ruge: Woran kann der Laie ein Basaliom erkennen?

Dr. Stefan Duve: Hierbei handelt es sich um das Chamäleon unter den Hauterkrankungen. Manche sind schuppig, andere erhaben, manche sind hautfarben, andere dunkel oder rot. Basaliome wachsen relativ schnell und werden oft zunächst nicht diagnostiziert. Viele Patienten halten Basaliome für Insektenstiche oder auch Pilzerkrankungen. Daher sind regelmäßige Vorsorgeuntersuchungen beim Hautarzt so wichtig.

Nina Ruge: Meine Maskenbildnerin hat mich immer wieder daran erinnert, im Freien einen Sunblocker aufzutragen – besonders auf meine Stupsnase. Denn dort rutschte das Make-up immer ganz leicht weg – diese Region sei geradezu prädestiniert für einen Hautkrebs, meinte sie. Das wäre dann aber kein Basaliom – aber auch nicht der hoch gefährliche Schwarze Hautkrebs …

Dr. Stefan Duve: Die Maskenbildnerin hat völlig Recht. Das könnte irgendwann einmal zu einer Vorstufe von Hautkrebs, einer aktinischen Keratose, werden. Sie gehört ebenfalls zu den nichtmetastasierenden Hautkrebsarten. Sie kann aber in ein riskantes Stadium übergehen und später einmal Metastasen bilden. Also auch hier: Vorsicht, und die Vorsorge nicht vergessen! Vorsicht auch wenn Nichtdermatologen an der Haut vermeintlich harmlose Hautveränderungen weglasern wollen. Hier ist schon so mancher Schwarze Hautkrebs übersehen worden, mit fatalen Folgen.

Nina Ruge: Die Haut – was für ein hochsensibles Organ …

Dr. Stefan Duve: Das ist richtig. Nicht nur hochsensibel, sondern auch hochspannend. Die Dermatologie ist heutzutage ein riesiges Feld aus klassischer Medizin, laserchirurgischen Eingriffen, ästhetischer Medizin und Anti-Aging-Methoden, Prävention und Psychologie. Aus der Dermatologie sind in den letzten Jahren viele der neuesten innovativen Behandlungsmethoden entstanden, angefangen von der modernen Liposuktion über Unterspritzungstechniken bis hin zu zahlreichen modernen Lasertherapien. Und jeder Patient bietet neue Facetten und Herausforderungen, das macht unser Fach so interessant.

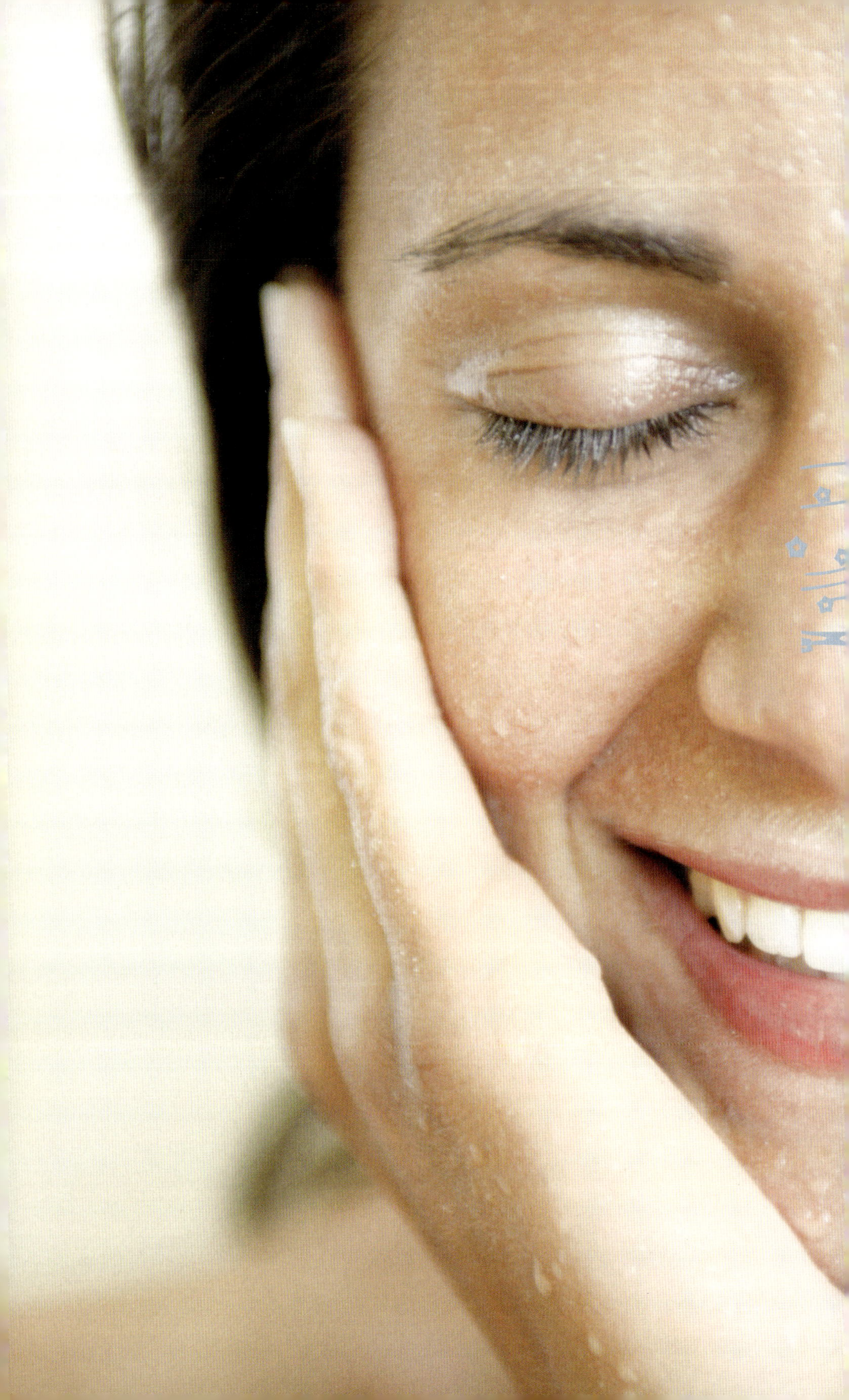

Haut & Aufbau

Die Haut ist unser größtes und schwerstes Organ, und sie ist auch das sensibelste: Glück bringt sie zum Strahlen, Kummer macht sie fahl, Angst lässt sie schwitzen. Auch die Haare und die Nägel gehören zu ihr. Die meiste Aufmerksamkeit schenken wir ihrer Oberfläche: Glatt soll sie sein, schön, gut durchblutet und am besten makellos. Dabei ist die Haut alles andere als oberflächlich. In ihr steckt ein Kraftwerk, das rund um die Uhr mit Erneuerung, Abwehr, Energieproduktion und Ausscheidung beschäftigt ist.
In diesem Kapitel stellen sich ihre wichtigsten »Mitarbeiter« vor. Machen Sie anschließend den Hauttest und erfahren Sie mehr über Ihre äußere Hülle. Außerdem bekommen Sie wichtige Informationen über die häufigsten Hauterkrankungen und ihre Therapiemöglichkeiten aus der Schul- und Ergänzungsmedizin.

Lernen Sie Ihre Haut kennen

Das »schönste Kleid des Menschen« nannte der Schriftsteller Mark Twain die Haut, umhüllt sie unseren Körper doch wie maßgeschneidert. Mit ihren beinahe zwei Quadratmetern Oberfläche wiegt sie mehrere Kilogramm. Jeder Quadratzentimeter Haut beherbergt im Schnitt vier Millionen Zellen, 5000 Sinneszellen, vier Meter Nervenfasern, 200 Schmerzpunkte, 15 Talgdrüsen, 100 Schweißdrüsen, durchschnittlich fünf Haare, zwölf Kälte- und zwei Wärmepunkte.

Die Haut ist am ganzen Körper aus diesen drei Hauptschichten aufgebaut:

- Oberhaut *(Epidermis)*: durchschnittlich 0,05 mm dick, an manchen Stellen, wie den Fußsohlen, aber dicker
- Lederhaut *(Dermis)*: 1–4 mm dick
- Unterhaut *(Subcutis)*: Dicke schwankt

Schicht für Schicht

Die Oberhaut besteht aus mehreren Schichten, die sich ständig erneuern. Was wir meist als Haut bezeichnen, ist nur der sichtbare Teil, die Hornschicht. Diese besteht aus 10 bis 20 Zellschichten. Direkt unter der Hornschicht liegt die Körnerschicht. Hier fangen die Zellen an zu verhornen und damit abzusterben. Das bedeutet, dass die lebenden und aus der Tiefe nachwachsenden Zellen absterben und nach außen geschoben werden. Aber auch die erste Verteidigungslinie des Immunsystems befindet sich hier mit Langerhanszellen und T-Lymphozyten. Sie können Mikroorganismen unschädlich machen und deren Steckbrief weitergeben, sodass sie bei erneuten Infektionen erkannt werden. Weiter unten schließt sich die Keimschicht an mit der Stachelzellschicht und der Basalzellschicht. In dieser tiefsten Schicht der Oberhaut werden neue Zellen gebildet und wandern dann in etwa 28 Tagen an die Oberfläche *(siehe Grafik Seite 19)*.

Zwischen den Basalzellen liegen farbstoffbildende Pigmentzellen und die Merkelzellen, die jede Berührung über das Rückenmark an das Gehirn melden. Sobald neue Zellen gebildet sind, beginnen sie ihre 28-tätige Wanderung an die Hautoberfläche. Auf ihrem Weg dorthin werden sie immer flacher und kompakter, bis sie nur noch die äußere Hornschicht der Haut bilden. Um für die nachfolgenden Zellen Platz zu machen, werden permanent tote Hornzellen abgestoßen. Bei diesem Verjüngungsprozess verlieren wir pro Sekunde tausende dieser Schüppchen. Das sind etwa zwei Milliarden Hornzellen oder 1,5 Gramm pro Tag, in einem durchschnittlichen Menschenleben also 50 Kilogramm.

Die Lederhaut schließt direkt an die Basalmembran der Oberhaut an. Sie wird aus zwei Schichten gebildet: Oben liegt die Papillenschicht aus lockerem Bindegewebe, das sich zapfenartig mit der Oberhaut verzahnt. Sie enthält Blutkapillaren, Rezeptoren und unterschiedliche Abwehrzellen wie Leukozyten, Plasma- und Mastzellen. Die Netzschicht darunter ist von Bindegewebsfasern durchzogen, dem Kollagen, das Festigkeit gibt, und dem für Dehnbarkeit verantwortlichen Elastin. Das Ganze ist eingebettet in Hyaluronsäure, die heute in Cremes, aber vor allem als Unterspritzungssubstanz für Falten benützt wird *(siehe Seite 185)*. Im Wesentlichen ist die Lederhaut deshalb verantwortlich für Feuchtigkeit und Spannkraft der Haut, also auch für das glatte Aussehen unseres Teints, sowie für die Elastizität des Gewebes. Diese Schicht wird im Laufe des Lebens vor allem bei übermäßigem Sonnenbaden immer mehr geschädigt. Das Resultat sind Falten und schlaffe Haut, wie etwa an den Ellbogen oder am Hals.

Außerdem finden sich in der Lederhaut Nerven, Druck- und Vibrationsrezeptoren, Blut- und Lymphgefäße, glatte Muskelzellen sowie Schweißdrüsen, Haarfollikel mit den jeweils angekoppelten Talgdrüsen, die ihren Talg in den Haarschaft abgeben.

Die Unterhaut ist eine Art Verschiebeschicht, die aus lockerem Bindegewebe und Unterhautfettgewebe besteht. Je nach

Die drei Hautschichten: Die Melanozyten (Pigmentzellen) in der Oberhaut schützen uns vor UV-Strahlen. Die Lederhaut enthält viele Blutgefäße und die Unterhaut ist ein Wasser- und Fettdepot.

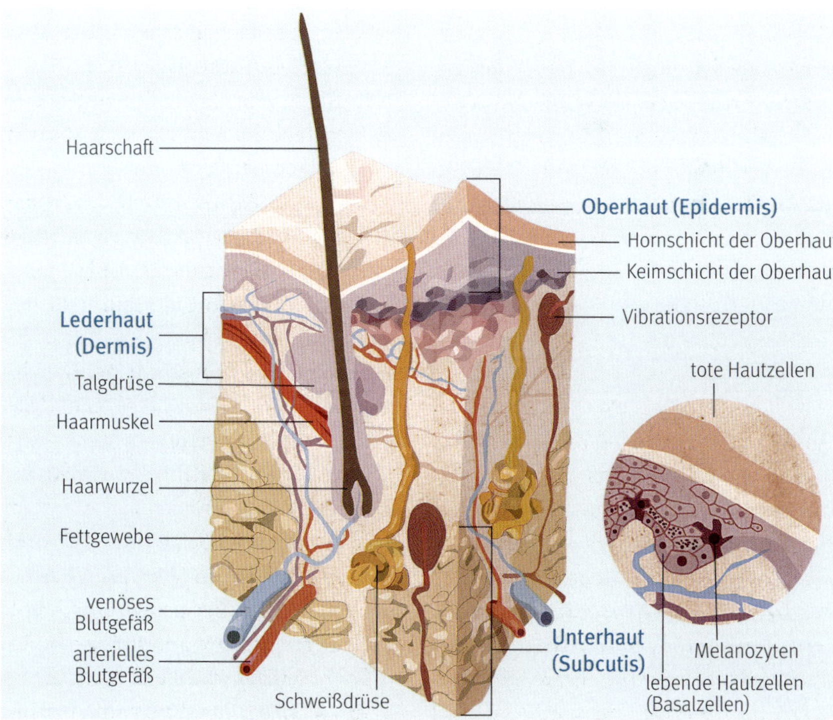

Info

Wieso ist Babyhaut so glatt?

Babyhaut ist zart und weich. Was sie so geschmeidig sein lässt, macht sie andererseits auch sehr empfindlich. Die schützende Käseschmiere hat sie mit der Geburt verloren, aber die junge Haut ist noch nicht voll ausgebildet. Was ihr fehlt, ist die dicke Hornschicht, die den Körper später vor äußeren Einflüssen schützen wird. Und auch der hauteigene Säureschutzmantel entwickelt sich erst im Laufe des Kleinkindalters. Deshalb trocknet die Babyhaut schnell aus und braucht viel Pflege.

Alter, Geschlecht, Ernährungszustand, Körperregion und Hormonsituation ist sie unterschiedlich dick. Sie grenzt an die Hüllen von Muskeln, Organen und Knochen an und dient als Isolierung, Polster und Nahrungsdepot für »Notzeiten«. In der Unterhaut sind Schweiß-, Talg- und Duftdrüsen sowie die Haarwurzeln verankert. Durchzogen wird sie von den Ausläufern der festen Fasern in der Lederhaut.

Funktionen der Haut

Die Haut bildet eine Schranke zwischen Außenwelt und Körperinnerem. Mit ihrem Gitterwerk aus elastischen und kollagenen Fasern sowie dem Polster aus Fettgewebe schützt sie die inneren Organe gegen chemische, physikalische oder mechanische Einwirkungen – auch vor dem Austrocknen. Das Eindringen von Bakterien, Viren, Pilzen und Schadstoffen verhindert ein dünner Film aus Feuchtigkeit und Fetten, den die Talg- und Schweißdrüsen absondern. Diese körpereigenen sauren Substanzen erhalten einen pH-Wert von 5,5 aufrecht, der nicht nur Schutzwirkung hat, sondern die Hautoberfläche geschmeidig hält und vor dem Austrocknen bewahrt. Ist dieser Schutzfilm etwa durch Chemikalien beschädigt, kann die Haut krank werden, das heißt sich entzünden.

Das Abwehrsystem der Haut, an dem die Langerhanszellen maßgeblich beteiligt sind, ist so ausgeklügelt, dass körperfremde Substanzen identifiziert und gezielt abgewehrt werden können *(siehe Seite 123)*.

Die schädlichen Anteile des Sonnenlichts werden vom körpereigenen Farbpigment Melanin reflektiert und absorbiert. Unter UV-Strahlung wird es vermehrt in den Melanozyten produziert, was auch zur Folge hat, dass die Haut dunkler wird. Die Anzahl der Melanozyten und die Zahl und Größe der in ihnen enthaltenen Melanosomen ist aber genetisch programmiert. Das bedeutet, dass ein hellhäutiger Mensch auch bei exzessivem Sonnenbaden nicht dunkelhäutig werden kann *(siehe Seite 57–59)*. Mithilfe von UV-Licht ist die Haut aber auch an der Erzeugung einer Vorstufe des lebenswichtigen Vitamin D beteiligt.

Die Hautatmung macht zwar nur einen geringen Teil der Gesamtatmung aus, dennoch wird über die Haut ständig Kohlendioxid abgegeben und Sauerstoff aufgenommen.

Wichtiger ist die Abgabe von Wasser über die Haut durch Verdunstung und Schweiß. Sie regelt unsere Körpertemperatur, lässt uns schwitzen oder vor Kälte zittern. Bei Hitze kommt es zu einem Wärmeüberschuss im Körper. Daraufhin erweitern sich die Blutgefäße in der Lederhaut und es wird mehr Schweiß produziert. Der Körper gibt überschüssige Wärme nach außen ab, während die Verdunstungskälte dieses Schweißes zusätzlich Wärme entzieht. Umgekehrt schützt bei Kälte die Verengung der Hautgefäße vor Wärmeverlust.

Die Haut ist außerdem ein Sinnesorgan. Sie schenkt uns Wohlgefühl, wenn sie gestreichelt wird, oder stellt bei Unbehagen die Haare auf. Sie warnt uns, wenn die Herdplatte heiß oder ein Messer scharf ist. Dazu ist sie mit sensorischen Nerven ausgestattet. Diese nehmen Druck-, Schmerz- oder Berührungsreize wahr und leiten sie ans Gehirn weiter, damit wir reagieren. Die mechanisch empfindsamen Nervenendigungen sind auch für unseren Tastsinn verantwortlich. Unsere Fingerspitzen beispielsweise können jeden Gegenstand genauer erfassen als unsere Augen. Machen Sie doch mal den Versuch und schreiben Sie jemandem mit dem Zeigefinger einen Buchstaben auf den Rücken. Sie werden sehen, seine Haut kann ihn lesen. Nicht zuletzt spiegelt die Haut unsere Gefühle, wenn wir aus Scham erröten oder vor Schreck blass werden.

Die Haut schützt uns gegen Bakterien, Viren und Pilze: Zunächst wirkt die Hornschicht als mechanische Schutzbarriere. Die chemische Barriere gegen Erreger von außen bildet der keimfeindliche, trockene Säureschutzmantel (Hydrolipidmantel). Er fördert gleichzeitig das Wachstum der Hautbakterien (Hautflora), die ebenfalls eine Schutzfunktion haben. Über die Sinneszellen der Haut warnt schließlich das Juckreizempfinden vor dem Eindringen von Parasiten von außen.

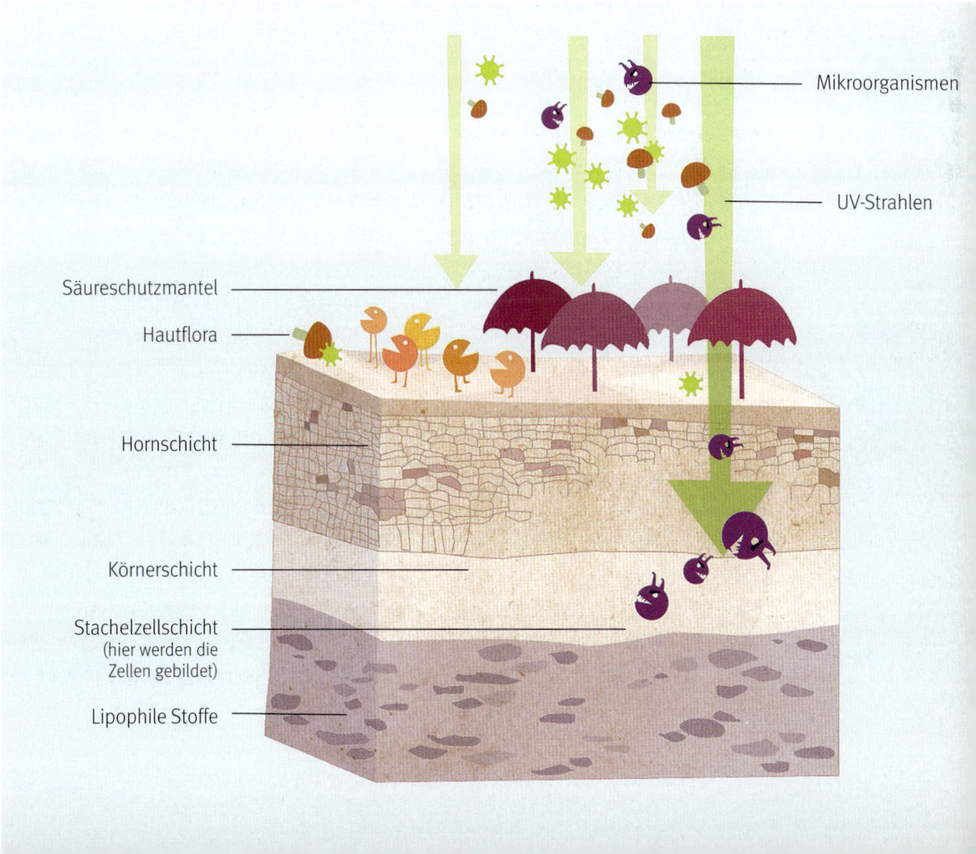

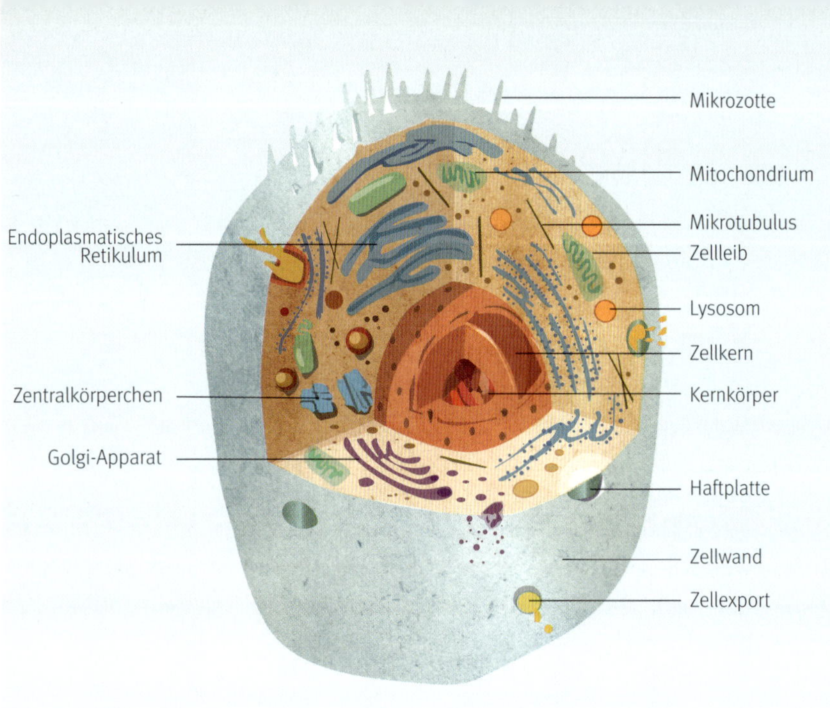

Egal zu welchen Organen sie gehören, alle Zellen sind gleich aufgebaut. Ihre Grundstrukturen sind aus Biomolekülen zusammengesetzt: aus Wasser, Mineralsalzen, Eiweißstoffen oder Proteinen, Fetten oder Lipiden, Zucker und Nukleinsäuren.

Die Zelle

Jede Zelle ist von einer Membran umgeben, die sie gegenüber ihrer Umgebung abschirmt. Der Zellkern enthält den größten Teil der Erbinformation, der in der Doppelhelix aus Desoxyribonukleinsäure-Fäden (DNS), den Chromosomen, verpackt ist. Die DNS steuert sämtliche Zellfunktionen. Wird sie beschädigt, können entartete Zellen entstehen. Während der Kernteilung wird die schützende Kernhülle aufgelöst und das Erbgut verteilt sich auf die Tochterzelle. Anschließend bilden sich neue Kernhüllen.

Die Mitochondrien versorgen die Zelle mit Energie. Sie können sich bewegen und innerhalb der Zelle genau dorthin gelangen, wo die Energie gerade benötigt wird. Nach diesem Prinzip sind also auch alle Zellen unserer Haut aufgebaut.

Runderneuerung

Kaum eine Zelle ist so alt wie der Mensch, zu dem sie gehört. Die meisten Zellen verändern sich ständig. Es gibt nur wenige Ausnahmen: Teile des Nervensystems und die Sektoren im Gehirn, die für Riechen, Sehen und Erinnerungsvermögen zuständig sind, sowie Augen, Herz und Schweißdrüsen bleiben ein Leben lang dieselben. Auch Haarfollikelzellen erneuern sich nicht. Ist die Glatze erst mal da, wächst kein Haar mehr! Die Geschwindigkeit, mit der sich Zellen umbauen, ist unterschiedlich und genetisch vorbestimmt. Aber auch der Lebensstil hat großen Einfluss darauf, ob Zellen schneller altern.

Während weiße Blutkörperchen nur wenige Tagen leben, halten Muskelzellen 15 Jahre durch. Die Zellen eines Erwachsenen sind also nur sieben bis zehn Jahre alt!

Die Lebenszyklen unserer Zellen

Blutkreislauf

Zellalter: drei bis vier Monate

Weiße Blutkörperchen werden bereits nach wenigen Tagen ausgetauscht. Die roten Blutkörperchen werden nach 120 Tagen in der Milz recycelt. Sie haben dann immerhin 1600 Kilometer in den Blutbahnen zurückgelegt.

Darm

Zellalter: zwei Tage bis 15,9 Jahre

Die Zellen im Dünndarm werden maximal zwei Tage alt, die Zellen im Dickdarm immerhin zehn Jahre, und im Leerdarm, einem Teil des Dünndarms, erreichen sie fast ein Alter von 16 Jahren.

Haut

Zellalter: vier Wochen

Junge Haut erneuert sich alle 28 Tage. Im Alter dauert der Zyklus dann fünf bis sechs Wochen. Am Bauch und an den Fußsohlen nutzen die Zellen sich schneller ab und sind schon nach fast drei Wochen ersetzt.

Knochen

Zellalter: zehn Jahre

Verschiedene Zelltypen bauen sich ständig auf und um. Nach etwa zehn Jahren ist das gesamte Skelett erneuert. Im Alter dauert es etwas länger.

Leber

Zellalter: zwölf bis 18 Monate

So lange braucht das Entgiftungsorgan, bis es sich komplett regeneriert hat.

Lippen

Zellalter: zwei Wochen

Weil die Haut hier besonders dünn ist, erneuert sie sich bereits nach etwa zwei Wochen. Sie bedarf besonderen Schutzes vor der Sonne, da sie ihr immer ausgesetzt ist und weniger Melaninschutz besitzt.

Lunge

Zellalter: acht Tage

Die Oberfläche der Lunge hat sich dann zwar ausgetauscht. Aber der Teer vom Rauchen bleibt bis zu einem Jahr kleben.

Magen

Zellalter: eine Woche

Die Zellen der Magenschleimhaut werden so beansprucht, dass sie nur eine Woche überstehen.

Muskeln

Zellalter: mindestens 15 Jahre

Haben sich die Muskelzellen zu Muskelfasern verbunden, haben sie eine durchschnittliche Lebensdauer von 15 Jahren.

Nase

Zellalter: vier bis acht Wochen

Die Riechzellen halten ein bis zwei Monate.

Ohren

Zellalter: fünf Wochen

Hier leben die Hautzellen bis zu fünf Wochen. Die Sinneshaarzellen im Ohr bleiben ein Leben lang, wenn man sie nicht durch zu laute Musik zerstört.

Test: Welcher Hauttyp bin ich?

Schön ist eine Haut nur, wenn sie richtig behandelt wird. Aber nur wer seinen Hauttyp richtig einzuschätzen weiß, verwendet auch die richtige Pflege für seine Haut und geht typgemäß mit ihr um. Und das ist keine einmalige Entscheidung. Die Haut ist nicht ein Leben lang auf einen bestimmten Typ festgelegt. Ihr Zustand kann sich sogar kurzfristig ändern durch Umwelteinflüsse, Stress, Ernährung, Diäten, Medikamente und hormonelle Umstellungen. Wichtig ist, dass wir flexibel darauf reagieren und das Pflegeprogramm entsprechend anpassen. Unser Hauttest hilft Ihnen dabei. Kreuzen Sie unter Typ A, B, C und D die Aussagen an, die am ehesten auf Sie zutreffen. Das Feld mit den meisten Kreuzen ergibt Ihren aktuellen Hauttyp. Mehr Informationen zur Pflege der Haut finden Sie auf Seite 141 und ab Seite 144.

Typ A

- Immer nach der Reinigung spannt meine Haut
- Bei Kälte wird sie schnell rot und schuppt sich
- Ich finde, ich habe eine dünne Haut
- Meine Haut ist feinporig
- Mit üppigen Cremes fühle ich mich wohler als mit leichten Lotionen
- Mit Pickeln habe ich selten Probleme

Typ B

- Schon kurz nach der Reinigung glänzt meine Haut bereits wieder
- Ich muss mehrmals am Tag nachpudern
- Mein Make-up verwischt viel zu schnell
- Meine Haut ist großporig
- Ich habe häufig Unreinheiten und Pickel
- Im Winter fühlt sich meine Haut am wohlsten

Typ C

- Bei meiner Haut glänzt nur die T-Zone an Stirn, Nase und Kinn
- In der Mittelpartie bilden sich auch immer wieder Mitesser
- An den Wangen ist meine Haut eher feinporig
- Die Wangenpartie spannt, wenn ich sie nicht eincreme
- Fetthaltige Cremes kann ich nicht gut vertragen
- Im Winter ist meine Haut an den Seiten öfter rau

Typ D

- Ich bekomme leicht rote Flecken, manchmal juckt die Haut dann auch
- Auf den Wangen sind rote Äderchen sichtbar
- Ich habe das Gefühl, dass ich mit keinem Produkt so richtig zurechtkomme
- Ich habe eine helle Haut mit Sommersprossen
- Meine Haut bräunt nur wenig und auch sehr langsam
- Bei Wind, Sonne und Heizungsluft reagiert meine Haut mit Irritationen

Auflösung

Am häufigsten haben Sie angekreuzt:

Typ A – Trockene Haut

Bei Ihrer Haut ist die Balance von Fett und Feuchtigkeit aus dem Gleichgewicht geraten, weil der Säureschutzmantel angegriffen ist. Sie kann Feuchtigkeit zwar aufnehmen, aber nicht speichern. Sie müssen alles tun, um den Säureschutzmantel zu stabilisieren.

Ihr Pflegeplan: Morgens und abends zur Hautreinigung eine reichhaltige Milch oder Creme verwenden und lauwarm abwaschen. Anschließend mit einem alkoholfreien Gesichtswasser nachreinigen. Tagsüber sollten Sie eine Feuchtigkeitspflege für trockene oder sehr trockene Haut benutzen. Empfehlenswerte Inhaltsstoffe sind Hyaluronsäure, Aloe vera oder Urea (Harnstoff). Ihre Nachtcreme sollte fettreich sein, beispielsweise mit Sheabutter. Gönnen Sie Ihrer Haut als Extrapflege zwei- bis dreimal wöchentlich eine Feuchtigkeitsmaske, die mindestens 20 Minuten einwirken sollte. Wenn Sie Make-up verwenden, darauf achten, dass die Produkte cremig oder flüssig sind. Keine ölfreien oder mattierenden Puder-Foundations verwenden, die trocknen die Haut noch mehr aus.

Typ B – Fettige Haut

Ihre Haut produziert zu viel Talg und sieht meist blass und fahl aus. Grund ist ihre schlechte Durchblutung. Sie neigt zu Unreinheiten und vergrößerten Poren, besonders auf und um die Nase, weil hier mehr Talgdrüsen sitzen als im übrigen Gesicht. Ihre Pflege sollte den Talgfluss normalisieren und die Hautdurchblutung anregen.

Ihr Pflegeplan: Grundvoraussetzung ist morgens und abends eine besonders gründliche Reinigung, um die Poren zu klären. Denn sobald der Talg sie verschließt, kommt es in Verbindung mit Hautbakterien zu Pickeln. Verwenden Sie Reinigungsgel oder Reinigungsschaum, den Sie mit viel Wasser abspülen. Wichtig ist danach ein schwach alkoholhaltiges, desinfizierendes Gesichtswasser, das der Haut überschüssiges Fett entzieht. Bakterienhemmend und beruhigend wirken Sonnenhut, Kamille und Ringelblume. Zweimal pro Woche ein mildes Peeling machen, aber nicht zu stark rubbeln, weil das die Talgdrüsen noch mehr anregt. Die Tages- und Nachtpflege sollte möglichst fettfrei sein. Am besten eignen sich leichte Feuchtigkeitslotionen oder im Sommer kühlende Gele mit Salbei oder Hamamelis zur Beruhigung der Haut. Auf mattierende Inhaltsstoffe wie Kaolin achten. Zum Schminken nur ölfreie Grundierungen benutzen. Und wenn Sie Ihrer Haut etwas besonders Gutes tun wollen: Lassen Sie in regelmäßigen Abständen eine gründliche Ausreinigung bei der Kosmetikerin vornehmen, statt selbst an Pickeln herumzudrücken.

Typ C – Mischhaut

Typisch für die Mischhaut ist eine Kombination aus normalen und eher fettigen Zonen im Gesicht. Die so genannte T-Zone – Stirnmitte, Nase, Kinn – ist großporig, neigt zu Fettglanz und Unreinheiten. Dagegen ist die Haut an Wangen und Schläfen sowie am Hals eher trocken und feinporig. Um die Mischhaut richtig zu behandeln, muss man auf ihre unterschiedlichen Bedürfnisse eingehen. Den fettigen Zonen sollte nicht noch mehr Fett zugeführt werden, während die trockenen Partien Fett und nicht nur Feuchtigkeit brauchen.

Ihr Pflegeplan: Eine milde Reinigungsmilch für das ganze Gesicht benutzen. Bei Pickeln und Mitessern ist eine Waschcreme mit winzigen Schleifkörnchen hilfreich, mit der besonders die T-Zone behandelt wird. Das Gesichtswasser sollte feuchtgkeitsspendend, aber alkoholfrei sein, damit es gerade die trockeneren Seitenpartien nicht zusätzlich austrocknet. Hautklärend wirken einmal pro Woche ein sanftes Peeling oder eine Reinigungsmaske mit Heilerde. Sie werden nur auf die Mittelzone aufgetragen, während die Seitenpartien eine Feuchtigkeitsmaske bekommen. Für Tag und Nacht Spezialcremes für die Mischhaut verwenden. Zum Abpudern der T-Zone immer ein frisches Wattepad benutzen, auf diese Weise reduzieren Sie die Bakterien, die Pickel verursachen.

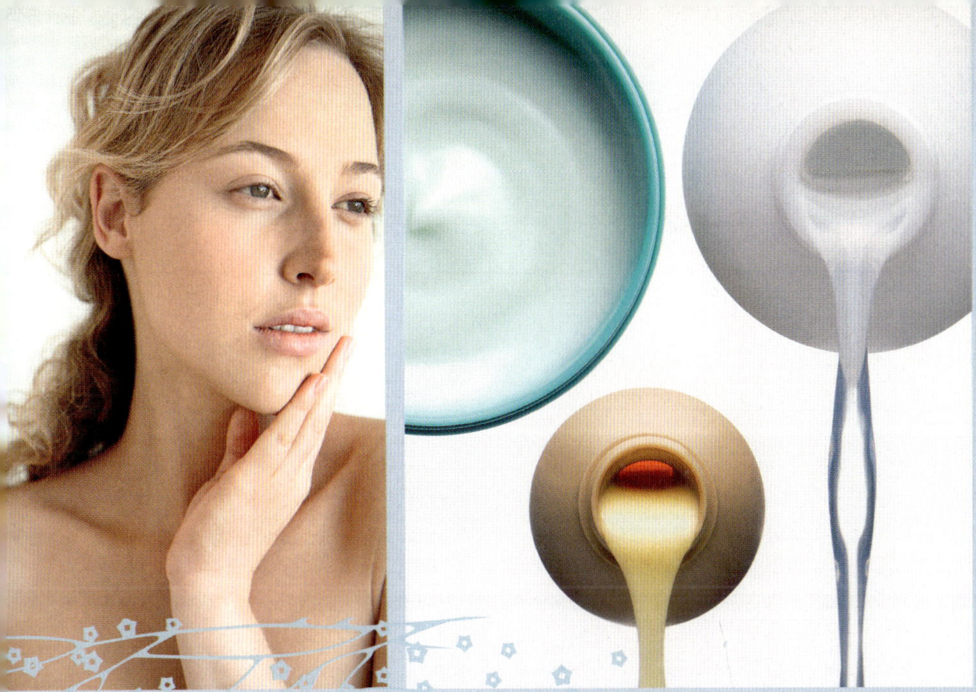

Eines der Geheimnisse gesunder und schöner Haut ist die richtige Pflege. Stellen Sie fest, welcher Ihr aktueller Hauttyp ist, und stimmen Sie Ihre Hautpflege darauf ab.

Typ D – Empfindliche Haut

Empfindliche Haut ist im Prinzip eine entweder angeborene Eigenschaft (Veranlagung zu trockener Haut, vermehrtem Talgfluss oder Neurodermits) oder im Laufe des Lebens erworbene Reaktion der Haut auf äußere Stressfaktoren (in erster Linie durch Pflegefehler). Jede Haut kann einmal empfindlich reagieren. Empfindliche Haut ist eher trocken und feinporig, zeigt eine häufige Tendenz zu Irritationen und reagiert empfindlich auf Kosmetika, weil ihr natürlicher Schutzmechanismus gestört ist. Was sie braucht, ist eine Pflege, die ihr viel Schutz bietet, aber möglichst wenig Inhaltsstoffe enthält.

Ihr Pflegeplan: Nur abends mit einer pH-neutralen Milch reinigen und mit alkoholfreiem Tonic abtupfen. Dabei an der Haut nie reiben oder rubbeln. Morgens genügt lauwarmes Wasser, sonst eher auf Wasserkontakt verzichten. Peelings und andere durchblutungsfördernde Maßnahmen wie Dampfbäder sind tabu. Lauwarme Kompressen mit Malvenblüten wirken auf die Haut beruhigend. Sie werden für 15 Minuten aufs Gesicht gelegt. Was eine sensible Haut dringend braucht, ist eine Creme, die ihren natürlichen Säureschutzmantel stärkt. Beim Auftragen wird sie nicht einmassiert, sondern lieber sanft eingeklopft. Grundsätzlich gilt: Je weniger Inhaltsstoffe ein Produkt enthält, umso besser ist es für die empfindliche Haut. Strikt vermeiden sollte man Duft- und Farbstoffe, Konservierungsmittel und möglichst auch Emulgatoren (Bindemittel).

Die Haut im Einklang mit der inneren Uhr

Der biologische Rhythmus spielt bei vielen Prozessen im menschlichen Körper eine wichtige Rolle. Eine »Uhr« im Inneren jeder einzelnen Zelle sagt dieser, wann was zu tun ist. Chronobiologie ist die Wissenschaft, die sich mit der zeitlichen Abfolge biologischer Rhythmen im Körper befasst. Einer ihrer Väter ist der deutschstämmige Professor Dr. Franz Halberg, Begründer des chronobiologischen Instituts an der Universität Minnesota, USA.

Das zentrale Chronometer

Fast alles im menschlichen Körper wiederholt sich in genau festgelegten, unterschiedlich langen Zyklen. Das gilt zum Beispiel für die Ausschüttung von Hormonen, für Stoffwechselvorgänge und bestimmte Organaktivitäten. Gesteuert werden diese Zyklen von einem zentralen Chronometer, das erst 1972 entdeckt wurde. Der nur reiskorngroße suprachiasmatische Kern (SCN) liegt im Zwischenhirn über der Kreuzung der beiden Sehnerven und besteht aus 20 000 Zellen. Im Takt gehalten wird dieses innere Uhrwerk durch das Licht: Es gelangt über spezielle Augennerven ins Gehirn, die aber nicht für das Sehen verantwortlich sind. Am besten erforscht ist der so genannte zirkadiane 24-Stunden-Zyklus, dem auch die Haut unterliegt. Man weiß etwa, dass der Wasserverlust über die Haut, der Aminosäuregehalt, die Durchblutung und die Temperatur in der Haut nachts erhöht sind. Dagegen sind zur Mittagszeit die Talgproduktion und der pH-Wert höher. Die Teilungsraten der Zellen in der Oberhaut sind in den späten Abendstunden besonders hoch und erreichen gegen Mittag ihren Tiefpunkt. Im Gegensatz dazu reproduzieren sich die Zellen der Lederhaut tagsüber öfter als nachts. Demnach ist die Hautbarrierefunktion nachts weniger stark ausgeprägt, während die Regeneration aktiver stattfindet. Tagsüber ist es genau umgekehrt. Aufgrund dieser chronologischen Uhr gibt es auch die beiden Typen »Lerche« und »Nachteule«, also einerseits Menschen, die wenig Schlaf brauchen und morgens ohne Probleme aufstehen können, andererseits die Nachtmenschen, die man morgens ebenso schwer aus dem Bett wie abends ins Bett bringt.

Terminplan für die Schönheit

Wer seiner inneren Uhr folgt, kann seine Haut in ihrem Bemühen, ihr Bestes zu geben, unterstützen – mit den richtigen Wirkstoffen und Anwendungen zum richtigen Zeitpunkt. So kann beispielsweise eine empfindliche oder geschädigte Haut geschont werden, wenn die Reinigung zu einem Zeitpunkt erfolgt, an dem die Hautbarriere am stärksten ist.

Kosmetisch aktive Repairstoffe sind wiederum abends effektiver, beispielsweise indem sie das Müdemacher-Hormon Melatonin unterstützen, das nur bei Dunkelheit ausgeschüttet wird und den Schlaf vertieft. Da bleibt dann genug Zeit, um durch freie Radikale *(siehe Seite 62–65)* entstandene Hautschäden wie Falten auszubügeln. Aber auch das Wachstumshormon HGH *(Human Growth Hormon)* ist ein typischer Nachtarbeiter. Es treibt unter anderem die Produktion frischer Hautzellen und Bindegewebsfasern an.

Auch moderne Cellulite-Präparate passen sich an den Biorhythmus an. Ihre Aktivstoffe werden zum jeweils günstigsten Zeitpunkt maximiert. Morgens hat der Körper einen erhöhten Energiebedarf, daher ist der Fettabbau erhöht. Um ihn zu beschleunigen, gelten Koffein und Koffeinsalze als wirksame Kombination. Abends wird weniger Energie benötigt und nicht verbrauchte Glukose aus der Nahrung als Fett gespeichert. In dieser Phase können Substanzen, die die Glukose-Aufnahme bremsen, eingesetzt werden – etwa Phloridzin, Nagelkrautextrakt oder Yamswurzel. Seit Adipositas-Forscher das körpereigene Protein UCP *(Uncoupling Protein)* entdeckt haben, das für die Fettverbrennung in den Mitochondrien der Fettzellen verantwortlich ist, soll der Wirkstoff Xanthoxyline aus dem chinesischen Szechuan-Pfeffer zum Turbo-Fettabbau anregen.

Da die Hautzellen einer biologischen Uhr folgen, kann man die Wirkung der verschiedenen Pflegeprodukte unterstützen, indem man sie zur idealen Uhrzeit aufträgt (siehe Seite 31). Auch wenn die Haut stark durchblutet ist, etwa nach der Sauna, kann sie Wirkstoffe leichter aufnehmen.

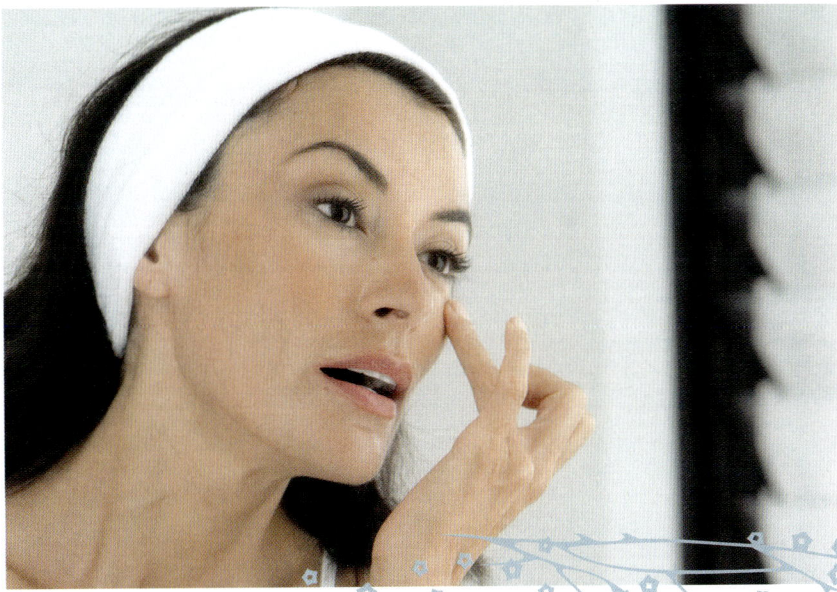

Chronomedizin für die kranke Haut

Ein noch junges Forschungsgebiet ist die Chronomedizin. Sie zeigt auf, wie sehr auch Krankheiten einer inneren Uhr folgen. Man weiß heute, dass die gefährlichste Zeit für einen Herzinfarkt zwischen 10 und 12 Uhr mittags liegt, da Blutdruck und Herzfrequenz jetzt am stärksten ansteigen. 80 Prozent aller Asthmatiker haben ihre Hustenanfälle nachts: Dann werden nicht nur größere Mengen an Histamin ausgeschüttet, auch die körpereigenen Hormone Cortison und Adrenalin, die die Bronchien erweitern und einem Asthmaanfall entgegenwirken, befinden sich auf dem Tiefpunkt. Ebenso eine Rolle spielt die Chronobiologie bei Hauterkankungen. Entzündliche Aktivitäten der Haut sind nachts am höchsten und morgens am niedrigsten. Aus diesem Grund leiden Neurodermitiker oft nachts stärker unter Juckreiz. Aufgrund der tageszeitabhängigen Teilungsrate der Zellen von Ober- und Lederhaut schuppt sich bei Patienten mit Psoriasis die Haut zwischen 21 Uhr abends und drei Uhr morgens besonders heftig. Am geringsten sind die Beschwerden gegen neun Uhr morgens.

Hätten Sie's gewusst

Weshalb nehmen im Alter Pigmentierungen der Haut, so genannte Altersflecken, und Haarwuchs im Gesicht zu?

Einzelne Pigmentzellen (Melanozyten) produzieren im Alter vermehrt Melanin und geben es auch an die benachbarten Epidermiszellen (Keratinozyten) ab. Im Verlauf der Zellerneuerung gelangen sie an die Oberfläche und bilden den braunen Fleck, oder das Pigment bleibt in der Tiefe liegen und scheint durch die darüberliegende Haut hindurch. Unter dem Einfluss von UV-Licht, besonders von UV-A-Strahlen, kommen weitere hinzu. Durch die insgesamt dünner werdende Epidermis sind sie noch deutlicher sichtbar. Etwa 63 Prozent der Hautflecken sind auf die Sonne und nur 13 Prozent auf die genetische Hautalterung zurückzuführen.

Dass im Alter einzelne, längere Haare im Gesicht wachsen, liegt an der Hormonveränderung. Weniger weibliche und mehr männliche Hormone im Blut stimulieren bei Frauen das Enzym Ornithindecarboxylase (ODC). Es regt das Wachstum einzelner, pigmentierter Haare aus dem feinen Haarflaum an, der sich übers Gesicht zieht. Bei älteren Männern nehmen bevorzugt Haare in einer Schleimhautzone wie der Nase an Länge und Dicke zu oder sprießen aus den Ohren. Diese stehen in Verbindung mit dem Y-Chromosom und sind deshalb typisch männlich.

Der 24-Stunden-Hautzyklus

04:00 Uhr

Der Körper erwacht, weil größere Mengen Adrenalin ausgeschüttet werden. Gleichzeitig fördert das Adrenalin die Bildung freier Radikale, die ihrerseits wiederum die Hautalterung fördern. Der pH-Wert der Haut sinkt ab. Die Haut reagiert zunehmend gereizt und trocknet aus.

07:00 Uhr

Zwar steigt die Durchblutung allmählich, aber Wasser wird in den Zellen gestaut und die Lymphe fließt träger. Wer öfter geschwollene Lider hat, merkt es morgens besonders. Beste Zeit für eine abschwellende Augencreme.

09:00 Uhr

Um diese Zeit reagiert die Haut seltener mit Nebenwirkungen. Guter Zeitpunkt für Anti-Falten-Spritzen und Impfungen. Gegen 10 Uhr erreicht die Haut ihr absolutes Leistungshoch, wird am stärksten durchblutet und reagiert weniger empfindlich als sonst.

11:00 Uhr

Achtung, Fettglanz! Die Produktion der Talgdrüsen steuert auf ihr Tageshoch zu, während der Blutdruck eher sinkt. Mittags sieht die Haut deshalb oft fahl und müde aus. Tipp: Thermalwasser aus der Spraydose aufs Gesicht sprühen!

15:00 Uhr

Die Haut erlebt jetzt ihre widerstandsfähigste Stunde. Der Abwehrschirm, den sie bis jetzt gebildet hat, erschwert es nun sogar Pflegestoffen, in sie einzudringen.

16:00 Uhr

Die Haut erreicht ihr zweites Hoch, das Blut ist wieder mit mehr Sauerstoff angereichert. Gegen 17 Uhr beginnen sich die Hautzellen zu teilen und in der Basalschicht neu zusammenzusetzen. Das macht die Haut extrem empfänglich für Nährstoffe. Tipp: Termine bei der Kosmetikerin fallen idealerweise in diese Stunde.

18:00 Uhr

Am frühen Abend ist das Schmerzempfinden viermal niedriger als am Vormittag. Die ideale Zeit zum Zupfen der Augenbrauen, Enthaaren oder Ausreinigen der Haut. Bis 21 Uhr sind Reinigungsmasken und Peelings übrigens besonders effektiv, weil die Poren sich jetzt leichter öffnen und die Haut schneller »entschlackt«.

23:00 Uhr

Ein Stunde vor Mitternacht beginnt der Stoffwechsel auf Sparflamme zu arbeiten. Ein spätes Abendessen kann die Haut jetzt ausgesprochen irritieren, was sich am nächsten Morgen eventuell als Rötung im Gesicht widerspriegelt.

Hautprobleme, die alles verändern

Erst wenn die Haut krank ist, merken wir, wie wichtig ihre Gesundheit ist – nicht nur für die Schönheit, sondern auch für unser Wohlbefinden. Meist reagieren wir, indem wir unsere Haut noch aufwendiger pflegen. Doch genau das ist häufig falsch. Lernen Sie, die Signale Ihrer Haut zu deuten, und erfahren Sie, wann es Zeit ist, zum Arzt zu gehen, wann Sie professionelle Hilfe brauchen und wann Sie selbst etwas tun können – von Therapievorschlägen aus der Schulmedizin bis hin zu bewährten alternativen Heilmethoden. Ausgehend von den Symptomen werden die häufigsten Erkrankungen der Haut, der Nägel und der Haare beschrieben.

Info

Pille & Akne

Pillen mit stark antiandrogener Wirkung können das Hautbild positiv beeinflussen. Der Einsatz von Hormonen sollte allerdings nur in Absprache mit dem Haut- und dem Frauenarzt erfolgen. Achtung: Nach Absetzen der Pille kann ein Akneschub eintreten, eventuell kommt es zu Haarausfall.

Pubertäts-Akne

Heute sollte eine schwere Akne von Jugendlichen bei rechtzeitiger Therapie keine Narben mehr ergeben. Daher unbedingt einen Hautarzt konsultieren.

Akne

SYMPTOME

Die Haut hat Mitesser mit entzündlichen Papeln und Pusteln bei gleichzeitig fettiger Tendenz. Gesicht, Hals, Brust und Rücken können betroffen sein.

DIAGNOSE

Akne tritt am häufigsten in der Pubertät auf und klingt meist mit ihrem Ende ab. Bei manchen Menschen entwickelt sich allerdings eine schwere Form, die bis ins Erwachsenenalter fortbesteht. Es gibt ganz unterschiedliche Akneformen. Zu den drei häufigsten gehört die Pubertätsakne, *Acne comedonica*, mit wenigen bis hunderten von Mitessern, die sich unterschiedlich rasch und weit ausbreiten. Bei der *Acne papulopustulosa* weiten sich entzündliche Papeln und Pusteln zu schmerzhaften Knoten aus, die Narben bilden können. Die *Acne conglobata* betrifft überwiegend Männer.

Sie zeigt sich mit starkem Talgfluss (ölig glänzende Haut), außerdem Mitessern, Fistelkomedonen, Papeln, Pusteln, Knoten und Fistelgängen, die auch sonst akneuntypische Körperzonen befallen können. Bei dieser sehr schweren Form gibt es fast immer Narben. Sie muss unbedingt fachärztlich behandelt werden.

URSACHE

Eine Verhornungsstörung der Talgdrüsenfollikel, die von männlichen Hormonen, den Androgenen, abhängig ist. Sie stimulieren den übermäßigen Talgfluss. In Kontakt mit Bakterien entwickeln sich freie Fettsäuren, die Mitesserbildung und Entzündungen fördern.

THERAPIE

Je nach Schwere behandelt der Arzt die Akne äußerlich mit Vitamin-A-Säure-Cremes und Antibiotika-Salben wie Tetrazykline, Erythromycin, Clindamycin und Nadifloxacin. Oft müssen zusätzlich Antibiotika genommen werden. Eine Pille mit Antiandrogenen blockiert die Wirkung der männlichen Hormone. Für schwere, therapieresistente Akneformen wird Isotretinoin zum Einnehmen verordnet; nicht jedoch bei Frauen im gebärfähigen Alter. Eine regelmäßige Akne-Toilette alle zwei bis vier Wochen bei einer dermatologisch ausgebildeten Kosmetikerin ist zu empfehlen.

ERGÄNZENDE THERAPIE

Schüßler-Salze helfen gegen Akne: Nr. 11 *Silicea* bei eitrigen Pickeln; Nr. 9 *Natrium phosphoricum* oder Nr. 10 *Natrium sulfuricum* bei entzündlich geschwollenen Talgdrüsen; Nr. 13 *Kalium arsenicosum* bei hartnäckigen Ausschlägen mit Schuppen oder Bläschen; Nr. 24 *Arsenum jodatum* bei Pubertätspickeln im Gesicht sowie Nr. 14 *Kalium bromatum* bei schlecht abheilender Akne am Körper sollten Linderung bringen.

SELBSTHILFE

Hände weg von den Unreinheiten! Pickel nicht selbst ausdrücken. Pflegecremes sollten Feuchtigkeit enthalten, aber kein Fett. Frucht- und Salicylsäure lösen Verhornungen, und antibakterielle Wirkstoffe wie Chlorhexidin, Zinkoxid oder Teebaumöl bekämpfen Aknebakterien. Dass zu viel Schokolade und Pizza Akne auslösen, ist falsch. Allerdings kann eine vollwertige und ausgewogene Ernährung die ständige Erneuerung der Haut unterstützen.

Wie ein Pickel entsteht: Eine Talgdrüse produziert Fett, das den Drüsengang verstopft. Man sieht ein weißes Knötchen. Ein Schlaraffenland für Bakterien, die sich von Hautfett ernähren.

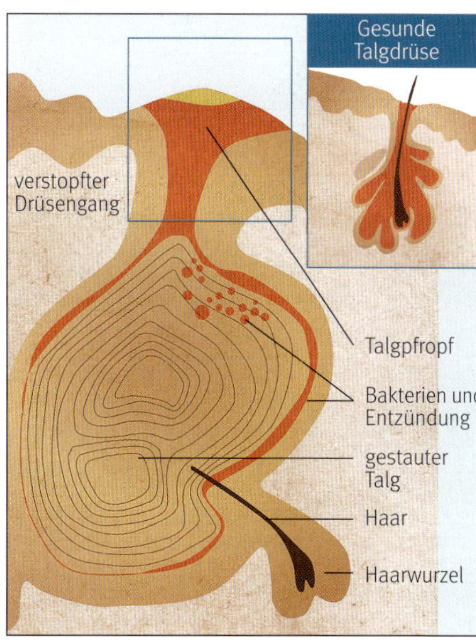

Cellulite

SYMPTOME

Einzelne Dellen oder ein welliges Hautrelief – meist an den Oberschenkeln oder am Po. Im Anfangsstadium nur bei bestimmtem Lichteinfall und nur im Stehen zu erkennen, später auch im Liegen. Unter Umständen auch auf Druck schmerzhaft.

DIAGNOSE

Cellulite ist keine Krankheit im eigentlichen Sinn und aus medizinischer Sicht auch unbedenklich. Allerdings kann sie eine starke ästhetische und dadurch psychische Beeinträchtigung darstellen.

URSACHE

Fast 90 Prozent aller Europäerinnen sind betroffen. Cellulite ist genetisch bedingt mit vermehrten Fettzellen bei weichem Bindegewebe. Bei Männern tritt sie selten auf und nur bei einer Überproduktion an weiblichen Hormonen. Die Bindegewebsfasern sind bei beiden Geschlechtern wie ein Scherengitter angeordnet, bei der Frau jedoch wesentlich dehnbarer. Drücken die in der Unterhautschicht eingelagerten Fettzellen sichtbar nach oben gegen das lockere Gewebe oder die im Alter dünnere Lederhaut, zeigt sich die typische Orangenhaut.

THERAPIE

Aus Sicht der Schulmedizin ist Cellulite ein kosmetisches Problem, deshalb werden die Kosten für die Behandlung von den Kassen nicht übernommen. Zu den modernen Therapieformen gehört die Mesotherapie *(siehe Seite 193)*. Dabei wird mehrmals ein Multivitamin-Cocktail in Kombination mit Wirkstoffen wie Mesocain und Calcitonine in die Cellulite-Areale gespritzt. Die Zerstörung von Fettzellen durch Hochfrequenzenergie ist eine weitere Möglichkeit. Dabei wird die Bindegewebsschicht auf 45 °C erwärmt, die Hautoberfläche bleibt völlig intakt. Die Endermologie ist eine apparative Form der manuellen Lymphdrainage LPG *(siehe Seite 195)*. Bei dieser Saug-Walk-Massage wird das Gewebe periodisch angesaugt, gerollt und geknetet. Das regt Blutzirkulation und Lymphfluss an, Stoffwechsel und Fettabbau werden aktiviert.

ERGÄNZENDE THERAPIE

Schüßler-Salze helfen bei Cellulite: Sehr effektiv ist die Kombination aus gewebestärkenden Mineralien. Im täglichen Wechsel Nr. 1 *Calcium fluoratum*, Nr. 3 *Ferrum phosphoricum*, Nr. 8 *Natrium chloratum* und Nr. 9 *Natrium phosphoricum,* Nr. 10 *Natrium sulfuricum,* Nr. 11 *Silicea.*

Phytotherapie: Harntreibende Tees aus Brennnesselblättern, Birkenblättern, Goldrute oder Ackerschachtelhalm entschlacken das Gewebe. Siliziumhaltiges Zinnkraut festigt das Gewebe der Haut.

SELBSTHILFE

Viel bringt eine ausgewogene, fettarme Ernährung. Fette lagert der Körper im Unterschied zu Eiweiß und Kohlenhydraten sofort ein, ohne sie umzubauen. Von 100 g Fett zu viel speichert er 98. Wer regelmäßig Sport treibt, bekommt stramme Muskeln, die für Fett und schlaffes Gewebe keinen Platz lassen. Cellulite-Cremes mit Koffein oder Pflanzenextrakten von Algen bis Grüntee können keine Wunder bewirken, aber effektiv sind sie schon allein durch die Massage beim Eincremen.

Ekzeme

SYMPTOME

Infolge von Rötung, Schwellung und Bläschenbildung nässt die Haut, schuppt sich und bildet Krusten. Mitunter jucken die betroffenen Hautstellen auch.

DIAGNOSE

Ekzem ist der Überbegriff für die häufigste Kategorie von Hauterkrankungen. Die Wahrscheinlichkeit, zumindest einmal im Leben von einem Ekzem betroffen zu sein, liegt bei 100 Prozent. Mit anderen Worten, Ekzeme sind Begleiterscheinungen diverser Hauterkrankungen. So ist etwa die Neurodermitis eine Hauterkrankung, die mit Ekzemen einhergeht.

URSACHE

Mehr als 90 Prozent sind Kontaktekzeme, die auf Chemikalien, Reinigungsmittel, Kosmetika, Metalle (Nickel), Pflanzen oder Arzneimittel zurückzuführen sind. Ekzeme können aber auch durch Sonne, falsche Körperpflege, Erkrankungen wie die Neurodermitis oder toxische Substanzen wie etwa Terpentin ausgelöst werden.

THERAPIE

Zu Beginn müssen meist kortisonhaltige Mittel eingesetzt werden. Antihistaminika lindern den oft quälenden Juckreiz. Handelt es sich um ein allergisches Kontaktekzem, wird man versuchen, den auslösenden Stoff durch einen Hauttest zu ermitteln. Bei akuten, nässenden Ekzemen sind feuchte Umschläge und stark wasserhaltige Lotionen angezeigt. Eine Therapie sollte wegen der Vielzahl der auslösenden Faktoren nur der Hautarzt vornehmen.

ERGÄNZENDE THERAPIE

Schüßler-Salze helfen bei Ekzemen: Nr. 3 *Ferrum phosphoricum* bei rötlichen, juckenden Stellen; Nr. 11 *Silicea* oder Nr. 22 *Calcium carbonicum* bei chronischen Erscheinungen; Nr. 2 *Calcium phosphoricum* bei weißlich gelben Krusten mit Spannungsgefühl.

SELBSTHILFE

Jeden Kontakt mit dem die Haut reizenden Stoff vermeiden. Bei einem berufsbedingten oder allergischen Kontaktekzem Handschuhe und Schutzkleidung tragen oder eine Hautschutzcreme benutzen.

Haarausfall

SYMPTOME

Morgens liegen täglich mehr Haare auf dem Kopfkissen, sie gehen beim Waschen aus oder bleiben in der Haarbürste hängen. Die Kopfbehaarung wird stellenweise oder insgesamt dünner. Bei Frauen häufig am Scheitel oder am Haaransatz. Bei Männern lichten sich Schläfen oder Hinterkopf.

DIAGNOSE

Wenn man täglich mehr als 100 Haare verliert, spricht man von Haarausfall. Etwa 44 Prozent aller Männer und etwa 40 Prozent aller Frauen sind davon betroffen.

URSACHE

Die häufigste Form ist die vererbliche *Alopecia androgenetica.* Dabei reagieren die entsprechenden Rezeptoren an den Haarwurzeln empfindlich auf einen Überschuss an Androgenen. Bei Frauen ist der Haarausfall meist weniger ausgedehnt als bei Männern. Der kreisrunde Haarausfall ist eine Autoimmunerkrankung, bei der der Körper die eigenen Haarwurzeln zerstört. Auch bei Schilddrüsenerkrankungen, Diabetes, hoch fieberhaften Infekten sowie unter Einnahme bestimmter Medikamente wie dem Blutgerinnungshemmer Heparin, Betablockern oder bei einer Chemotherapie kann es zu Haarausfall kommen. Zu berücksichtigen sind auch jahreszeitliche Schwankungen sowie Haarpflegemaßnahmen.

THERAPIE

Der Arzt führt eine mikroskopische Wurzelananlyse an etwa 50 entnommenen Haaren durch. Grundsätzlich gehört auch eine umfassende Blutuntersuchung zur Diagnose. Zur medikamentösen Therapie können beim genetischen Haarausfall 17α-Estradiol-Lösungen, Minoxidil und Finasterid herangezogen werden. Schwierig zu behandeln ist der kreisrunde Haarausfall. Glukokortikoide können bei einem starken Schub hilfreich sein. Auch eine topische Therapie mittels DCP kann helfen.

ERGÄNZENDE THERAPIE

Mesotherapie: Im Bereich des Haarausfalls wird über viele kleine Einstiche eine individuell zusammengestellte Mischung aus Procain, Vitaminen, Spurenelementen und durchblutungsfördernden Substanzen in die Kopfhaut eingebracht. Acht bis zehn Therapiesitzungen sind nötig.

SELBSTHILFE

Als Nahrungsergänzungsmittel kann man Biotin (Vitamin H) einsetzen. Weitere wachstumsfördernde Vitamine sind A, E, F, B_1, B_5, B_{12} und Pantothensäure. Haarkuren zum Einnehmen enthalten meist auch noch schützende und zellerneuernde Substanzen wie Mineralien, Aminosäuren, Zink, Selen, Eisen und Cystin.

Hautkrebs

SYMPTOME

Häufig ist es eine Hautveränderung, die erhaben ist oder größer wird und sich farblich verändert. Es können sich aber auch hautfarbene Erhebungen mit einem wulstigen, unregelmäßigen Rand bilden.

DIAGNOSE

Beim Hautkrebs unterscheidet man drei unterschiedlich bösartige Arten: Der Basalzellenkrebs *(Basaliom)* ist meist hautfarben mit wulstiger Abgrenzung, er bildet keine Tochtergeschwüre. Das Basaliom sieht oft aus wie eine harmlose Hautveränderung. Stachelzellkrebs *(Spinaliom)* ist erhaben mit unregelmäßiger Oberfläche. Er kann metastasieren. Am gefährlichsten ist der Schwarze Hautkrebs *(malignes Melanom)*, weil er frühzeitig Metastasen streut. Er ist meistens dunkel pigmentiert, erhebt sich knotig über dem Hautniveau und blutet schnell. Ein Melanom kann auch an sonnenunzugänglichen Hautstellen entstehen.

URSACHE

Basaliome und Spinaliome sind auf zu starke UV-Bestrahlung der Haut zurückzuführen. Spinaliome entwickeln sich häufig aus so genannten aktinischen Keratosen, Verhornungen der Haut, die durch zu intensive Sonnenbestrahlung entstehen und oft auch rötliche Flecken vor allem im Gesicht bilden. Die Ursache der Melanome ist komplexer, aber auch hier spielt die Sonne eine Hauptrolle, hinzu kommen genetische Faktoren und Immunabwehrfaktoren.

THERAPIE

Hautkrebs muss von einem Facharzt entfernt werden. Das gilt für alle erwähnten Hautkrebsformen. Die jeweilige Therapie hängt vom Tumortyp, der Lokalisation und der Größe ab. Mögliche Therapien sind Lasertherapie, operative Entfernung, Bestrahlungsbehandlungen bis hin zu begleitender Chemotherapie.

SELBSTHILFE

Wenn ein Leberfleck sich verändert oder eine Hautveränderung auftritt, müssen Sie sofort einen Arzt aufsuchen. Oft berichten Patienten von einer Verletzung im Vorfeld, zum Beispiel am Fuß, die dann nicht abheilte. Wer viele Leberflecken hat, sollte einmal im Jahr einen Pigmentcheck beim Dermatologen machen lassen. Seit dem 1. Juli 2008 ist in Deutschland die Vorsorgeuntersuchung für Hautkrebs eingeführt. Gesetzlich Versicherte ab 35 Jahren haben alle zwei Jahre Anspruch auf eine Untersuchung der gesamten Körperoberfläche.

Info

i

Hautkrebs erkennen

Wann ist ein Muttermal verdächtig? Dem Laien hilft die ABCD-Regel. Wenn einer oder mehrere Punkte zutreffen, muss ein Hautarzt konsultiert werden: Asymmetrie (nicht runde oder ovale Muttermale), Begrenzung (ausgefranste Muttermale), Colour (unregelmäßige Farbtöne oder mehrere Farben), Durchmesser (über 5 mm und bei Größenzunahme). Außerdem: bei allen juckenden und blutenden Muttermalen! Vergessen Sie nie die Fußsohlen und die Kopfhaut sowie die Zehenzwischenräume zu untersuchen. Auch dunkle Flecken an der Mund- oder Genitalschleimhaut oder im Finger- oder Fußnagel können Melanome sein!

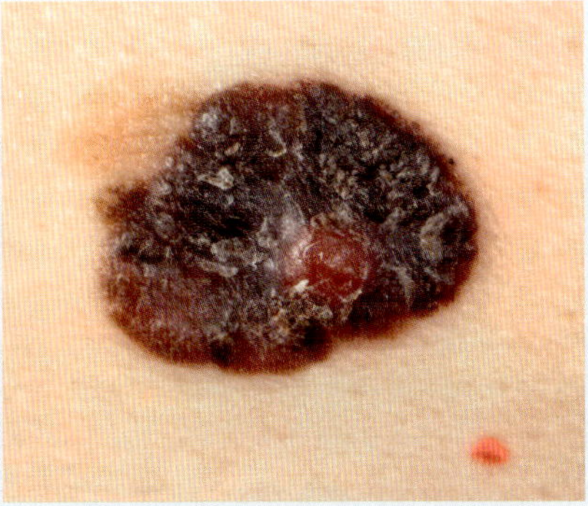

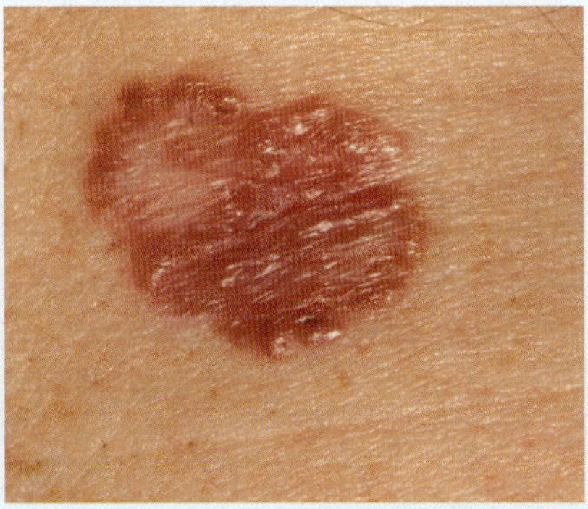

Jedes Jahr erkranken in Deutschland 118 000 Menschen neu an weißem Hautkrebs (Basalzellen- oder Stachelzellenkrebs, rechts). An dem besonders gefährlichen Schwarzen Hautkrebs (links) erkranken jährlich 22 000 Menchen neu; etwa 3000 sterben pro Jahr am malignen Melanom.

James Last über Hautkrebs

Nina Ruge: Wann und wie haben Sie den Krebs entdeckt?

JAMES LAST: Das erste Mal vor über 20 Jahren! Zuerst die Basaliome, besonders auf dem Rücken. Das ist ja immerhin auch Krebs. Meine damalige Freundin und heutige Frau hat die entdeckt. »Das sieht komisch aus«, meinte sie, »lass das mal vom Arzt angucken«. Das führte erst mal zu sieben Operationen am Rücken.

Nina Ruge: Über einen Zeitraum von 20 Jahren? Wie viele Basaliome waren das denn insgesamt?

JAMES LAST: So um die 50.

Nina Ruge: Wie viele pro Jahr haben Sie in etwa entdeckt – und entfernen lassen?

JAMES LAST: Ungefähr sieben.

Nina Ruge: Waren Sie denn nicht schon damals beunruhigt? Das ist eine enorme Zahl!

JAMES LAST: Natürlich. Deshalb habe ich mich ja auch regelmäßig untersuchen lassen in der Hautklinik Buxtehude, die ist sehr renommiert. Dort hat man dann auch die Melanome entdeckt. Das war vor vier oder fünf Jahren.

Nina Ruge: Also den hochgefährlichen Schwarzen Hautkrebs. Wo hatten Sie die Melanome?

JAMES LAST: Die waren am Kopf. Das eine auf der linken Wange, das andere unterm rechten Ohr. Beide mit einem Durchmesser von zirka einem Zentimeter.

Nina Ruge: Was passierte nach der Diagnose?

JAMES LAST: Ich wurde sofort operiert. Der Professor ist der Meinung, dass er alles restlos rausgeholt hat. Ich bekam keine Chemo, keine Bestrahlung, muss aber alle drei Monate zur Nachuntersuchung in die Klinik.

Nina Ruge: Basaliome sind die eine Sache – wenn sie sofort entfernt werden, ist das kein Drama. Aber Melanome gefährden das Leben. Wie war das für Sie, als Sie die Diagnose erhielten?

JAMES LAST: Es war ein Schock. Warum gerade ich? Diese Frage habe ich immer und immer wieder gestellt – wie jeder, der die Diagnose Krebs erhält. Der Professor hat mich aber wunderbar betreut – wir sind mittlerweile Freunde geworden. Ich habe das Vertrauen, dass nichts nachkommen wird.

Nina Ruge: Hat Ihnen der Professor – bildlich gesprochen – nicht den Kopf gewaschen? 50 Basaliome und zwei Melanome kommen doch irgendwo her!

JAMES LAST: Das hat er. Ich war unglaublich naiv. Vor 30 Jahren war ich der Meinung, ich müsste immer gut gebräunt aussehen auf der Bühne. Ich habe mich wie ein Grill-Hähnchen gebraten, mindestens 15 Jahre lang. Von vorne, von hinten – meistens auf Sylt, in klarer Luft, am besten mittags. Ich habe empfindliche Haut – die wird immer erst rot, und erst dann wird sie braun. Meine Frau hat mir oft die Haut abgezogen – weil ich mich so stark geschält habe. Wir haben darüber einfach nur gelacht. Heute weiß ich: Ich war in gewisser Weise wahnsinnig.

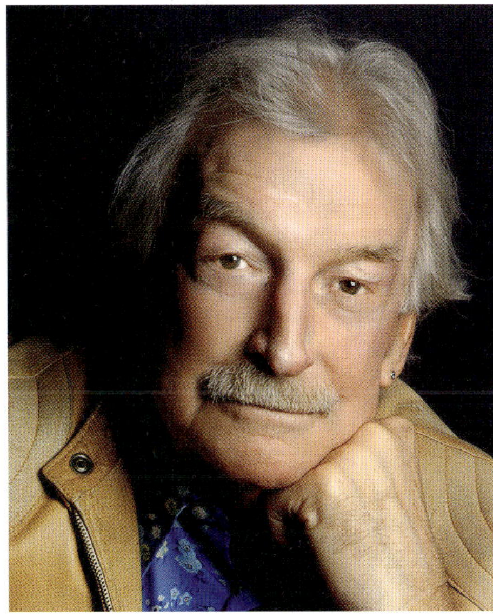

James Last ist einer der erfolgreichsten Bandleader Deutschlands und erhielt zahlreiche Preise, z.B. den Deutschen Schallplattenpreis, die Goldene Kamera und das Bundesverdienstkreuz am Bande. Der Lebensmittelpunkt von James Last und seiner Ehefrau Christine ist seit vielen Jahren Florida.

Nina Ruge: Sie leben einen großen Teil des Jahres in Florida, spielen viel Golf. Wie schützen Sie sich heute vor der intensiven Florida-Sonne?

JAMES LAST: Da gibt's gar nichts mehr. Alles, was rausschaut aus der Kleidung, kriegt Lichtschutzfaktor 50. Nie wieder ein Risiko!

Nina Ruge: Sie haben ungeheures Glück gehabt.

JAMES LAST: Ja, dessen bin ich mir ganz und gar bewusst. Heute genieße ich das Leben wie noch nie und sage jeden Tag danke.

Nina Ruge: Was raten Sie jungen Menschen, die wie Sie damals vor 30 Jahren einfach nur braun und knackig aussehen wollen?

JAMES LAST: Seid bloß vorsichtig! Die Haut ist ein so wichtiges Organ. Und wenn irgendwas komisch aussieht: sofort zum Hautarzt gehen. Meistens ist nichts. Doch wenn was ist – dann war das der beste Arztbesuch eures Lebens.

Nagelveränderungen

SYMPTOME

Auf der Nagelplatte zeigen sich kleine weiße Flecken oder Grübchen. Längsrillen oder quer laufende helle Streifen sind ebenso möglich. Der Nagel kann sich auch verfärben oder verdicken.

DIAGNOSE

Am häufigsten, aber harmlos sind kleine weiße Flecken, sie entstehen durch Verletzungen der Nagelplatte. Ebenfalls unbedenklich sind Längsrillen, eine typische Veränderung bei alten Menschen. So genannte Tüpfel- oder Grübchennägel sind eine Begleiterscheinung von Ekzemen, Schuppenflechte oder kreisrundem Haarausfall. Quer laufende Streifen oder Rillen deuten auf Wachstumsstörungen des Nagels hin infolge einer Infektion, Vergiftung oder auch durch akute Schübe von Hautkrankheiten. Verfärbungen zeugen von einem Nagelpilz, der häufiger an den Füßen als an den Händen vorkommt. Bei allen dunklen Flecken unter der Nagelplatte bitte einen Dermatologen aufsuchen, um ein Melanom auszuschließen!

URSACHE

Verletzungen am Nagel sind hauptsächlich auf Manikürefehler zurückzuführen. Ein Nagelpilz wird meist durch Fadenpilze verursacht. Diese sind auch die häufigsten Auslöser von Fußpilz. Begünstigt wird der Nagelpilz durch Immunschwäche, Diabetes mellitus und Durchblutungsstörungen.

THERAPIE

Ein Nagelpilz wird mit Antimykotika (Pilzmittel) in Form von Tabletten, Lösungen oder als Lack behandelt. Alle anderen krankhaften Nagelveränderungen müssen ursächlich therapiert werden, dann erholt sich auch der Nagel wieder, sofern das Nagelbett nicht bereits geschädigt wurde.

SELBSTHILFE

Gerade Nagelpilze sind oft sehr hartnäckig und die Behandlung ist langwierig. Eine sorgfältige und vorschriftsgemäß durchgeführte Behandlung ist deshalb besonders wichtig. Unbehandelt kann die Pilzinfektion zur Zerstörung des Nagels führen.

Neurodermitis

SYMPTOME

Eine trockene, gerötete Haut mit Schuppen- und Knötchenbildung. Am häufigsten betroffen sind die Kniekehlen und die Armbeugen sowie das Gesicht. Die flächenhaften Ekzeme können nässen. Sobald sie abtrocknen, bilden sich Krusten. Am quälendsten ist der starke Juckreiz.

DIAGNOSE

Bei der Neurodermitis handelt es sich um ein genetisch bedingtes Ekzem mit allergischer Komponente. Die Haut ist extrem trocken, da die natürliche Hautbarriere gestört ist. Die Krankheit tritt in Schüben auf, vor allem unter psychischer Belastung, da bei Stress oder Angstzuständen verstärkt Histamine freigesetzt werden, die Juckreiz und Entzündungen fördern. Bei Neurodermitikern mit Allergien kann auch falsche Ernährung einen Schub auslösen.

URSACHE

Die genauen Ursachen sind nicht geklärt. Auf jeden Fall handelt es sich um eine genetisch programmierte Erkrankung. Viele Patienten haben auffällig häufig Verwandte mit Allergien oder einer sicher diagnostizierten Neurodermitis. Nicht selten beginnt die Krankheit im Kleinkindalter mit Milchschorf, aber es gibt auch Formen von Erwachsenenneurodermitis.

THERAPIE

Den Juckreiz behandelt man mit entzündungshemmenden Medikamenten, Kortison und Antihistaminika. Zur Basistherapie gehören fettende Salben und Ölbäder, UV-Licht-Bestrahlungen *(siehe Seite 51)* und Klimatherapie im Hochgebirge oder am Meer.

ERGÄNZENDE THERAPIE

Schüßler-Salze helfen: Nr. 10 *Natrium sulfuricum*, Nr. 13 *Kalium arsenicosum*, Nr. 16 *Lithium chloratum*, Nr. 20 *Kalium Aluminium sulfuricum*, Nr. 4 *Kalium chloratum*, Nr. 9 *Natrium phosphoricum*.

Entspannungstechniken wie etwa Autogenes Training, Feldenkrais und Meditation helfen vielen Betroffenen, ihr psychisches Gleichgewicht zu stabilisieren.

SELBSTHILFE

Auslösende Allergene unbedingt meiden. Wolle nie direkt auf der Haut tragen und eine Überhitzung vermeiden. Bei einem akuten Schub können zur Linderung kalte Güsse ebenso beitragen wie nicht zu heiße Molke-, Soja- und Kamillenbäder oder Heilerdewickel. Auch Kompressen aus schwarzem Tee wirken entzündungshemmend. Entzündung und Juckreiz lindert eine Massage mit stark verdünntem Bergamotte-, Geranium-, Kamillen-, Lavendel-, Salbei- oder Zedernöl. Viel Sonnenlicht unterstützt durch die Bildung von Vitamin D die Heilung von Ekzemen aller Art. Leider gibt es kein Patentrezept, da fast jeder Neurodermitiker anders auf eine Therapie anspricht. Was einem Patienten gut tut, kann beim nächsten einen schweren Schub auslösen. Hier hilft nur: ausprobieren!

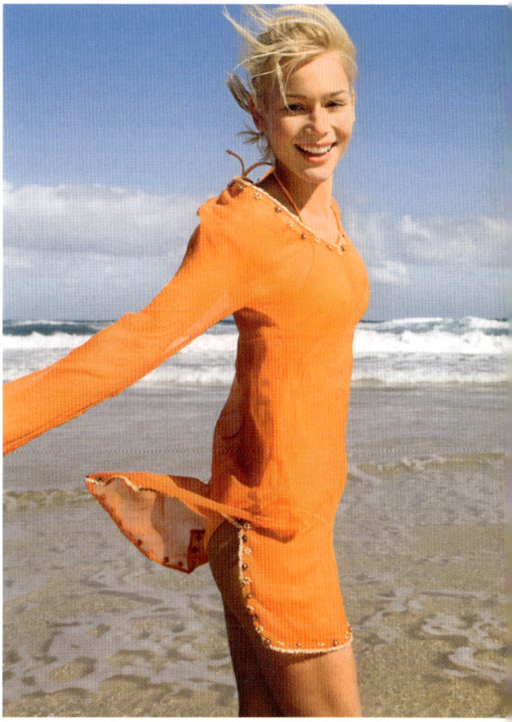

Aufenthalte im Freien, See-, aber auch Hochgebirgsluft, Sonne und Entspannung bringen bei Neurodermitispatienten meist Linderung.

Schuppenflechte

SYMPTOME

Bei Schuppenflechte oder Psoriasis bilden sich rundliche, scharf begrenzte rötliche Stellen auf der Haut mit silbrig weißen Schuppen. Bevorzugte Regionen sind Ellbogen, Knie, der behaarte Kopf und der Rumpf. Es können aber auch die Genital- oder Analregion betroffen sein.

DIAGNOSE

Sie verläuft chronisch oder schubartig als Folge einer übermäßigen Verhornung der Haut. Männer sind öfter betroffen als Frauen. Entgegen einem weit verbreiteten Vorurteil ist die Krankheit nicht ansteckend.

URSACHE

Psoriasis ist erblich bedingt. Je mehr Blutsverwandte davon betroffen sind, desto höher ist das Risiko, ebenfalls zu erkranken. Auslöser können winzige, oft unbemerkte Verletzungen der Haut sein, etwa durch scheuernde Stoffe, aber auch Medikamente, Alkohol, Infektionen, Stress, Übergewicht und erhöhte Blutfettwerte.

THERAPIE

Kortikosteroidsalben wirken im akuten Stadium der Schuppung und Entzündung der Haut entgegen. Langfristig machen Pflegesalben mit Salicyl- oder Fruchtsäuren sowie Sole- und Ölbäder die Haut geschmeidiger und entfernen die Schuppen. Verbesserungen erreicht man auch mit der so genannten PUVA-Therapie: Die Haut wird zuerst mit einer Substanz lichtempfindlich gemacht und dann mit UV-A-Licht bestrahlt. Eine Klimatherapie am Toten Meer bewirkt durch den hochprozentigen Salzgehalt des Wassers eine gründliche Abschuppung. Schweren Fällen vorbehalten sind Therapien mit immunmodulierenden Substanzen, die aber zum Teil auch schwerere Nebenwirkungen haben.

ERGÄNZENDE THERAPIE

Schüßler-Salze helfen bei Psoriasis: Nr. 2 *Calcium phosphoricum*, Nr. 6 *Kalium sulfuricum*, Nr. 7 *Magnesium phosphoricum*.

Phytotherapie: Zu den Heilpflanzen mit belegter Wirksamkeit gehören Mahonienrinde als Salbe und Creme oder Cayennepfefferfrüchte als einer ihrer Bestandteile. Johanniskrautöl ist entzündungshemmend und fördert die Heilung.

Entspannungstechniken: Yoga, Atemübungen und Tai Chi helfen Stress abzubauen. Auch Akupunktur hilft manchen Patienten mit Schuppenflechte ausgezeichnet.

SELBSTHILFE

Lebensmittel mit B-Vitaminen fördern den Aufbau und die Erhaltung der Haut. Meiden Sie die Auslöser für die Schübe, vor allem Übergewicht, Alkohol und psoriasisfördernde Medikamente. Achten Sie darauf, dass die Haut nicht austrocknet. Auf keinen Fall zu häufig oder/und zu heiß zu duschen. Selbsthilfegruppen helfen die psychischen Probleme durch die Erkrankung zu lindern.

Sonnenallergie

SYMPTOME

Bereits nach wenigen Sonnenstunden bilden sich vor allem auf Dekolleté und Oberarmen rote Knötchen und Bläschen. Sie jucken stark und entzünden sich häufig.

DIAGNOSE

Die so genannte Mallorca-Akne (polymorphe Lichtdermatose) ist die häufigste Form der Sonnenallergie, unter der etwa 20 Prozent aller Frauen leiden. Sie tritt an den ersten intensiven Sonnentagen im Frühjahr und Sommer gehäuft auf. Andere Formen von Sonnenallergie sind phototoxische Reaktionen, die etwa bei Medikamenteneinnahme (wie Antibiotika, Johanniskraut) oder topischer Anwendung (Rasierwasser, Parfüms oder Wiesengräser) in Verbindung mit Sonnenlicht ausgelöst werden.

URSACHE

Die Ursache ist häufig unklar; es werden jedoch immunologische Reaktionen vermutet. Bei einigen Lichterkrankungen liegt ein Photosensibilisator vor (etwa Wiesengras), der mit UV-Strahlung zu Hautreaktionen führen kann. Strahlendosen, die bei normaler Lichtempfindlichkeit vertragen werden, führen in Verbindung mit lichtsensibilisierenden Substanzen zu entzündlichen, sonnenbrandähnlichen Symptomen an der Haut.

THERAPIE

Sie können Ihre Haut mit kurzen Sonnenbädern im Solarium auf die Sonne vorbereiten. Beginnen Sie sechs Wochen vor dem Urlaub mit drei bis vier Bestrahlungen pro Woche. Dies gilt aber nur für die saisonale polymorphe Lichtdermatose. Bei den durch Sensibilatoren ausgelösten Hauterkrankungen muss der Photosensibilisator gemieden werden. Symptomatisch wird mit Zinklotionen und Glukokortikoidcremes behandelt.

ERGÄNZENDE THERAPIE

Schüßler-Salze helfen bei Sonnenallergie: Nr. 2 *Calcium phosphoricum*, Nr. 3 *Ferrum phosphoricum*, Nr. 17 *Maganum sulfuri-*

Eine Sonnenallergie kann einem den Urlaub in der Sonne gründlich verderben. Sie können aber vorbeugend aktiv werden (siehe oben) und sich in der Sonne zusätzlich schützen.

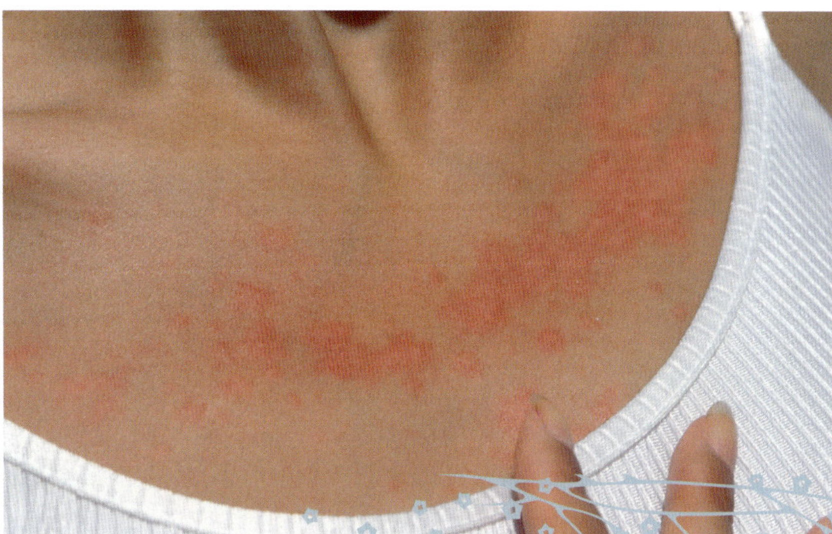

cum. Vorbeugend hilft Nr. 22 *Calcium carbonicum*.

SELBSTHILFE

Um die Hautreaktion zu verhindern, mit einer Gelcreme vorsorgen, die den pflanzlichen Radikalfänger Glycosilrutin enthält. Sie wird zwei Wochen vor dem ersten Sonnenbad täglich auf die gefährdeten Körperzonen aufgetragen. Lange Sonnenbäder grundsätzlich meiden und immer einen hohen Lichtschutzfaktor (ab 20) verwenden. Ganz Sensible nehmen physikalische Filter wie Zinkoxid oder Titandioxid.

Vitiligo

SYMPTOME

Auf der Haut im Gesicht oder an verschiedenen anderen Körperstellen zeigen sich aufgehellte bis weiße Flecken.

DIAGNOSE

Bei der ungefährlichen Vitiligo oder Weißfleckenkrankheit liegt ein Pigmentverlust vor, der auf eine Zerstörung der Zellen hindeutet, die den braunen Farbstoff Melanin bilden. Die zu Beginn nur wenige Millimeter großen Stellen vergrößern sich langsam und sind auffallend symmetrisch auf der Hautoberfläche verteilt.

URSACHE

Die Ursache für diese Krankheit ist nicht bekannt. Eine genetische Vererbung wird noch diskutiert. Ein Zusammenhang mit einer Autoimmun- oder Schilddrüsenerkrankung besteht in etwa 30 Prozent aller bekannten Fälle. Eine assoziierte Augenstörung liegt bei etwa fünf Prozent aller betroffenen Patienten vor.

THERAPIE

Bisher liefert keine Behandlungsmethode vollständig zufriedenstellende Resultate. Mittel der Wahl ist die Photochemotherapie. Doch auch sie führt erst nach Monaten zu einer meist nur teilweisen Repigmentierung der Haut. Noch nicht ausgereift ist die Transplantation von körpereigenen Pigmentzellen. Wichtig ist auch, die depigmentierten Stellen vor der Sonne zu schützen.

SELBSTHILFE

Da die helle Haut extrem lichtempfindlich ist, in der Sonne immer einen starken Lichtschutz benutzen. Unauffälliger werden die Vitiligo-Herde, wenn man sie mit wasserfestem Make-up abdeckt. Zu einem gleichmäßigen Teint verhelfen Selbstbräuner.

Warzen

SYMPTOME

Bei Warzen handelt es sich um scharf begrenzte graugelbliche Knötchen mit einer zerklüfteten Oberfläche, die bevorzugt an den Händen oder in Umgebung der Nägel, aber auch an den Fußsohlen entstehen. Die so genannten Condylome treten häufig im Genital- oder Analbereich auf.

DIAGNOSE

Vor allem bei Kindern und Jugendlichen finden sich die Warzen typischerweise an den Händen und Füßen. Bei den verrukösen Hautveränderungen im Bartbereich von Männern handelt es sich häufig um Viruswarzen. Warzen sind prinzipiell ungefährlich, können aber besonders an den Fußsohlen schmerzen, wenn Druck auf ihnen lastet. Dunkler pigmentierte flache oder erhabene Hauterscheinungen sind harmlose Alterswarzen (auch seborrhoische Warzen genannt), von denen die meisten Menschen im Laufe ihres Lebens mehrere bis Dutzende entwickeln. Diese seborrhoischen Warzen entstehen nicht durch eine Virusinfektionen und müssen daher anders behandelt werden.

URSACHE

Hervorgerufen werden gemeine Warzen durch humane Papilloma-Viren (HPV). Diese Warzen sind also – anders als die Alterswarzen – ansteckend. Die Condylome werden ebenfalls durch bestimmte HPV-Typen ausgelöst, von denen es viele unterschiedliche gibt. Auch sie sind ansteckend und müssen behandelt werden.

THERAPIE

Eine relativ sichere Behandlungsmethode, um Warzen zu entfernen, ist das Vereisen mittels Kryotherapie. Zu den typischen Ätzmitteln gehört Podophyllin (Verrumal flüssig). Alterswarzen können mit einem löffelartigen Instrument, dem so genannten scharfen Löffel, herausgehoben oder gelasert werden. Condylome müssen wegen ihrer hohen Infektionsrate immer entfernt werden. Gegen diese Warzenart gibt es neuerdings eine Schutzimpfung, die derzeit für die Behandlung von Frauen zugelassen ist.

ERGÄNZENDE THERAPIE

Homöopathie: Gegen gemeine Warzen helfen die homöopathischen Tropfen *Thuja occidentalis D6*.

Ayurveda: Täglich mit einem Pinsel Weihrauchöl auf die betroffenen Stellen auftragen; so lange bis die Warzen nach einigen Wochen verschwinden.

Phytotherapie: Dabei werden antivirale Substanzen zum Auftragen eingesetzt wie beispielsweise Teebaumöl oder eine Lösung aus Fußblattwurzel.

SELBSTHILFE

Die Wirkung von Suggestivtherapien wie Warzenbesprechen oder Wegbeten ist wissenschaftlich nicht zu erklären, sie werden aber seit alters her erfolgreich betrieben. Da Alterswarzen und Schwarzer Hautkrebs sich ähnlich sehen, sollte man die Stellen im Zweifelsfall immer einem Hautarzt zeigen!

Info

Nicht alle Warzen sind harmlos

Bei allen neu auftretenden Hautveränderungen im Genital- und Analbereich sollten Sie unbedingt einen Hautarzt aufsuchen. Wegen der Schutzimpfung von jungen Frauen sollte der Gynäkologe aufgesucht werden.

Gil Ofarim über Teenie-Akne & Vitiligo

Nina Ruge: Welche waren Ihre schwierigsten »Haut-Jahre«?

Gil Ofarim: Das war ganz eindeutig die Pubertät. Ich litt nicht nur unter der typischen Akne, sondern, als ich so 13 oder 14 Jahre alt war, habe ich plötzlich auch noch die Vitiligo bekommen, die Weißfleckenkrankheit. Das war natürlich überhaupt nicht mehr lustig.

Nina Ruge: Wie hat das angefangen, und vor allem: Wie sieht das aus?

Gil Ofarim: Als ich aus dem Urlaub kam – ich war eigentlich am ganzen Körper braun – stellte ich plötzlich fest, dass ich am linken Arm, später auch an den Händen, am Knie, also an etlichen Stellen am Körper, weiße Flecken hatte, die nicht gebräunt waren. Diese Stellen waren auch viel empfindlicher als die übrige Haut. Ich musste die dann besonders gründlich mit Sonnenschutz eincremen, sonst hatte ich da ständig Sonnenbrand.

Nina Ruge: Wie hat sich die Sache weiter entwickelt?

Gil Ofarim: Ich bin, im Vergleich zu anderen Betroffenen, noch glimpflich davongekommen – bisher zumindest. Manche Flecken wurden im Laufe der Zeit kleiner, andere kommen neu hinzu – aber es gibt Menschen, die sind viel schlimmer dran, die haben das auch im Gesicht.

Nina Ruge: Leiden Sie trotzdem darunter?

Gil Ofarim: Ich habe mich langsam an die Flecken auf meinem Körper gewöhnt. Ich gehe nicht mehr viel in die Sonne, also sieht man die weißen Flecken normalerweise gar nicht.

Nina Ruge: Wenn sie aber doch mal zu sehen sind – verwenden Sie dann Camouflage, um sie zu verstecken?

Gil Ofarim: Nein. Heute stehe ich dazu. Ich sage mir immer: Jeder hat seine eigene Bemusterung, wie ein Zebra. Und das ist eben mein Zebra.

Nina Ruge: Was tun Sie gegen die Weißfleckenkrankheit?

Gil Ofarim: Ich habe schon eine Menge ausprobiert. Zum Beispiel habe ich ein spezielles Pulver eingenommen, das man in Wasser aufgelöst trinken muss – um dann anschließend für 15 Sekunden in einer speziellen Lichtröhre zu verschwinden. Das hat genauso wenig geholfen wie andere Sachen, die ich zuvor versucht habe. Mein heutiger Hautarzt, Dr. Duve, hat mir diesbezüglich in gewisser Weise geholfen, zu einer entspannten Einstellung zu finden. Er hat mir nämlich klipp und klar gesagt, dass die Forschung noch fast gar nichts über die Krankheit weiß und daher auch wenig über ihre Behandlung. Und dass man entsprechend auch nichts machen kann. Das ist wenigstens ehrlich.

Nina Ruge: Wie haben Sie eigentlich Ihre Akne empfunden?

Gil Ofarim: Naja – als unangenehm, wie wohl jeder Pubertierende. Für mich kam erschwerend dazu, dass ich ständig vor allen möglichen Kameras stand und die Maskenbildnerinnen zum Teil verzweifelten. Sie mussten das halt so gut es ging abdecken.

Nina Ruge: Was haben Sie gegen die Akne getan?

Gil Ofarim: Was man so macht. Ungefähr alle Akne-Cremes ausprobiert natürlich, auch Zahnpasta, Kosmetikerin, Solarium – das half alles nicht. Klar habe ich auch selbst herumgedrückt, was der Sache gar nicht zuträglich war. Jetzt ist die Akne zum Glück ausgestanden. Nur wenige Narben sind mir geblieben

Nina Ruge: Ansonsten alles okay mit Ihrer Haut?

Gil Ofarim: Naja, wenn ich Stress habe – und davon habe ich nicht gerade

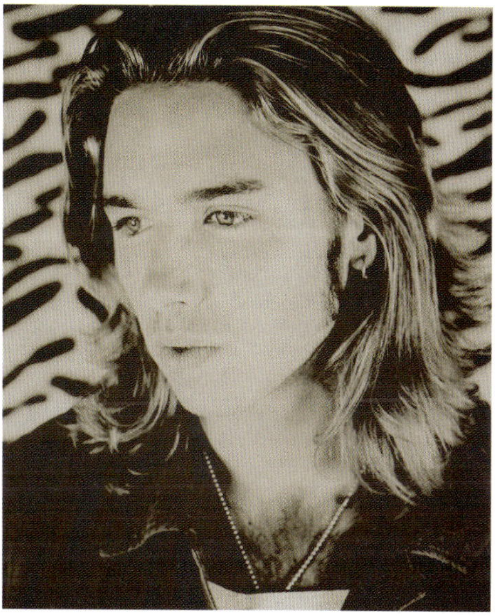

Gil Ofarim wurde über Nacht durch seine Hauptrolle als Rockstar »Tobi« in einer BRAVO Foto-Love-Story berühmt und avancierte zum heiß umschwärmten Teenie-Star. Der Songwriter und Sänger der Band Zoo Army lebt in München.

wenig – bekomme ich leicht rote Flecken im Gesicht. Das soll wohl auch ziemlich verbreitet sein, sagt mein Hautarzt. Da hilft durchaus eine Creme mit Salz aus dem Toten Meer. Allerdings sieht es so aus, als ob diese roten Flecken bei mir auch mit einer Art Allergie gegen Schweinefleisch zusammenhängen. Lasse ich das komplett weg, wird es besser. Der Hautarzt vermutet, dass das mit den Antibiotika zusammenhängen könnte, die im Schweinefleisch enthalten sind. Vielleicht bin ich allergisch dagegen. Eigentlich haben wohl eher jüngere oder aber ältere Menschen diese roten Flecken, die dann auch schuppig werden, aber es hat mich halt trotzdem erwischt – mit 25!

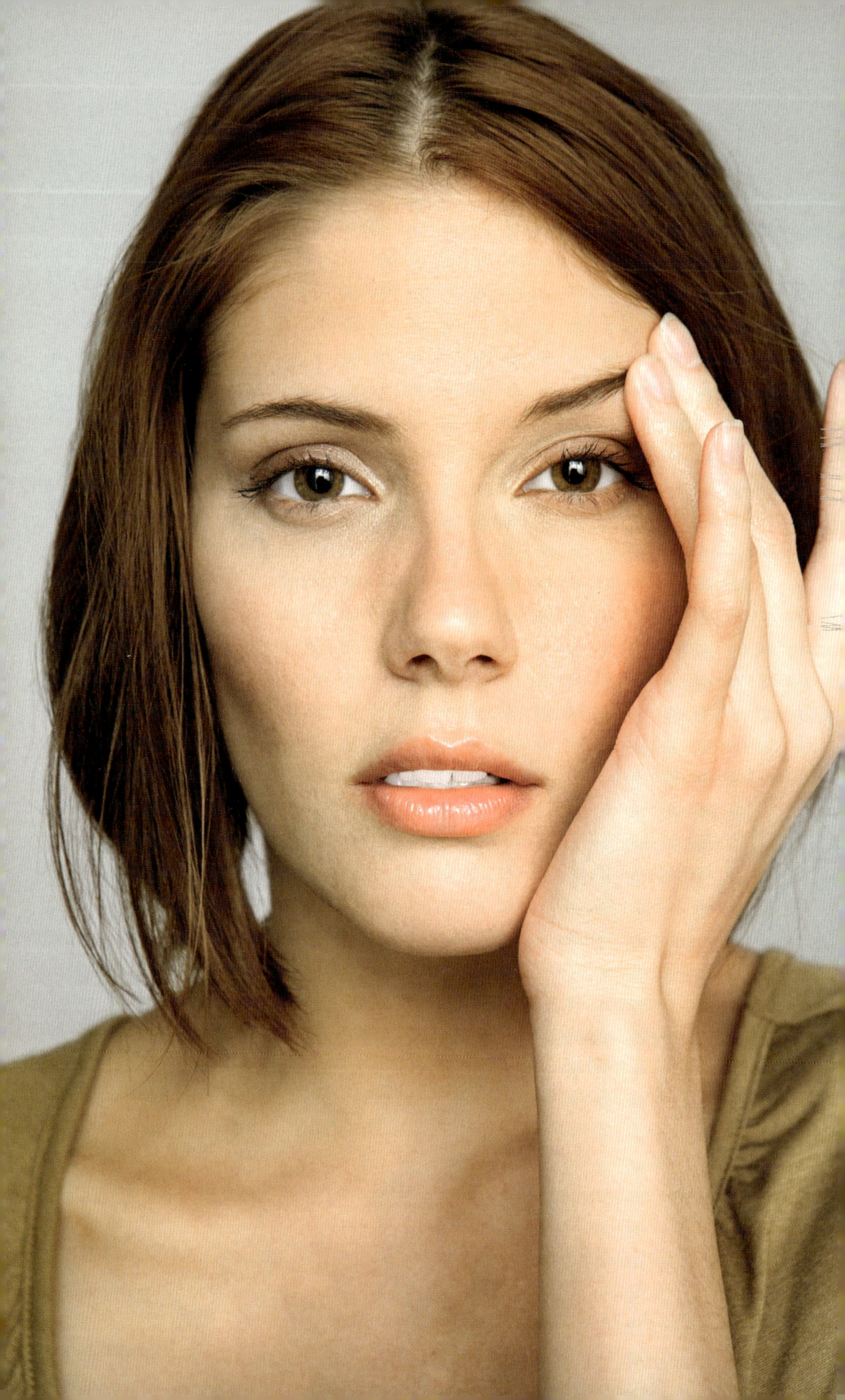

Haut & Stressfaktoren

Die menschliche Haut ist im wahrsten Sinne des Wortes multitaskingfähig, das heißt, sie hat viele Funktionen und übt diese auch noch parallel, also gleichzeitig aus. Unsere Haut ist robust genug, um sich gegen Angriffe von außen zu wehren, und sie ist dennoch sensibel genug, um unsere innersten Empfindungen widerzuspiegeln. All das funktioniert aber nur dann reibungslos, wenn sie ohne Beeinträchtigung ihren Aufgaben nachgehen kann. Doch Tag für Tag machen unserer Haut jede Menge widriger Einflüsse das Leben schwer – von innen wie von außen. Die gute Nachricht: Viele Faktoren, die die Haut schädigen und schneller altern lassen, können wir selbst beeinflussen und sogar abstellen.

Wie UV-Licht auf unsere Haut wirkt

Die natürlichen Alterungsvorgänge wurden uns in die Wiege gelegt. In unserem genetischen Code ist auch festgeschrieben, auf welche Weise und wie schnell der Einzelne altert. Doch das ist längst nicht alles, womit die Haut konfrontiert wird. Hinzu kommen jede Menge innere und äußere Einwirkungen, die sie vorzeitig alt machen. Zu den größten inneren Stressoren gehören Psychostress, Ärger, Trauer, Leistungsdruck, Krankheiten, zu wenig Schlaf und körperliche Überanstrengung, etwa durch Extremsport. Zu den äußeren Faktoren zählen einseitige Ernährung, Bewegungsmangel, Lärm, Nikotin, Alkohol, Umweltgifte, mangelnde oder falsche Pflege, Reizüberflutung durch zu viel Fernsehen – und in erster Linie die Sonne. Mediziner nennen die Hautalterung durch das Sonnenlicht übrigens Photoaging.

Info

Betrifft: Sonnenbrand

Was aussieht wie eine Verbrennung, ist in Wirklichkeit keine. Man kann sich nämlich auch auf dem Mount Everest bei –50 °C einen Sonnenbrand holen. Was die typischen Symptome tatsächlich hervorruft, ist eine Vergiftung der Zellen, die unter dem Einfluss der UV-Strahlen entsteht.

Lebenswichtige & gefährliche Strahlen

Ohne Licht könnten wir nicht existieren. Unsere Psyche braucht UV-Licht ebenso wie unser Körper, der nur mit seiner Hilfe das lebensnotwendige Vitamin D bilden kann. Dieses stärkt nicht nur die Knochen, sondern spielt auch bei den Kreislaufregulatoren und im Immunsystem eine Rolle. Die ultravioletten Strahlen aktivieren außerdem die Atmung, regen Stoffwechsel und Drüsentätigkeit an. Nicht zuletzt ist die Sonne ein absoluter Stimmungsmacher: Sie erhöht die Ausschüttung der Gute-Laune-Hormone, der Endorphine.

Das langwellige UV-A-Licht

Andererseits sind gerade die langwelligen UV-A-Strahlen aus dem Lichtspektrum für dauerhafte Schäden in der Haut verantwortlich. Im Gegensatz zu den Sonnenbrand verursachenden UV-B-Strahlen, die im Sommer in unseren Breiten etwa zwischen 11 und 16 Uhr der Haut gefährlich werden, sind UV-A-Strahlen von Sonnenaufgang bis Sonnenuntergang aktiv. Sie wirken sogar bei trübem Wetter und durch Fensterglas auf uns ein. Etwa 80 Prozent von ihnen dringen so tief in die Haut, dass sie die kollagenen und elastinen Fasern im Bindegwebe schwächen. Sie lassen regelrechte Fluten von freien Radikalen entstehen *(siehe Seite 64–65)*. Damit gemeint sind von Molekülen abgespaltete Bruchstücke, die eine sehr hohe Reaktivität besitzen. Diese Sauerstoff-Radikale sind zu erhöhter Oxidation fähig. Dabei können Giftstoffe entstehen, die die Zellen und sogar das Erbgut (DNS) schädigen.

Reparaturarbeiten nach einem Sonnenbrand

Aber auch das kurzwellige UV-B-Licht ist nicht zu unterschätzen. Kriegt man aufgrund einer Überdosis einen Sonnenbrand, beginnen nach etwa sechs Stunden die Zellkerne abzusterben. Sofort ruft die Haut ihre natürlichen Reparaturmechanismen auf den Plan, deren Arbeit man sich folgendermaßen vorstellen kann: Bestimmte Enzyme fahren die gedrehten Stränge der Nukleinsäuren in den Zellkernen entlang, um durch UV-Licht fehlerhaft gewordene Sequenzen aufzuspüren, herauszuschneiden und schließlich zu ersetzen. Dass sich in der Haut was tut, wird auch äußerlich sichtbar: Sie rötet sich, weil die Blutgefäße sich weiten, um sauerstoffreiches Blut zu der »Baustelle« zu transportieren. Bis zur nächsten Zellteilung müssen die Reparaturarbeiten abgeschlossen sein.

Bei starken Defekten ist das System überfordert, der Schaden wird gespeichert und an die Tochterzellen übermittelt. Deshalb sagt man auch: Die Haut vergisst nichts. Jeder neue Sonnenbrand erschwert die Reparaturarbeiten. Ständig bestrahlte Zellen teilen sich weniger oft. Besonders empfindlich sind Zellen, die sich gerade in der

So tief dringen UV-A- und UV-B-Strahlen in die Haut ein

Der besonders schädliche UV-B-Anteil des Sonnenlichts ist abhängig von Breitengrad, Tageszeit und Ausmaß der Luftverschmutzung. Da sich die Ozonschicht, die uns Erdenbewohner vor der UV-Strahlung schützt, verringert, entfällt der natürliche Sonnenschutz zunehmend.

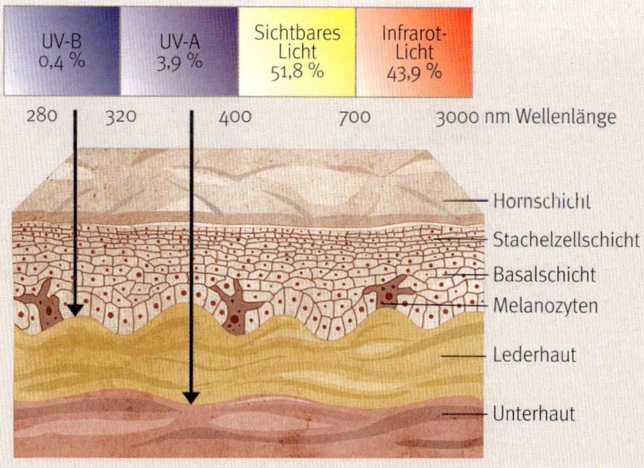

Verbrennung ersten Grades

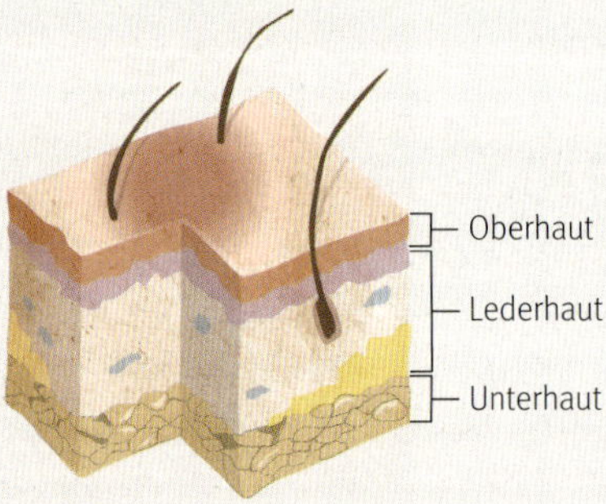

Eine Verbrennung ersten Grades schmerzt leicht, rötet die Epidermis und lässt sie anschwellen. Sie heilt ohne bleibende Schäden.

Verbrennung zweiten Grades

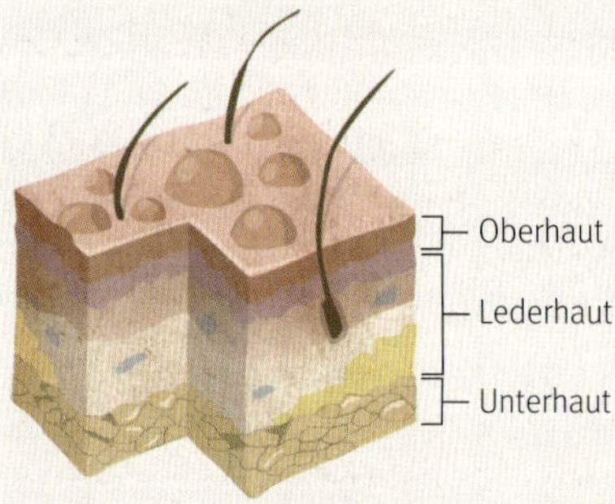

Verbrennungen zweiten Grades sind schmerzhafter; es bilden sich Blasen auf der Haut und man muss mit bleibenden Schäden rechnen.

Erneuerungsphase befinden. Da die abends beginnt, sind Solariumbesuche während dieser Zeit noch bedenklicher als sonst, da in Solarien ausschließlich die tiefenwirksamen UV-A-Strahlen bräunen.

Und so funktioniert das Braunwerden: Trifft die UV-Strahlung auf die Haut, kommt es zur Vermehrung des Melaninpigments. Der Bräunungsprozess beginnt. Man unterscheidet eine Sofortpigmentierung (innerhalb von 12 bis 24 Stunden) und eine Spätpigmentierung (innerhalb von 2 bis 3 Tagen). Dabei ist UV-A-Licht für die schnelle, aber nicht lang anhaltende Bräune verantwortlich. Da UV-A-Strahlen kaum einen Sonnenbrand auslösen, werden sie vor allem in Solarien eingesetzt.

Doch Achtung: Auch wenn Sie im Solarium keinen Sonnenbrand bekommen, altert Ihre Haut durch die Strahlenbelastung schneller. Wer sich regelmäßig in die Sonnenbank legt, braucht sich nicht zu wundern, wenn er mit 35 Jahren eine Haut hat, die der eines 50-Jährigen entspricht.

Info

Vorsicht: Sonnenbank

Alle langjährigen, regelmäßigen Solariumbesuche führen zu einer deutlich beschleunigten Hautalterung, und auch das Hautkrebsrisiko erhöht sich.

Photoaging

Im Gesicht, am Dekolleté und an den Händen, die dem Licht am meisten ausgesetzt sind, lassen Spannung, Elastizität und Regenerationsfähigkeit der Haut bedeutend früher nach als an den Stellen des Körpers, die meist bekleidet und daher lichtgeschützt sind. Bereits geringe Mengen an UV-Strahlung schädigen das Kollagen, und schon bei einem Achtel der sogenannten Sonnenbrandschwelle oder minimalen Erythemdosis (MED) wird die DNS geschädigt.

Diese UV-bedingte Hautalterung führt zu einer Verdickung der Haut mit vorzeitiger Faltenbildung. Untersucht man das Gewebe im Labor, findet man vermehrte Ablagerung von ungeordneten, bruchstückhaften elastischen Fasern. Teilweise sind auch die kollagenen Fasern degeneriert und werden als grobscholliges Material in der Haut abgelagert. Aufgrund der Verdickung bekommt die Haut eine vorzeitige Steifigkeit. Die ungleichmäßige Produktion des körpgereigenen Sonnenschutz-Farbstoffes Melanin ruft die typischen braunen Altersflecken hervor. Nicht zuletzt wirkt eine chronische Einwirkung von UV-B-Strahlen krebsfördernd. Bei allen Hautkrebsarten lässt sich eine enge Beziehung zur UV-Exposition erkennen.

Die Folgen eines einzigen Sonnenbrands können fatal sein: Bei einem Sonnenbrand sind die Oberhaut und die direkt darunter liegende Schicht betroffen. Später kann die Pigmentierung gestört sein. Wenn die Lederhaut stark in Mitleidenschaft gezogen ist, können auch Narben entstehen.

Durch das Ozonloch ist der Aufenthalt in praller Sonne heutzutage noch mal so gefährlich. Die UV-Strahlen können ohne jeden Schutz auf die Erde gelangen. Und weil schon leichte Sonnenbrände nach aktuellem Stand der Wissenschaft als Anzeichen für einen Schaden gelten, der später zu Krebs führen kann, sollte man sich nie ohne ausreichend hohen Schutz sonnen. Aber auch der ist kein Freibrief für stundenlanges Bräunen. Die Faustregel der Dermatologen lautet: Auch eingecremt sollte man die nackte Haut nur etwa 50 Sonnenbädern pro Jahr aussetzen.

Hätten Sie's gewusst

UV-Strahlen-Therapie gegen Hautkrankheiten

Bei der Behandlung von Hauterkrankungen wie Neurodermitis, Schuppenflechte, Akne und Haarausfall hat sich die Lichttherapie bewährt. Man unterscheidet zwei Verfahren: Die Behandlung mit Sonnenlicht, die Heliotherapie, wird meist im Rahmen eines Kuraufenthaltes durchgeführt. Man setzt den Körper oder bestimmte Partien der Sonne aus. Die Heilkraft der Sonne lässt sich aber auch mit künstlichem Licht herstellen: Bei der Phototherapie kommen UV-, Infrarot- und Weißlicht zum Einsatz. Bei Beschwerden mit der Haut wird vorwiegend mit UV-Strahlen gearbeitet, die von speziellen Lampen erzeugt werden. UV-Strahlen unterteilen sich in UV-A-, UV-B- und UV-C-Licht. Sie dringen unterschiedlich tief in die Haut ein und erzielen dadurch auch unterschiedliche Wirkungen. Die Therapie wird in der dermatologischen Praxis durchgeführt.

Reinhold Messner über extreme UV-Strahlung

Nina Ruge: Was war Ihr bisher schlimmstes Sonnen-Erlebnis?

Reinhold Messner: Daran erinnere ich mich noch sehr genau. Das war 1964. Ich war noch sehr jung, ging zur Oberschule – und hatte damals meinen Mitschülern nichts erzählt von meiner zweiten Existenz als Extremkletterer. Ich fand, das ginge sie nichts an. Doch nach dieser Erfahrung konnte ich das nicht mehr ganz geheim halten. Denn ich bin im Ortlergebiet die Nordwand der Königsspitze gegangen, das war für mich damals höchst schwierig, denn ich war noch nicht erfahren im Eisgehen. Abgesehen davon, dass es noch keine Sunblocker gab, hatte ich mich nur oberflächlich gegen die massive Sonneneinstrahlung geschützt. Ich hatte auch völlig unterschätzt, wie stark die UV-Strahlen an den Eisflächen reflektiert werden, wie massiv sich die Einstrahlung somit potenzierte. Nun – als ich von dieser Tour zurück in die Schulklasse kam, hatten meine Mitschüler Probleme, mich überhaupt zu erkennen – so verbrannt war ich. Ich muss wirklich gruselig ausgeschaut haben. Mein gesamtes Gesicht brannte, war knallrot aufgedunsen und wie im Fieber. Meine Nase war knödelig angeschwollen, die Lippen aufgesprungen – und das Ganze tat wahnsinnig weh. Die Haut war richtig verbrannt. Nach einer Woche löste sich die obere Hautschicht dann in großen Stücken ab – es war einfach nur furchtbar. Und nebenbei musste ich mit dem Spott meiner Schulkameraden auch noch fertig werden.

Nina Ruge: Die Haut vergisst nichts. Die UV-Belastung, der man sich aussetzt, addiert sich im Laufe eines Lebens gnadenlos. Da dürfte bei Ihnen so einiges zusammenkommen?

Reinhold Messner: Allerdings. Noch dazu bin ich von Natur aus ein hellhäutiger Mensch, der sowieso empfindlicher ist als andere. Die über 100 extremen Expeditionen haben meine Haut natürlich sehr strapaziert. Die schlimmste Belastung sind die ganz hohen Berge, die Achttausender. In dieser Höhe ist die UV-Einstrahlung brutal. Noch dazu kommt eben die Reflektion durch die weißen Schneeflächen. Natürlich waren auch die monatelangen Expeditionen in Grönland oder durch die Antarktis nicht ohne. Doch nirgendwo ist es so schlimm wie in den hohen Bergregionen.

Nina Ruge: Eigentlich sind Sie doch akut hautkrebsgefährdet?

Reinhold Messner: Ehrlich gesagt: Dass ich noch keinen Hautkrebs habe, grenzt an ein Wunder. Ich habe sehr viel Glück gehabt. Ich kenne einige Bergsteiger, die der Krebs im Gesicht oder im Genick erwischt hat. Dennoch bin ich aber auch der Meinung, dass man sich eine gewisse UV-Unempfindlichkeit antrainieren kann. Ich habe den Eindruck, meine Haut hat sich in gewisser Weise an die Strapazen gewöhnt.

Nina Ruge: Wie schützen Sie sich denn vor den UV-Strahlen?

Reinhold Messner: Heute verwende ich natürlich die modernen Sunblocker mit Lichtschutzfaktoren von 30 und höher. Gefährdet ist ja sowieso nur der Gesichtsausschnitt unterhalb der Mütze – also Mund, Nase und Wangen, weil ich konsequent alle anderen Körperteile bedecke – schon allein der Kälte wegen. Extrem wichtig ist der Lippenschutz. Ich verwende nur 100-Prozent-Sunblocker. Wer allerdings dazu neigt, sich solchen Lippenstift immer wieder abzulecken – wie ich – der muss seine Lippen ständig »nachziehen«.

Nina Ruge: Sieht man Ihrer Haut eigentlich die jahrelange Belastung an?

Reinhold Messner: Also, ich habe nicht den Eindruck, dass ich runzliger wäre als andere – oder deutlich wettergegerbt.

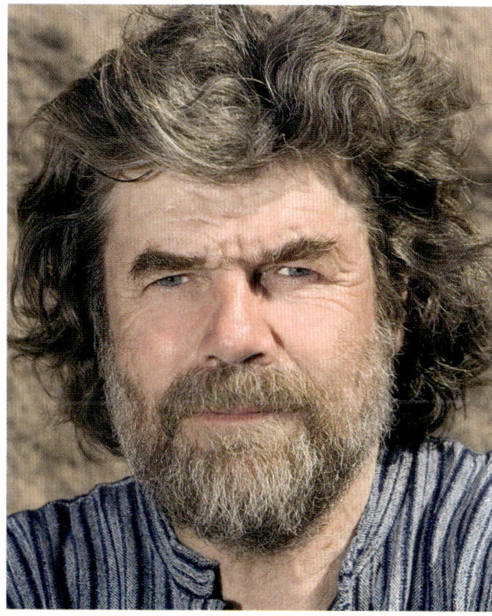

Reinhold Messner gehört seit 30 Jahren zu den erfolgreichsten Bergsteigern der Welt. Er hat alle 14 Achttausender bestiegen und zu Fuß die Antarktis, Grönland, die Wüsten Gobi und Takla Makan durchquert.

Nina Ruge: Was haben Sie eigentlich aufgetragen, wenn Sie der Sonnenbrand erwischt hatte?

Reinhold Messner: Das ist – wie gesagt – in jungen Jahren häufiger vorgekommen als heute. Ich habe damals nur Sonnenmilch aufgetragen auf die verbrannten Partien – und gewartet, bis ich wieder im Basislager war. Die hatten dann immer irgendwas für mich.

Nina Ruge: Gab es, einmal abgesehen von der extremen Sonneneinstrahlung, weitere besondere Belastungen für die Haut während Ihrer Expeditionen?

Reinhold Messner: Na ja. Während einer dreimonatigen Expedition in Hochasien oder in der Antarktis können Sie sich weder waschen noch duschen oder baden. Einheimische in Tibet haben damit kein Problem – aber wir, die wir das tägliche Duschen gewohnt sind, bekommen früher oder später schmerzhafte und nicht ungefährliche Furunkel. Mein Arzt hat mir deshalb ein hoch dosiertes Zinkpräparat mitgegeben. Das hat uns tatsächlich vor diesen eitrigen Entzündungen bewahrt.

Nina Ruge: Wie reagiert Ihre Haut eigentlich auf die extreme Kälte, der Sie sich immer wieder aussetzen?

Reinhold Messner: Man meint ja landläufig, dass sich die Haut irgendwann an Kälte gewöhnt. Das Gegenteil ist der Fall. Da nach wenigen Wochen Expedition die Unterhautfettschicht durch die Strapazen verschwindet, wird man immer empfindlicher. Die Isolationsfähigkeit der Haut wird schlicht und einfach geringer. Das Einzige, was ansatzweise hilft, sind spezielle Fettsalben. Die polstern zumindest ein wenig die fehlende Fettschicht von außen auf. Bei Temperaturen unter minus 30 Grad Celsius bleibt einem nichts anderes übrig, als eine Maske zu tragen. Meine härteste Erfahrung waren minus 52 Grad Celsius und leichter Wind. Da platzt die Haut sofort auf, und Sie haben irreversible Erfrierungen.

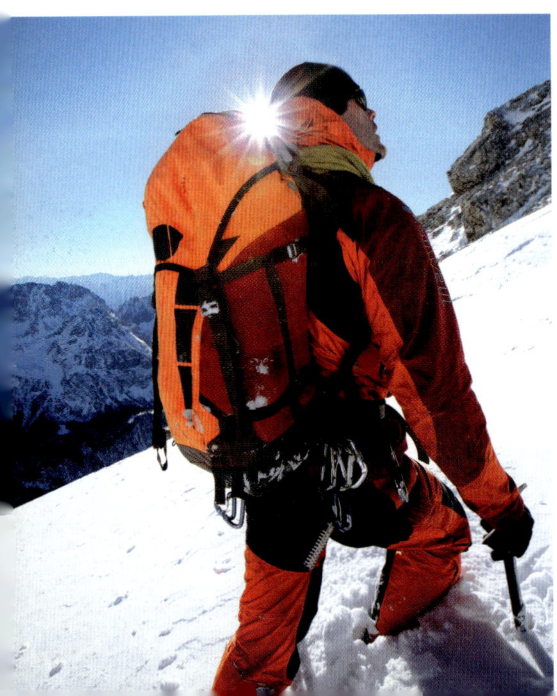

Nina Ruge: ... und Ihre Haut an den Füßen dürfte auch einiges mitgemacht haben.

Reinhold Messner: Ganz wichtig ist, dass Sie Ihre Hornhaut in den ersten Tagen einer Tour nicht überstrapazieren. Dann reibt sie sich langsam ab, und es kommt erst gar nicht zu den unangenehmen Blasen. Wenn ich trotzdem welche hatte, dann hat mir dieser Trick sehr gut geholfen: Mit Nadel und Faden durch die Blase stechen, den Faden hindurchziehen und in der Blase hängen lassen, die Nadel entfernen. Mithilfe des Fadens sickert dann die Flüssigkeit ab – und die Blase trocknet aus.

Nina Ruge: Das meinen Sie jetzt nicht ernst?

Reinhold Messner: Doch! Meine Kinder können das auch schon.

Pro Höhenmeter steigt der Anteil der schädlichen UV-A- und UV-B-Strahlen um ein Vielfaches. In den Bergen immer Cremes mit hohem Sonnenschutzfaktor und Sunblocker verwenden!

Wie viel Sonne verträgt unsere Haut?

Kriegen auch Afrikaner Sonnenbrand? Die Antwort lautet: Jein. Auch in Afrika gibt es Menschen mit unterschiedlich dunkler Hautfarbe. Während die helleren Nordafrikaner sich wie wir Europäer vor Sonnenbrand schützen müssen, sind die Schwarzafrikaner aufgrund ihrer sehr dunklen Haut bereits von Natur aus eher unempfindlich *(siehe Seite 20)*. Dennoch kann auch bei sehr dunkler Haut die Sonne im Laufe des Lebens typische Schäden verursachen, was etwa im Bereich von Nacken und Hals bei Menschen, die viel im Freien gearbeitet haben, sichtbar wird.

Auf die Pigmentierung kommt es an

Die Pigmentierung der menschlichen Haut wird durch den Farbstoff Melanin bewirkt, der von den Melanosomen in den Melanozyten gebildet wird. Je kleiner das Melanosom, desto UV-empfindlicher und heller ist die Haut. Aber auch die Anordnung spielt eine Rolle. Bei Menschen mit weißer Hautfarbe bilden mehrere Melanosome eine kleine Gruppe, die von einer Membran umschlossen wird. Bei dunkelhäutigen bleiben sie einzeln und sind auch größer. Doch bei keinem Menschen ist die Hautfarbe am ganzen Körper einheitlich: Die Handflächen und Fußsohlen enthalten kein Melanin und sind deshalb heller oder rötlicher. Auch Fingerkuppen, Knöchel, Ohren und Nase sind oft etwas rötlicher, da hier mehr Blutgefäße dicht unter der Oberfläche liegen. Um die Brustwarzen ist die Haut durch einen erhöhten Melaninanteil ebenfalls dunkler. Lippen und Schleimhäute sind von roter Farbe. Auch das Geschlecht hat Einfluss auf die Hautfarbe: Frauen haben meist eine etwas hellere Haut als Männer.

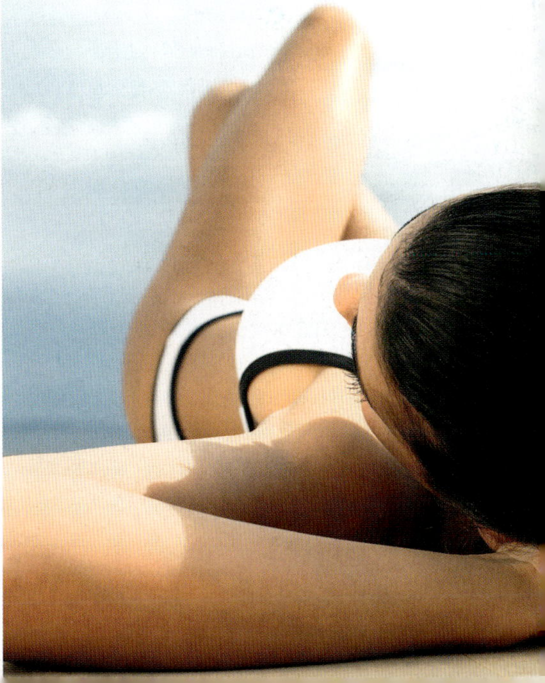

Nichts spricht gegen ein Sonnenbad, wenn Sie zuvor den Ihrem Hauttyp entsprechenden Sonnenschutz aufgetragen haben. Dennoch gilt: Nicht zu lange in der Sonne bleiben!

Typbedingte Sonnenempfindlichkeit

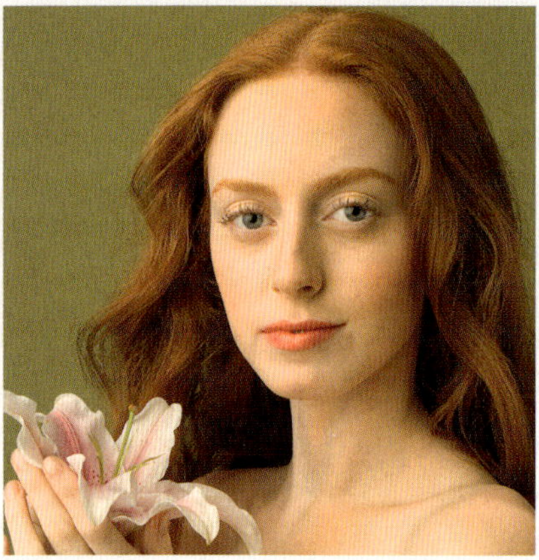

Typ 1 – keltisch

Sehr helle Haut, oft mit Sommersprossen; Augen hellblau oder grün; Haare blond bis rot. Bekommt immer Sonnenbrand und wird eigentlich nicht braun.

Sonnencreme Sunblocker immer

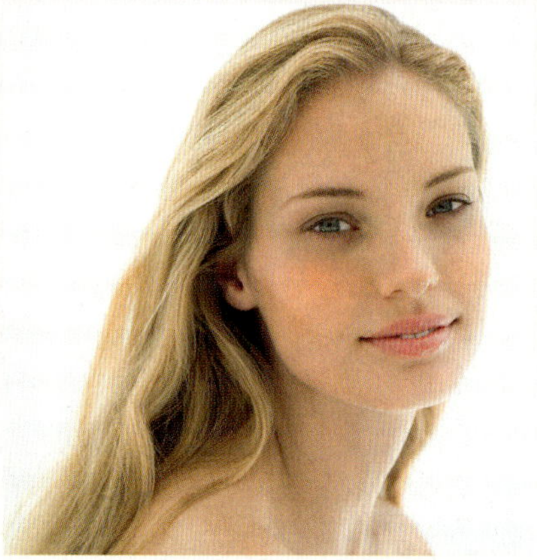

Typ 2 – nordeuropäisch

Helle Haut, blaue, grüne oder graue Augen, blonde bis hellbraune Haare. Bekommt fast immer Sonnenbrand, wird schwach braun.

Sonnencreme Sunblocker oder Lichtschutzfaktor 30

Die Pigmente, die Haut und Haaren ihre Farbe verleihen, werden unterschieden nach dem braunen bis schwarzen Eumelanin, dem roten bis gelben Phäomelanin und dem intensiv roten Trichrom. In der Haut sind alle Farben enthalten, wobei bei Dunkelhäutigen das Eumelanin überwiegt. In den Haaren sind die einzelnen Melanosome zwar größer, aber auch hier gilt: Braune und schwarze Haare enthalten Eumelanin. Blonde und rötliche Haare werden von Phäomelanin bestimmt. In rotem Haar finden sich zusätzlich Trichrome.

Kelte oder Südeuropäer?

Wie lichtempfindlich ein Mensch ist, hängt von seinem Pigmentierungstyp ab, der genetisch bestimmt ist. In Europa unterscheidet man vier photobiologische Hauttypen mit unterschiedlicher Lichtempfindlichkeit, die bestimmt wird von Haut-, Haar- und Augenfarbe *(siehe oben)*.

Doch Sonnenschutz ist für alle Hauttypen gleich wichtig. Immerhin verdanken wir 80 Prozent der Hautalterung den UV-Strahlen. Sparen Sie also nicht an der Sonnencreme. Um den ganzen Körper einzu-

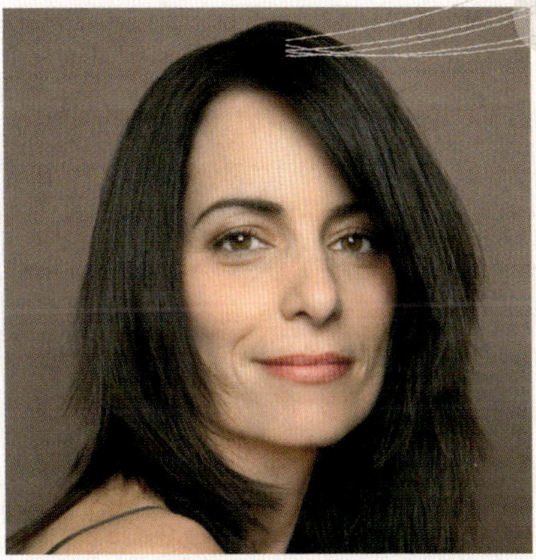

Typ 3 – mitteleuropäisch

Leicht bräunliche Haut, meist braune Augen, dunkelblonde oder braune Haare. Neigt nur bei intensiver Sonne zu Sonnenbrand; wird gut braun.

Sonnencreme Lichtschutzfaktor 20

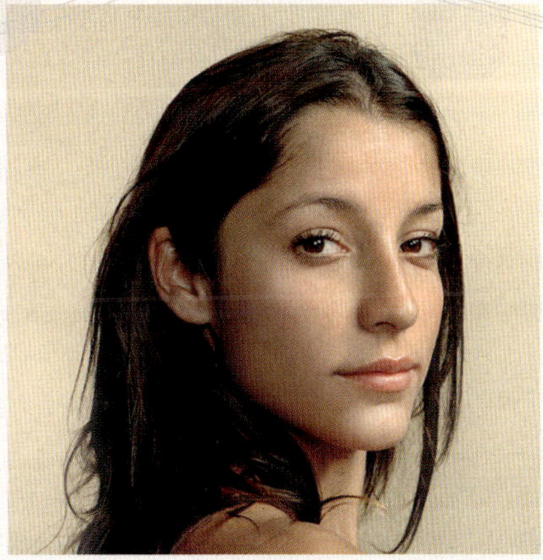

Typ 4 – mediterran

Braune Haut, sehr dunkle Augen, dunkelbraune oder schwarze Haare. Hat fast nie einen Sonnenbrand; bräunt sehr schnell und intensiv.

Sonnencreme Lichtschutzfaktor 10

cremen, braucht man etwa 30 Milliliter Creme. Eine Tube mit 250 Millilitern Sonnencreme reicht bei zweimal cremen pro Tag also nur etwa viereinhalb Tage!

Da die Lippen besonders dünnhäutig sind, sollten sie mindestens mit Lichtschutzfaktor 20 eingecremt werden.

Wer besonders empfindliche Haut hat, sollte beim Lichtschutz auf Duftstoffe verzichten. Geeignet sind Produkte mit physikalischen Filtern, die die UV-Strahlung einfach reflektieren. Gegen Sonnenallergien helfen emulgatorfreie Cremes mit besonders hohem UV-A-Schutz, mit Radikalfängern. Ideal sind auch öl- und fettfreie Sonnenschutzgele.

Sonnenschutz zum Essen

Wer bereits mehrere Monate vor dem Sonnenurlaub reichlich getrocknete Aprikosen, rosafarbene Grapefruits, Karotten, Lachs, Melonen und Tomatenmark isst, hilft der Haut beim Aufbau einer Sonnenbarriere. Der Grund: Diese Nahrungsmittel enthalten besonders viel Vitamin C, Betakarotin, Selen und Lycopin.

Roberto Blanco

Ist dunkle Haut weniger sonnenempfindlich?

Nina Ruge: Haben Sie den Sonnenschutz eigentlich bereits »eingebaut«? Farbige Haut besitzt doch viel mehr Pigmente – also können Sie sich das lästige Eincremen in der Sommersonne und am Strand wohl sparen?

Roberto Blanco: Von wegen!! Natürlich ist meine Haut längst nicht so empfindlich wie die von Menschen mit heller Haut. Aber ich kann genauso unter der Dummheit leiden, zu lange in der Sonne zu braten wie sie. Einmal bin ich an Bord eines Kreuzfahrtschiffes im Liegestuhl eingeschlafen. Blöderweise ist mir das um die Mittagszeit passiert – und in der Nähe des Äquators. Die Folgen waren katastrophal. Ich hatte einen sehr schlimmen Sonnenbrand, ganz besonders an den Schläfen – dort schälte sich meine Haut komplett ab. Heute habe ich an der Stelle eine noch dunklere Pigmentierung als sonst in meinem Gesicht, und das gefällt mir natürlich gar nicht. Obendrein galt natürlich das bekannte Sprichwort: Wer den Schaden hat, muss für den Spott nicht sorgen. Denn die mitreisenden Passagiere wollten kaum glauben, dass jemand wie ich einen derartigen Sonnenbrand bekommen konnte. Sie haben mich – wie zum Beweis – andauernd fotografiert. Natürlich waren die alle reizend und haben das nett gemeint. Aber gefuchst hat mich das damals schon.

»Auch schwarze Haut braucht Sonnenschutz.«

Nina Ruge: Also benutzen Sie grundsätzlich eine Sonnencreme mit einem hohen Lichtschutzfaktor, wenn Sie in die Sonne gehen?

Roberto Blanco: Ja, Sonnenschutz brauche ich – ganz besonders im Frühjahr. Farbige, die in Afrika ständiger Sonnenbestrahlung ausgesetzt sind, haben sich an den permanenten UV-Beschuss natürlich gewöhnt. Wer aber wie ich in Breiten lebt, in denen mehrere Monate lang nur wenig die Sonne scheint, der muss sich jedes Jahr neu »gewöhnen«.

Nina Ruge: Würden Sie sagen, dass Ihre Haut grundsätzlich anders reagiert als helle Haut?

Roberto Blanco: Ich denke, das hängt gar nicht so sehr mit der Hautfarbe zusammen. Was beispielsweise die Faltenbildung angeht, habe ich einfach das Glück, die besten Gene abbekommen zu haben. Jugendliches Aussehen liegt bei uns in der Familie. Mein Vater hatte mit 80 sogar weniger Falten als ich heute. Dass ich kaum Falten habe – das habe ich eindeutig ihm zu verdanken. Genauso ist das mit der glatten, haarlosen Brust. Auch er hatte kein einziges Brusthaar, musste sich dort noch nie rasieren – wie ich.

Nina Ruge: Haben Sie denn mit Irritationen beim Rasieren im Gesicht zu kämpfen?

Roberto Blanco: Früher, als ich mich noch elektrisch rasierte, hatte ich ständig Probleme. Seit ich mich nass rasiere, ist das wie weggeblasen. Freunde bringen mir aus den USA immer einen besonderen Rasierschaum mit. Auf den schwöre ich.

Nina Ruge: Wie pflegen Sie, als Mann, Ihre Haut?

Roberto Blanco: Ich creme mein Gesicht regelmäßig ein – morgens und abends. Für den Tag nehme ich eine revitalisierende Feuchtigkeitscreme, und zwar eine mit einem Lichtschutzfaktor, und für die Nacht eine Nachtpflegecreme. Außerdem wasche ich meine Haut nur mit Wasser – Seife kommt mir nicht ins Gesicht. Und alle drei Monate lasse ich die Haut ausreinigen, bei einer Kosmetikerin. Mit Erfolg: Meine Freundin macht mir immer wieder Komplimente wegen meiner reinen, glatten Haut.

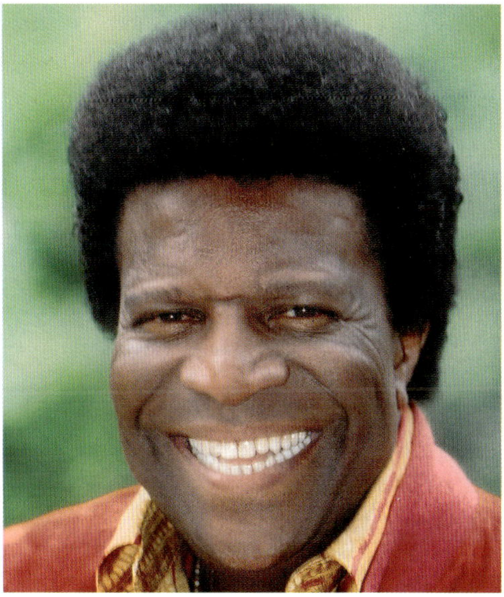

Roberto Blanco zählt nach einer rund 52-jährigen Bühnenkarriere zu den erfolgreichsten Entertainern des deutschen Fernsehens.

Freie Radikale – Killer unserer Haut

Bei der Ernährung spielen freie Radikale eine wichtige Rolle. Sie entstehen in der Körperzelle bei der Energiegewinnung, sprich Verdauung. Obwohl die zerstörerischen Moleküle stets nur für den Bruchteil einer Sekunde existieren, richten sie in kürzester Zeit schwere, irreversible Schäden an. Der Oxidationsprozess, den sie im Körper in Gang setzen, lässt ihn von innen rosten. Je ungesunder und kalorienreicher die Ernährung, desto mehr freie Radikale werden gebildet. Das ist auch der Grund, warum Fastfood nicht nur dick, sondern auch alt macht.

Rauchen schwächt die Abwehr

Auch das Rauchen erzeugt Stress im Körper, obwohl die Raucher paradoxerweise meist zur Zigarette greifen, um sich zu entspannen. Ein Zug aus einer Zigarette kann doch nicht so schädlich sein, meinen Sie? Die Wissenschaftler wissen es besser. Sie haben errechnet, dass nur einmal Nikotin inhalieren 10^{14} freie Radikale freisetzt. 1 000 000 000 000 000 – eine Zahl, die so groß ist, dass man sie sich kaum vorstellen kann. Aber damit noch nicht genug. Zusätzlich werden etwa 400 schädliche Chemikalien in die Lungen eingesogen, darunter Formaldehyd, Blausäure und Kohlenmonoxid. Einmal in den Körper gelangt, haben die explosionsartig vermehrten Killermoleküle freie Bahn. Sie attackieren die Zellen, stören deren Teilungs- und Regenerationsprozesse. Bei Kettenrauchern ist das Abwehrsystem so überfordert, dass es gegen die Massen an freien Radikalen nicht mehr ankommt.

Und das tun Sie Ihrer Haut an, wenn Sie rauchen: Die haarfeinen Blutgefäße verengen sich, sodass anstelle von Sauerstoff Kohlenmonoxide an die roten Blutkörperchen andocken und ihre Reise zu den

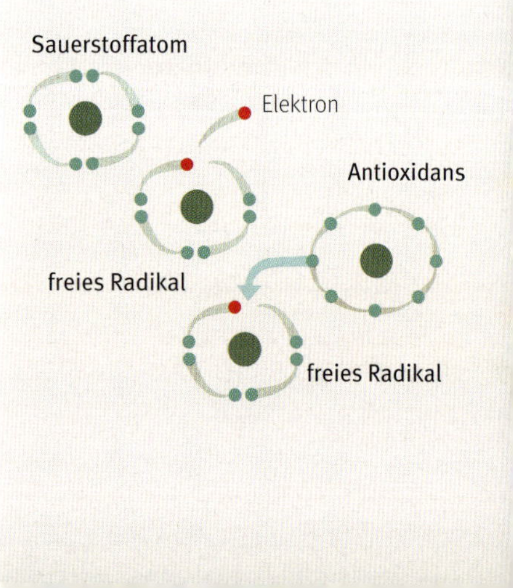

Ein Sauerstoffatom verliert ein Elektron und wird so zum freien Radikal. Ursachen sind Rauchen, Sonne, Umweltgifte. Antioxidanzien neutralisieren die freien Radikale.

Hautzellen antreten. Zusätzlich greift das Nikotin die kollagenen und elastinen Fasern an, die dem Gewebe Festigkeit und Spannkraft geben. Die Haut nimmt nicht mehr im erforderlichen Maß an den Regenerationsprozessen des Körpers teil. Die oberen Schichten speichern weniger Wasser und trocknen aus. Kein Wunder, dass Raucherhaut fahl und grau aussieht und deutlich schneller altert. Man weiß inzwischen, dass sie bis zu fünfmal mehr Falten aufweist als die Haut von Nichtrauchern. Wer täglich 20 Zigaretten konsumiert, ist im mittleren Lebensalter bereits um etwa zehn Jahre vorgealtert. Typische Anzeichen der Raucherhaut sind auch vergrößerte Poren um Nase und Mund. Die Schädigung zeigt sich aber nicht nur im Gesicht: Die schlechtere Durchblutung beeinflusst auch das Aussehen der Körperhaut und fördert bei Frauen Cellulite.

Radikalfänger

Das beste »Rostschutzmittel« ist eine ausreichende Versorgung mit Antioxidanzien. Darunter versteht man Inhaltsstoffe von Nahrungsmitteln, die die Fähigkeit besitzen, freie Radikale abzuwehren und zu eliminieren. In erster Linie findet man sie in bestimmten Obst- und Gemüsesorten. Zu den effektivsten Radikalfängern gehört Vitamin C, wie es in Zitrusfrüchten, roten Beeren, Kiwis und Brokkoli vorkommt. Sein Mitspieler Vitamin E findet sich etwa in hochwertigen Ölen, Avocados und Nüssen. Das Co-Enzym Q_{10} steckt in Spinat, Erdnüssen und Getreideölen. Aber auch Spurenelemente wie Selen (in Seefisch, Pilzen und Vollkornprodukten) leisten gute Dienste.

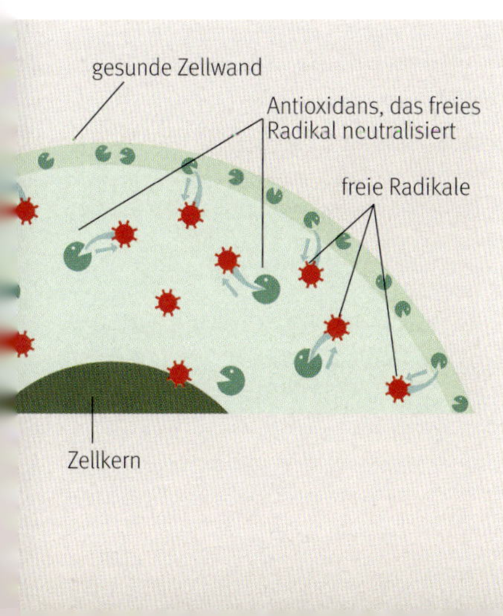

Wer es genauer wissen will: Der ORAC-Wert *(Oxygen Radical Absorbance Capacity)* bezeichnet die Aufnahmefähigkeit unschädlich gemachter freier Sauerstoffradikale. Dieses Messverfahren wurde im Nationalen Institut für Altersforschung in den Brunswick Laboratorien, USA entwickelt. Zwei Studien, die im *Journal of Nutrition* und im *Journal of Clinical Nutrition* veröffentlicht wurden, zeigen, dass Obst und Gemüse mit hohen ORAC-Werten die antioxidative Kraft unseres Blutes um bis zu 25 Prozent steigern können.

Drei Aprikosen etwa haben einen Wert von 172 ORAC, Spinat hat 1250 ORAC und Erdbeeren 1550 ORAC, jeweils pro 100 Gramm. Mit 2830 und 2400 ORAC gehören auch Rosinen und Heidelbeeren zu den Wunderwaffen gegen die Zellfeinde. Absolute Spitzenreiter sind frische Acai-Beeren aus Südamerika. Sie erreichen sagenhafte 5500 ORAC. Laut Empfehlung von US-Ernährungsexperten sollte man täglich 3000 bis 5000 ORAC-Einheiten zu sich nehmen. Tatsächlich bringen es 80 Prozent der Bevölkerung auf weniger als 1000 Einheiten pro Tag. Doch auf einen guten Radikalschutz kommt man bereits, wenn man sich an diese Faustregel hält: Täglich fünf Portionen Obst und Gemüse verzehren.

Hätten Sie's gewusst

Warum haben rothaarige Menschen oft Sommersprossen?

Sommersprossen sind genetisch bedingt. Dass sie häufig bei Menschen mit roten Haaren vorkommen, liegt an der verstärkten Melaninsynthese. Dadurch werden vermehrt Pigmente gebildet, die in Flecken auftreten. Erhöht ist auch die Anzahl der Melanozyten. Durch die meist sehr helle Haut sind die Sommersprossen besonders auf sonnenexponierten Hautarealen wie Gesicht oder Armen deutlich sichtbar. Unterstützt durch das Sonnenlicht kommen sie im Sommer besonders stark zum Vorschein und verblassen im Winter.

Je dunkler jemand ist, desto weniger neigt er zu Sommersprossen. Trotzdem gibt es sie auch bei negroiden Menschen. Die Sommersprossen sind aufgrund der sehr dunklen Hautfarbe schwärzlich.

Doch wenn es um die gesunde Ernährung geht, sollte man nicht nur die Qualität der Nahrungsmittel im Auge gehalten, sondern auch die Menge, die man zu sich nimmt. Wer nämlich viel isst, produziert unweigerlich auch mehr freie Radikale und füllt die Fettspeicher im Körper. Dass Übergewicht schneller altern lässt, ist nachweisbar. Haben sich zu viele Kilos festgesetzt, ist der gesamte Organismus stärker belastet und die Lebenserwartung sinkt deutlich. Der höhere oxidative Stress schadet wiederum der Haut. Wertvolle Tipps für die optimale Hauternährung finden Sie in diesem Buch ab Seite 168.

Umweltgifte machen alt und krank

Abgase aus der Luft, Chemikalien im Haushalt, Schwermetalle im Wasser und Hormone im Essen: Wir sind heute auf Schritt und Tritt von Umweltgiften und Schadstoffen umgeben. Experten gehen davon aus, dass ein Mensch, der in einer der westlichen Industrienationen lebt, ständig rund 100 000 Giftstoffe in seinem Körper ansammelt, die sein Immunsystem belasten. Davon ist auch die Haut betroffen. Sie muss heutzutage 500-mal so viele aggressive Substanzen abwehren wie noch vor 100 Jahren.

Übermäßig viele Toxine (Giftstoffe) im Körper machen nicht nur schlapp, stören kognitive Funktionen und die Konzentrationsfähigkeit, sie fördern auch Herz-Kreislauf-Erkrankungen, Demenz und die Entstehung von Krebs.

Die hormonellen, nährstofflichen und zellulären Veränderungen durch freie Radikale und Umweltgifte beeinflussen auch die Haut. Das kann sich in Akne, Rauigkeit, farblichen Veränderungen, dunklen Ringen unter den Augen und in vorzeitiger

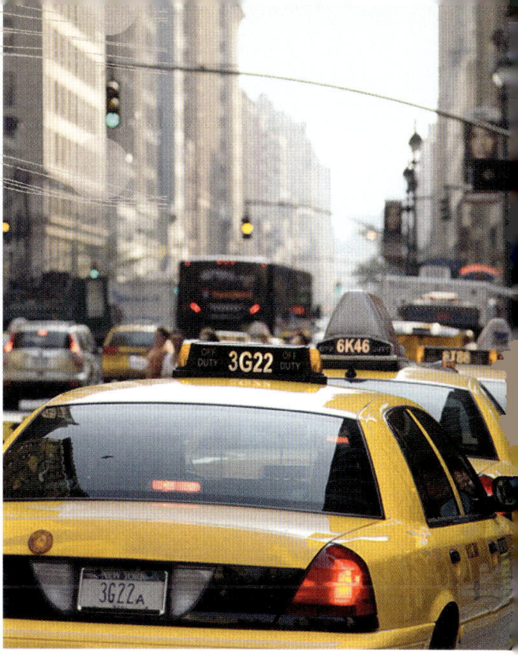

Durch Autoabgase und starke UV-Strahlung entstehen im Sommer hohe Konzentrationen von Ozon. Es greift nicht nur die Atemwege an, sondern befeuert die Bildung freier Radikale.

Faltenbildung manifestieren. Ist das System mit Schadstoffen überladen, kann sich die körpereigene Abwehr selbst nicht mehr effektiv genug helfen. Die Toxine beschleunigen Entzündungsprozesse, die wiederum schneller altern lassen – ein Teufelskreis!

Detox

Die Entgiftung durch so genannte Detox-Programme wird deshalb immer populärer *(siehe Seite 125–135)*. Im alltäglichen Bereich kann man bereits im Kleinen damit beginnen: Lebensmittel aus biologisch-organischem Anbau bevorzugen und gefiltertes Wasser benutzen *(siehe Seite 168–171)*. Lernen Sie, welche Nahrungsmittel zu bevorzugen sind: Fischarten, die durch Schwermetalle stark belastet sind, wie Thunfisch, Schwertfisch, Hai und Königsmakrelen, sollten Sie möglichst meiden. Und noch ein simpler Trick: Verbannen Sie schädliche chemische Reinigungsmittel, ätzende Säuren und Pestizide aus Ihrem Haushalt. Das schont Ihre Haut und die Immunabwehr.

Hätten Sie's gewusst ?

Neu entdeckt: lebensverlängerndes Gen

Noch gilt Fasten als Lebensverlängerer, weil es die Bildung freier Radikaler bremst. Doch die Genforscher sind schon einen Schritt weiter: Sie haben im menschlichen Organismus ein Gen entdeckt, das verantwortlich ist für das Protein Methionin-Sulfoxid-Reduktase (MsrA). Diese wirkt als Antioxidans und als Schadenregulierer. Bei Labormäusen funktioniert es bereits, das MsrA-Gen aktiv zu halten und damit den Alterungsprozess zu bremsen. Wird es dagegen gedrosselt, verringert sich die Lebenszeit um 40 Prozent. Auf den Menschen übersetzt hieße das: Schafft man es, das Gen so zu manipulieren, dass es sich nicht verbraucht, könnte der Mensch über 200 Jahre leben.

Innere Stressoren, die unter die Haut gehen

Stress kann schuld sein, dass wir Pickel kriegen, uns die Haare ausfallen, wir keine Lust auf Sex haben oder nicht schlafen können. Doch was passiert da eigentlich? Stress sorgt dafür, dass unser Körper Stresshormone ausschüttet wie schon bei unseren Vorfahren in der Steinzeit, wenn Gefahr in Verzug war und sie sich entscheiden mussten für Kampf oder Flucht.

Stress

Dr. Hans Selye, der »Vater der Stressforschung«, führte die Begriffe vom negativen, belastenden Distress und dem positiven, motivierenden Eustress ein. Sprich: Stress ist nicht immer schlecht. Richtig dosiert kann er anspornen und vitalisieren. Ein Zuviel schadet aber dem Körper, weil es eine Überflutung mit den in den Nebennieren gebildeten Hormonen Cortisol und Adrenalin hervorruft. Das wirkt sich auf unzählige Organe aus wie Herz, Bronchien, Magen-Darm-Trakt und das Zentralnervensystem.

Dass auch die Haut unter Stress leidet, liegt an ihrer engen Verbindung zur Psyche. In Stresssituationen werden vermehrt bestimmte neuronale Botenstoffe gebildet wie Adrenalin, die zu Entzündungsreaktionen in der Haut, sprich zu Pickeln führen, den »Stresspickeln«. Hinzu kommt, dass in solchen Phasen die Haut als Letztes ausreichend Nährstoffe erhält, weil zuerst die wichtigeren Organe mit Blut versorgt werden müssen. Die typischen Folgen sind ein fahler Teint und Augenringe. Wird der Stress chronisch, verlangsamt sich die Zellteilung und die Haut altert schneller.

Bewegungsmangel

Sportmuffel werden nicht nur innerlich schneller alt, sondern sie sehen auch so aus. Nur über einem trainierten Muskel bleibt die Haut schön straff und elastisch. Wer sich nicht oder nur selten sportlich bewegt, verliert ab dem 25. Lebensjahr jährlich ein halbes Pfund an Muskulatur. Dafür lagert sich Fett ein, das dreimal so viel Platz beansprucht wie Muskeln. Es legt sich um Bauch und Hüften und umhüllt die Gefäße. Bewegung dagegen kurbelt Fettverbrennung und Sauerstoffaufnahme an, so wird die Haut besser durchblutet und mit Nährstoffen versorgt.

Bei jeder Muskelkontraktion wird ein Signal ausgesendet, das die Zellen zur Kollagenproduktion anregt, was für eine straffere Haut sorgt. Kraftübungen sollen sogar die Anzahl der Stammzellen im Muskel vermehren und die Alterung der Mitochondrien, der winzigen Kraftwerke in den Muskelfaserzellen, bremsen.

Übrigens ist Sport die natürlichste Methode, einen ausgeglichenen Hormonhaushalt zu erreichen. Körperliche Bewegung reduziert das Stresshormon Cortisol und den Dickmacher Insulin, während das verjüngende DHEA (Dehydroepiandrosteron) und das Testosteron angekurbelt werden. Und schließlich entgiftet der Körper verstärkt über die Haut mittels Schwitzen.

Aber auch beim Sport sollte man nichts übertreiben, weil dann der gegenteilige Effekt eintritt. Trainiert man zum Beispiel im anaeroben Bereich, das heißt ohne Sauerstoffüberschuss, wird die Energie aus den Muskelzellen abgezogen und kein Fett verbrannt. Damit tritt wieder eine Stresssituation für den Organismus ein.

Um die körpereigenen Jungmacher anzuregen, reicht es schon, dreimal pro Woche 30 Minuten zu walken und so oft es geht das Rad zu nehmen, statt ins Auto zu steigen. Übrigens gibt es dabei kein Alterslimit: Auch 80-jährig kann man seine Muskelkraft noch um 80 Prozent steigern.

Schlafmangel

Wenn wir schlafen, sind die Zellen besonders fleißig. Zwischen Mitternacht und zwei Uhr morgen herrscht in ihnen Hochbetrieb. 70 Prozent der täglich produzierten Wachstumshormone, die für die Zellteilung und die Wundheilung verantwortlich sind, werden während des Schlafs gebildet. Die Zellvermehrung läuft jetzt achtmal so schnell ab. Die Lederhaut wird nachts intensiver durchblutet und mit Nährstoffen versorgt. Das macht sie auch durchlässiger für pflegende Wirkstoffe. Außerdem werden spezielle Enzyme und Proteine zur Abwehr freier Radikale gebildet – sozusagen ein körpereigenes Anti-Aging-Programm.

Der Schlaf verläuft in gleichmäßigen Wellen. Dabei besteht jede aus einem etwa 90-minütigen Zyklus mit unterschiedlichen Schlaftiefen. Traumphasen oder REM-Phasen (Rapid Eye Movement) wechseln sich mit Tiefschlafperioden (Non-REM) ab. Zu wenig oder zu kurzer Schlaf ohne diese notwendigen Non-REM-Zeiten, in der die Zellen ihre effektivste Beauty-Arbeit verrichten, stört die Regenerationsmechanismen des Körpers und bringt die Haut um ihre wichtigste Erholungsphase. Übrigens ist die Dunkelheit Voraussetzung, dass die Zirbeldrüse das Hormon Melatonin produziert, das den Tiefschlaf fördert. Fehlende Nachtruhe tagsüber nachzuholen ist deshalb kein gleichwertiger Ersatz.

Bei ständigem Schlafmangel sind die Folgen bald sichtbar: Da der Abschilferungsprozess verbrauchter Zellen nicht mehr richtig funktioniert, gelangen kaum noch neue Zellen an die Oberfläche. Der liegengebliebene Zellmüll verdickt die Haut messbar und bedeckt sie wie ein Grauschleier. Hinzu kommt, dass sie insgesamt trockener und spröder wird, da die äußerste Hornschicht ihre Hauptaufgabe als Wasserspeicher nicht mehr erfüllen kann.

Das Schlafbedürfnis ist angeboren. Die durchschnittliche Schlafdauer liegt bei sieben bis acht Stunden. Jeder hundertste Mensch ist ein Kurzschläfer, der mit vier bis fünf Stunden auskommt. Nur ein Prozent der Bevölkerung schläft regelmäßig zehn bis elf Stunden. Es ist falsch, dass Alkohol einen besser schlafen lässt: Man fällt zwar wie Stein ins Bett, doch je mehr Promille im Blut kreisen, desto unruhiger und oberflächlicher ist der Schlaf.

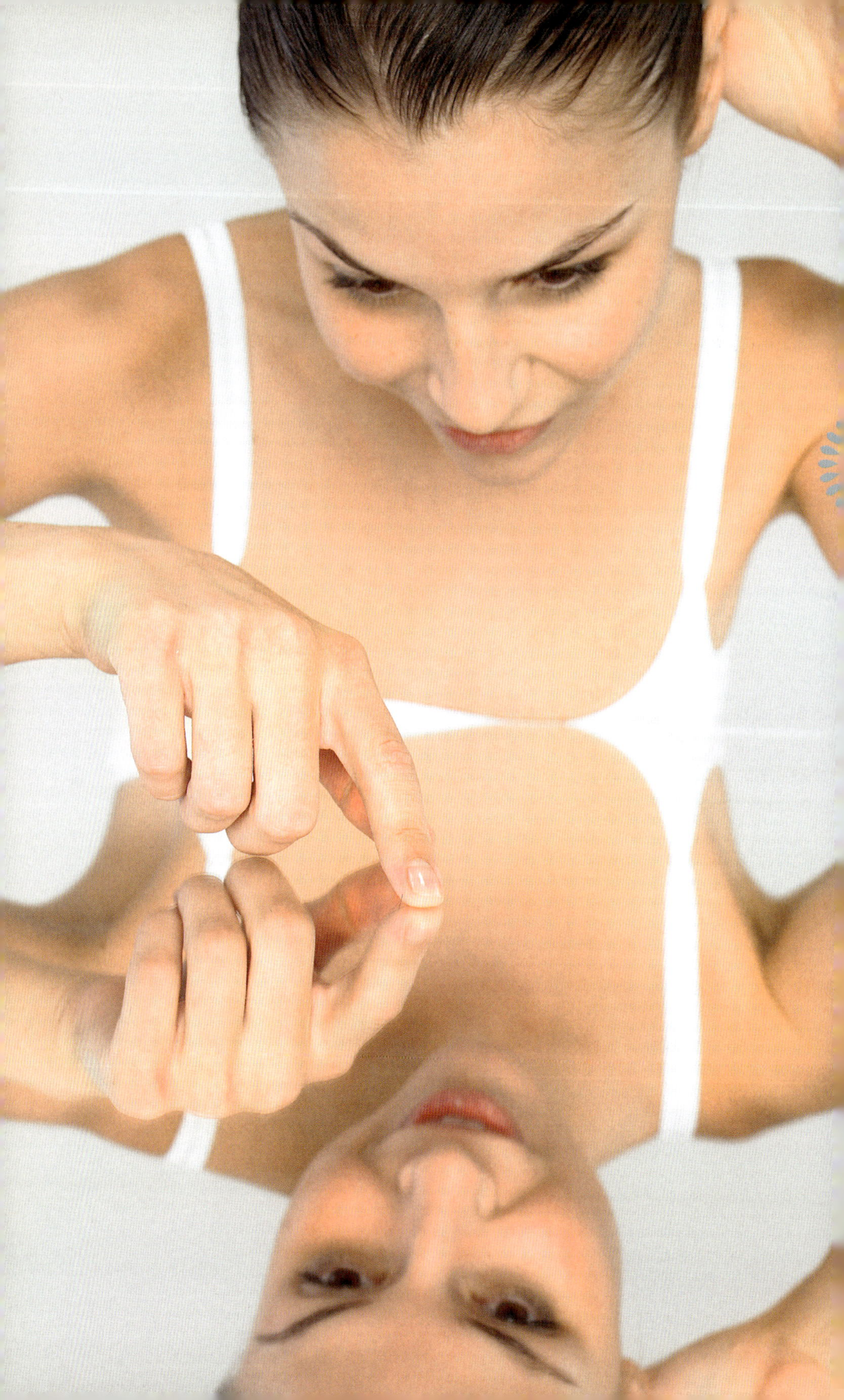

Haut & Psyche

Die meisten Hauterkrankungen haben eine biologische oder genetische Ursache. Doch inzwischen gibt es gesicherte Erkenntnisse darüber, dass unser Seelenzustand großen Einfluss auf viele Krankheitsbilder hat, manchmal sogar eine Krankheit erst auslösen kann. Sehr gut erforscht ist das beispielsweise bei Neurodermitis und Schuppenflechte. Aber auch Pickel und Herpesbläschen »verdanken« wir manchmal unserer Psyche. Ebenso sind der Verlauf und die Heilungschancen von bösartigen Hauterkrankungen wie dem Melanom in hohem Maße abhängig vom Zustand des Immunsystems und damit indirekt auch von der seelischen oder psychischen Befindlichkeit eines Menschen.

Wie kommen Gefühle in die Haut?

Kein anderes Organ spiegelt unsere psychischen Empfindungen so deutlich wider wie die Haut. Die Haut ist nicht nur Schutzorgan, sondern auch ein wichtiges Kommunikationsorgan, das in ständigem und regen Austausch von Informationen zwischen Körper und Psyche steht. Dieses Zwiegespräch begegnet uns in vielen Redewendungen, die jeder von uns kennt: »Das geht mir unter die Haut«, »Ich fühle mich nicht wohl in meiner Haut«, »Ich könnte aus der Haut fahren«, »Ich möchte nicht in ihrer Haut stecken«, »Er kann nicht aus seiner Haut«, »Er will seine Haut retten«. Der eine gilt als »dünnhäutig«, der andere hat ein »dickes Fell«. Wir werden blass vor Schreck, rot vor Scham, kommen in unangenehmen Situationen ins Schwitzen, reagieren mit Gänsehaut auf zärtliche Berührungen, aber auch, wenn es gruselig wird, oder wir bekommen Herpesbläschen, weil wir uns vor einem schmutzigen Besteck ekeln. Und der Lügendetektor entlarvt uns als Schwindler, weil sich die Hautspannung unter Stress verändert.

Das funktioniert, weil Haut, Nerven und Gehirn eng miteinander verknüpft sind, denn sie haben sich aus dem gleichen zellulären Ursprungsmaterial, dem Ektoderm, entwickelt. Diese Verbindung besteht schon in der Frühphase der Entwicklung eines Embryos. Bereits ab dem dritten Schwangerschaftsmonat reagiert der Fötus auf Berührungen und kann auf diese Weise mit seiner Mutter kommunizieren, denn seine Wahrnehmungen werden an das Gehirn der Schwangeren weitergeleitet. Die Haut ist das erste Sinnesorgan. Die Kommunikation der Haut mit dem Gehirn und den Nerven des Menschen geschieht über eine Vielzahl von Rezeptoren – Tastkörperchen – in der Haut. Sie leiten die verschiedensten Eindrücke an das Zentrale Nervensystem weiter.

Die enge Verknüpfung der Haut mit Psyche, Nerven- und Immunsystem macht verständlich, dass oft beide Organsysteme krank werden können – sowohl das Zentrale Nervensystem als auch die Haut. Wenn

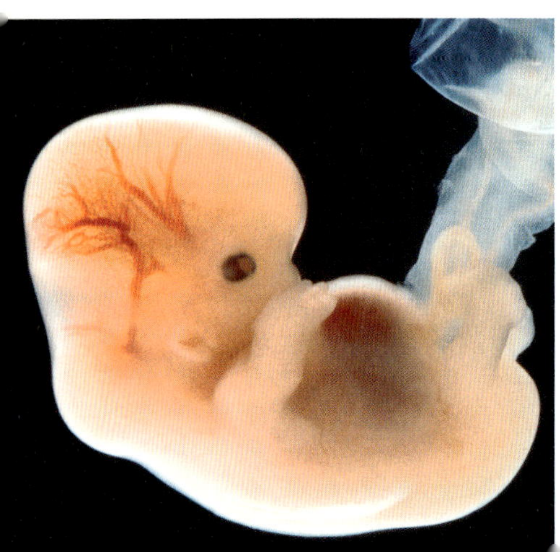

Mit Ende des zweiten Schwangerschaftsmonats ist die Bildung der Haut abgeschlossen.

Affekte – von Stress über Konflikte – weder emotional noch verstandesmäßig verarbeitet werden können, wird die negative Energie auf die körperliche (somatische) Ebene verlagert und zeigt sich dann häufig auf der Haut. Man spricht dann von einer psychosomatischen Krankheit. Bei einer Dauerbelastung schütten freie Nervenendigungen, die bis in die Hautzellen reichen, Nervenbotenstoffe aus. Sie stören das Gleichgewicht der Abwehrzellen und es kommt zu einer neurogenen Entzündung.

Dünnhäutig?

Natürlich führt nicht jede psychische Störung automatisch zu einer Hauterkrankung oder umgekehrt. Es gibt Reaktionen der Haut, die unabhängig von der seelischen Befindlichkeit ausbrechen. Man kann also sowohl ein Hautleiden haben als auch eines der Seele, die ursächlich in keinem Zusammenhang stehen. Doch so viel steht fest: Auch wenn die Hauterkrankung nicht durch psychische Probleme verursacht oder mit ausgelöst wurde, sind sie oft die Folge. Studien zeigen, dass bei Hautkranken häufiger psychische Störungen auftreten als bei Menschen mit gesunder Haut. Zudem gehen im Vergleich zu anderen Krankheiten mit Hautproblemen vermehrt psychische Probleme einher. Aber: Da für viele Hauterkrankungen eine biologische oder genetische Ursache bekannt ist, wird der psychische Aspekt häufig übersehen, vom Arzt oft auch nicht abgefragt und vom Patienten verschwiegen.

Warum reagieren manche Menschen mit Hautproblemen und andere unter vergleichbaren Situationen nicht? Emotional verwundbarere Menschen entwickeln in belastenden Lebenssituationen eher psychische Störungen als »dickfellige(re)« Zeitgenossen. Diese Neigung zur Verletzlichkeit wird durch genetische, aber auch psychosoziale Faktoren beeinflusst. Es spielt also eine große Rolle, ob das Umfeld auf die Hauterkrankung verständnisvoll oder ablehnend reagiert.

Teufelskreis und Leidensdruck

Hautprobleme werden gerade deshalb von den Betroffenen als besonders belastend empfunden, weil sie für alle sichtbar sind. Studien zeigen, dass der Leidensdruck bei Psoriasis-Patienten etwa gleich hoch ist wie bei Herzinfarktpatienten. Und er ist bei Frauen höher als bei Männern. Eine Hauterkrankung verhindert das »gepflegte Äußere«, das allgemein erwartet wird, wenn man beruflich vorwärtskommen, eine Partnerschaft eingehen oder einfach nur dazugehören will.

Ein altes syrisches Sprichwort bringt es auf den Punkt: »Des Menschen Schönheit liegt in der Gesundheit seiner Haut und sein Elend in ihrer Krankheit.« Der Leibarzt Friedrich Wilhelm III. von Preußen, Christoph Wilhelm Hufeland (1762–1836), stellte vor über 200 Jahren fest, dass die Schönheit der Haut Gesundheit und innere Harmonie widerspiegele.

An dieser These hat sich wenig geändert. Auch heute werden attraktive Menschen, also solche mit makelloser Haut, als sympathischer, glücklicher, geselliger, charaktervoller und empfindsamer eingestuft. Das erhöht den Leidensdruck der Betroffenen und setzt einen verhängnisvollen Teufelskreis in Gang. Selbstwertgefühl und Selbstbewusstsein schwinden. Häufig werden zwischenmenschliche Beziehungen eingeschränkt oder gar abgebrochen, weil die Betroffenen glauben, abgelehnt zu werden. Freundschaften und berufliches Fortkommen bleiben auf der Strecke oder werden verhindert. Auch die Sexualität leidet darunter, weil die Betroffenen von ihrem Partner weniger berührt werden oder sich nicht berühren lassen wollen. Im Vergleich zu Hautgesunden werden also weniger Zärtlichkeiten ausgetauscht. Dabei wäre Berührung so wichtig für einen günstigen Krankheitsverlauf.

Kleine Berührung – große Wirkung

Millionen Sensoren – keiner hat sie genau gezählt – machen die Haut zu einer fühlenden Hülle. Sie leitet selbst die leiseste Berührung an das Gehirn, und das reagiert sofort. Die Ausschüttung des Stresshormons Cortisol *(siehe Seite 80)* wird heruntergefahren, hormonelle Abläufe harmonisiert, die vegetativen Funktionen angeregt. Herzschlag, Atmung und Blutdruck werden reguliert, euphorisch stimmende Botenstoffe wie beispielsweise Dopamin und Endorphine ausgeschüttet, das Immunsystem gestärkt.

Nicht nur die Haut wird gestreichelt, sondern auch die Seele. Der amerikanische Biologe Saul Schanberg kam zu diesem Schluss: »Die Berührung ist zehnmal intensiver als der verbale und emotionale Kontakt, und sie wirkt sich auf nahezu alle unsere Aktivitäten aus. Kein anderes Sinnesorgan stimuliert uns so sehr wie der Fühl- und Tastsinn.« In der Sexualität kommt der Haut als Sinnesorgan eine wichtige Rolle zu, weil sie eine seelische Verbindung zum Partner herstellt. Und auch das verraten Studien: Menschen, die in der Kindheit wenig Hautkontakt hatten, haben oft Probleme mit ihrer Sexualität.

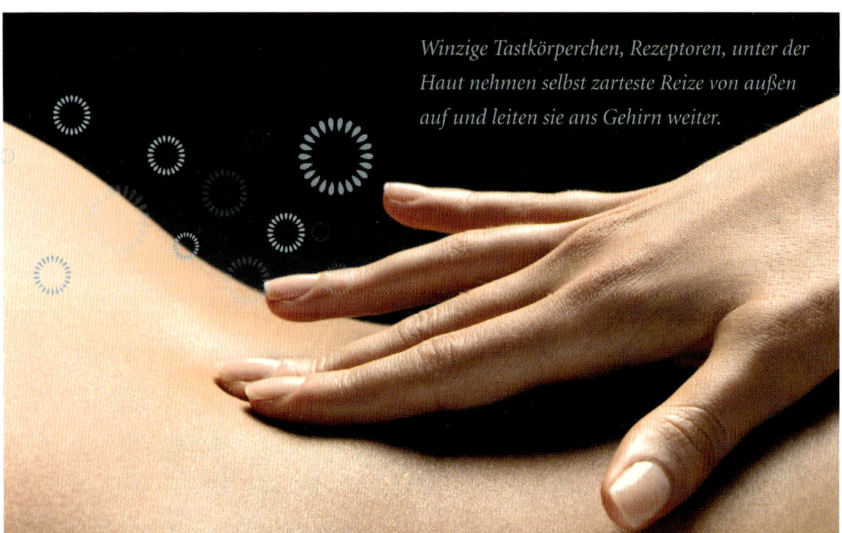

Winzige Tastkörperchen, Rezeptoren, unter der Haut nehmen selbst zarteste Reize von außen auf und leiten sie ans Gehirn weiter.

Hautkrankheiten mit psychischem Hintergrund

Minderwertigkeitsgefühle und soziale Isolation können Ängste und Depressionen auslösen. Das erzeugt Stress. Und Stress verschlimmert das Leiden. Man weiß heute, dass etwa 30 Prozent aller Patienten in dermatologischen Praxen psychische Probleme haben. Diese reichen von primären psychischen Erkrankungen wie einem Waschzwang oder Hypochondrie über sekundäre psychische Erkrankungen, als Folge der Entstellung durch eine Hauterkrankung, bis zu schweren Formen von Angstzuständen und Depression. Häufig aber finden gerade die psychosomatischen Aspekte einer Erkrankung oder Folgeerkrankung zu wenig Beachtung. Deshalb ist es auch nicht verwunderlich, dass viele betroffene Patienten jahrelang von Arzt zu Arzt laufen, bis vielleicht einmal die Ursache ihrer Probleme erkannt wird.

Allergien

Lange wurden die psychischen Faktoren vernachlässigt, die Allergien begleiten, weil meist die auslösenden Allergene nachweisbar sind. Die Ursachen einer Allergie aber werden ebenso wie der Behandlungsverlauf von der Psyche beeinflusst. Es besteht gleichwohl kein Zweifel, dass Vererbung eine wichtige Rolle spielt. Allergien sind ein klassisches Beispiel für psychosomatische Reaktionen, wobei häufig unklar ist, was Ursache und was Wirkung ist. Man nimmt jedoch an, dass Stress und Stressverarbeitung wichtig für Krankheitsverlauf und Krankheitsausprägung sind.

Neurodermitis

Die Neurodermitis ist eine der häufigsten und belastendsten Hauterkrankungen und tritt häufig in Kombination mit allergischem Asthma oder allergischen Erkrankungen auf *(siehe Seite 40 und 75)*.

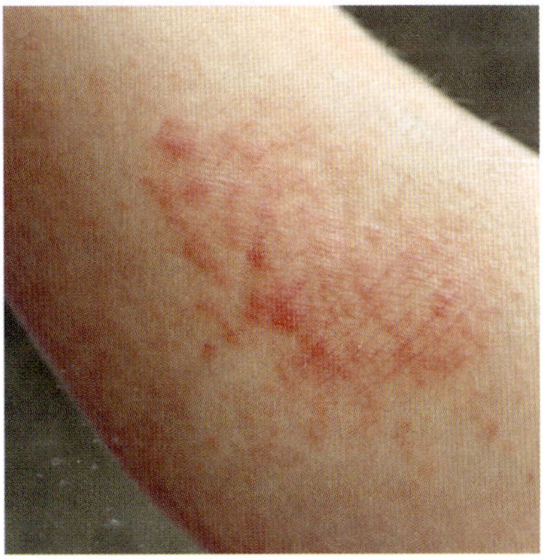

Neurodermitis verursacht Entzündungen der Haut, verbunden mit starkem Juckreiz.

Die meisten Neurodermitispatienten berichten, dass ihre Krankheit entweder durch Stress ausgelöst wurde oder sich durch Stress verschlimmert. Kein Wunder: Unter Stress wird vermehrt Cortisol produziert, und das zerstört die Hautbarriere. Die Haut wird empfindlich, trocken, schuppig und ist oft gerötet. Am häufigsten sind Gelenkbeugen, ab der Pubertät aber auch Hals, Gesicht und Handrücken betroffen. Typisch für die Krankheit ist der starke Juckreiz. Nächtliche Juck- und Kratzattacken rauben den Patienten den Schlaf mit der Folge, dass sie am Tag unkonzentriert und gereizt sind. Oft bleibt das Kratzen als Verhaltensmuster bei Konflikt- und Stressreaktionen erhalten, wenn die Menschen längst gesund sind.

Die nicht ansteckende Krankheit verläuft in Schüben von unterschiedlicher Dauer und Stärke. Genauso häufig enden diese ohne exakten Grund. Nicht selten aber treten im Erwachsenenalter dann Allergien gegen Hausstaub, Pollen oder Tierhaare auf.

Neurodermitis beginnt meist im ersten Lebensjahr. Bei etwa einem Drittel der betroffenen Babys besteht eine Nahrungsmittelunverträglichkeit. Milchschorf am Kopf ist eine Frühform der Neurodermitis. In Deutschland sind bis zur Einschulung 8 bis 16 Prozent aller Kinder betroffen. Mit der Zeit lindern sich die Symptome und verschwinden oft mit Beginn der Pubertät. Rund 70 Prozent der einst Betroffenen werden ganz gesund. 30 Prozent leiden jedoch später an Asthma oder, häufig, in der Pubertät an Heuschnupfen.

Schuppenflechte

Zwar ist die Schuppenflechte (Psoriasis) zu einem erheblichen Anteil erblich bedingt, dennoch ist sie ein typisches Beispiel für eine psychosomatische Abwehrreaktion. Die genetische Disposition – die auch Generationen überspringen kann – allein scheint nicht Auslöser zu sein. Es müssen noch psychosoziale und/oder äußere Faktoren dazukommen. Auch hier sind belastende Lebenssituationen Ursache oder zumindest der Verstärker. Sie führen zu einer Überproduktion der Oberhaut. Diese erneuert sich bei hautgesunden Menschen innerhalb von 26 bis 27 Tagen. Dabei werden neue Hautzellen gebildet und die überschüssigen abgestoßen. Bei der Schuppenflechte ist dieser Prozess jedoch deutlich beschleunigt. An einigen Stellen erneuert sich die Hautschicht bereits innerhalb von nur 6 bis 7 Tagen. Die alten Hautzellen sterben zwar ab, können aber wegen des hohen Tempos nicht so schnell »entsorgt« werden wie bei einer normalen Hauterneuerung.

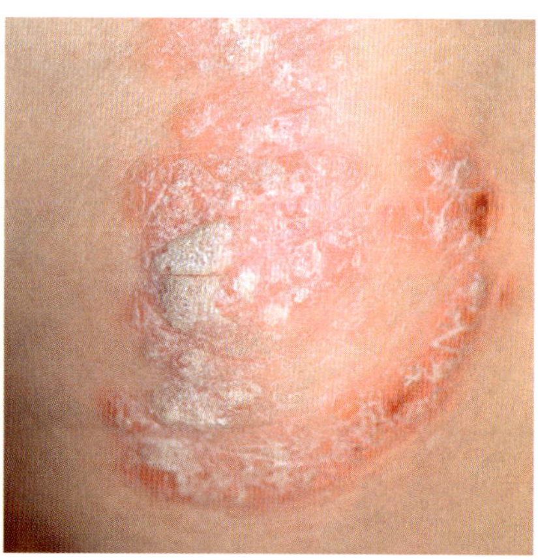

Bei Psoriasis bilden sich glänzende, silbrige Schuppen auf der Haut.

Oft bricht die Krankheit zwischen dem 20. und 30. Lebensjahr aus, einer Zeit, in der es um beruflichen Ein- und Aufstieg und Familiengründung geht. Das kann zu Stress und großer seelischer Belastung führen. Die Einstellung der Betroffenen hat wesentlichen Anteil am Krankheitsverlauf. Wer den Eindruck hat, seine Krankheit beeinflussen zu können, weil er überzeugt ist, seine psychischen Probleme in den Griff zu bekommen, bleibt häufig länger von einem neuen Schub verschont als Leidensgenossen, die sich ihrer Erkrankung ausgeliefert fühlen.

Stresspickel

Große Aufregung vor einem besonderen Ereignis reicht oft schon aus, um Pickel zu bekommen. Die entzündungshemmende Schutzschicht in der Haut wird unter Stress dünner. Die freien Nervenendigungen schütten viele Neuropeptide oder andere Botenstoffe aus, die die Abwehrzellen der Haut stören. Es kommt zu einem entzündlichen Prozess an den Talgdrüsen.

Kummerfalten

Hierbei handelt es sich zwar nicht um eine Hauterkrankung, doch haben Kummerfalten viel mit der Psyche zu tun. Sorgen und Ärger machen Falten. Das beste Gegenmittel ist Lachen. Dabei werden über 80 Gesichtsmuskeln aktiviert, die Produktion der Stresshormone gebremst und Glückshormone freigesetzt.

Kreisrunder Haarausfall

Es gilt als erwiesen, dass Stress den Haarzyklus verändert. Die Wachstumsphase verkürzt sich, die Wurzeln entzünden sich, der Zelltod tritt häufiger ein. Die Haare werden dünner und fallen aus. Bei der Autoimmunkrankheit *Alopecia areata*, bei der der Organismus die Haarwurzeln zerstört, spielt Stress ebenfalls eine Rolle. Eine Reihe von Nervenbotenstoffen ruft eine Entzündungsreaktion an der Haarwurzel hervor, die durch die Abwehrzellen ausgelöst wird. An mehreren Stellen des Kopfes bilden sich plötzlich keisrunde kahle Flecken. Die Haare können aber auch ganz ausfallen. Häufig kommen sie wieder zurück. Es wird auch diskutiert, ob der Haarausfall durch Verlustängste hervorgerufen wird, Angst vor Neuem oder Unbekanntem. Durch den Verlust der Haare wird neue Angst geschürt, noch mehr zu verlieren.

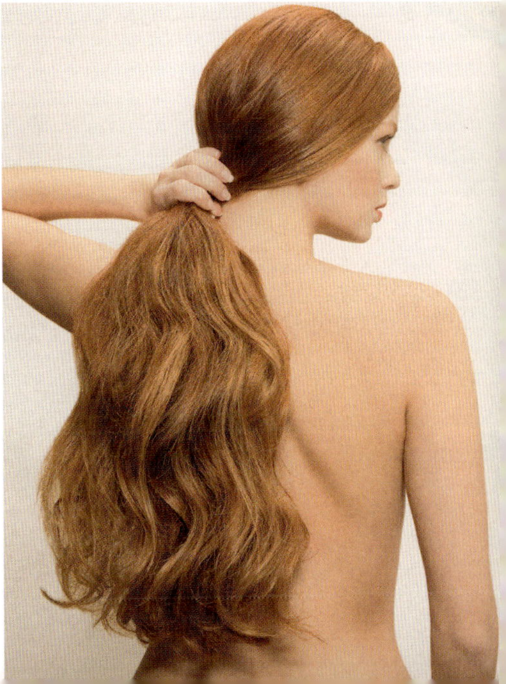

Volles Haar wird mit Vitalität und Kraft assoziiert, sein Verlust mit dem Verlust von Macht, Einfluss und Attraktivität gleichgesetzt.

Prof. Uwe Gieler
Über die Wechselwirkung von Psyche und Haut

Nina Ruge: Ist unsere Haut der Spiegel unserer Seele?

Prof. Gieler: Eigentlich müsste man fragen: Ist die Haut der Spiegel der Psyche? Die Griechen kannten nur eine Vokabel für »Seele« und »Psyche«. Also: Die Haut als Spiegel der Psyche? Nein. In dieser Deutlichkeit lässt sich das nicht sagen. Heute wird der Psyche oft eine zu große Bedeutung beigemessen. Man kann an der Haut zwar viel über die psychische Verfassung eines Menschen ablesen – aber die meisten Hautkrankheiten entstehen unabhängig von psychischen Faktoren.

Nina Ruge: Was lässt sich denn – in seriöser Weise – an der Haut ablesen?

Prof. Gieler: Wenn jemand an Akne-Pickeln zwanghaft herumknibbelt, bis sie sich zu Geschwüren auswachsen, dann steckt meist eine psychische Störung dahinter. Natürlich lässt sich das Wohlbefinden an der Haut durch ein gesundes Aussehen, glänzendes Haar und eine gut gepflegte Haut schon ablesen.

Nina Ruge: Welche Hauterkrankungen können durch psychischen Stress ausgelöst werden?

Prof. Gieler: Neurodermitis, Psoriasis, Akne, und auch Allergien. Man schätzt aber, dass nur zehn Prozent dieser Krankheitsfälle stressbedingt sind – wozu ich etwa Schockerlebnisse wie den Verlust eines nahen Angehörigen oder ähnlich schwere Lebensereignisse zähle.

Nina Ruge: Entscheidend ist die genetische Vorbelastung?

Prof. Gieler: Bei fast allen chronischen Hauterkrankungen liegt eine erbliche Komponente vor. Neurodermitis ist zu 70 Prozent genetisch determiniert, Psoriasis zu 60 Prozent – Akne dagegen nur zu fünf Prozent. Diese Zahlen stammen aus Untersuchungen an eineiigen Zwillingen. Natürlich sind das Zahlen aus Wahrscheinlichkeiten. Auch Gene müssen aktiviert werden, um sich auszudrücken. Dies kann durch psychische Einflüsse geschehen.

Nina Ruge: Akne scheint besonders stark stressbedingt zu entstehen.

Prof. Gieler: Akne ist ein gutes Beispiel, dass Stress eine bestehende Hauterkrankung oft verschlimmert. Man hat zwei Gruppen von Studenten untersucht, die in etwa das gleiche Hautbild hatten. Die einen hatten Examensstress, die anderen nicht. Bei der Examensgruppe bildeten sich signifikant mehr Pusteln (medizinisch für Pickel) – aber keine Mitesser. Das ist ein klarer Hinweis darauf, dass durch Stress Entzündungsprozesse aktiviert werden.

Nina Ruge: Aber kann denn nun Examensstress im Einzelnen zu einer Entzündung der Talgdrüsen führen?

Prof. Gieler: In der menschlichen Haut befinden sich 7 bis 50 Nervenendigungen pro Quadratzentimeter. Schütten die freien Nervenendigungen aufgrund von Stress sehr viele Neuropeptide und andere Nervenbotenstoffe aus, so werden diese in direktem Kontakt zu den Abwehrzellen in der Haut deren normales Gleichgewicht stören und zu einer entzündungsaktiven Reaktion dieser Zellen beitragen. Ist durch die Intensität der Stressbelastung hier eine dauerhafte Aktivität gegeben, kommt es zu einer Entzündungsreaktion, die durch die Abwehrzellen ausgelöst wird. Wir nennen das neurogene Entzündung. Inzwischen kennt man eine ganze Reihe von Nervenbotenstoffen, die dies bewirken können, nicht nur an der Talgdrüse, sondern auch an der Haarwurzel, etwa beim kreisrunden Haarausfall oder bei chronischen Hautentzündungen wie der Neurodermitis. Dies führt dann zu dem bekannten durch Stress ausgelösten Neurodermitis-Schub. Ebenso wirken die Stresshormone Adrenalin, Noradrenalin und Cortisol direkt auf die Entzündungsprozesse ein – und wiederum auch auf die freien Nervenendigungen. Mit diesen Wirkzusammenhängen beschäftigt sich die relativ junge Wissenschaft der Psycho-Neuroimmunologie.

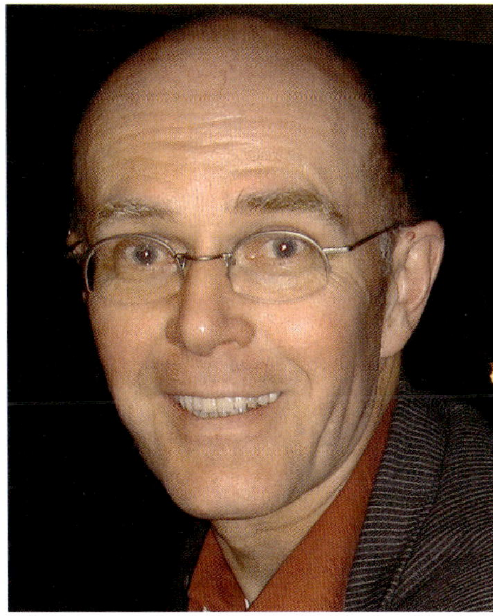

Prof. Uwe Gieler arbeitet an der Klinik für Psychosomatik und Psychotherapie des Universitätsklinikums Gießen und Marburg.

Nina Ruge: Welche Hautkrankheiten können noch durch Stress ausgelöst oder verschlimmert werden?

Prof. Gieler: Nicht nur bei chronisch entzündlichen Hauterkrankungen wie Neurodermitis und Schuppenflechte, sondern auch bei der Weißfleckenkrankheit lässt sich ein Zusammenhang nachweisen, ebenso bei Nesselsucht und Herpes. Bei Herpes tritt häufig das Phänomen der Selbstverstärkung auf. Der Patient reagiert mit Ekel auf abstoßende Dinge oder Situationen, und allein dieses Gefühl kann Herpes-Viren zur Aktivität rufen. Allerdings ist dies nicht der einzige Grund, auch Hitze, Fieber oder Sonneneinstrahlung können zu der gleichen Reaktion führen.

Nina Ruge: Weshalb aber kann man etwa Neurodermitis oder Psoriasis nicht durch Stressreduzierung heilen?

Prof. Gieler: Psychotherapie hat auf die erbliche Belastung keinen Einfluss, sie kann lediglich helfen, mit der Hauterkrankung besser fertig zu werden. Psychotherapeutische Verfahren helfen eindeutig, den Krankheitsverlauf zu verbessern und die Krankheitsschübe zu verringern. Gutes Stressmanagement und Entspannungstechniken wie autogenes Training oder die progressive Muskelrelaxation sind vielversprechend. Der Patient lernt besser mit der Krankheit umzugehen. Der Erfolg solcher Therapien ist nachgewiesen, sodass die Krankenkassen viele davon anerkennen.

Nina Ruge: Können Sie die Wirkung von psychotherapeutischen Maßnahmen mit Zahlen belegen?

Prof. Gieler: Mindestens 80 Prozent der genannten Erkrankungen lassen sich bessern. Bei Schuppenflechte kann das Wiederaufflackern der Krankheit bei rund 50 Prozent der Patienten um einige Monate verschoben werden, vorausgesetzt, die Betroffenen verändern ihre negative Einstellung zur Erkrankung!

Nina Ruge: Welche Hauterkrankungen werden definitiv nicht durch die Psyche beeinflusst?

Prof. Gieler: Fast keine. Die Frage muss lauten: Lösen Hauterkrankungen psychische Störungen aus? Etwa 35 bis 40 Prozent der Hautpatienten entwickeln psychische Störungen. Besonders stark ist das bei Akne-Patienten zu beobachten. Akne wird häufig als Bagatelle angesehen, die von allein wieder verschwindet. Doch gerade in der sensiblen Phase der Pubertät ist sie erschreckend oft Auslöser für Depressionen. Die Betroffenen ziehen sich nicht selten aus ihrem sozialen Umfeld zurück und vereinsamen psychisch. Eigentlich ist die Lebensqualität eines Aknepatienten deutlich besser als die eines Rheuma-Patienten. Doch die Einschränkung ihrer Lebensqualität erleben beide Patientengruppen ähnlich stark.

Nina Ruge: Man liest neuerdings häufig vom »Entstellungssyndrom«.

Prof. Gieler: Wahrscheinlich sind ein Prozent der Deutschen vom Entstellungssyndrom betroffen. In Italien sind es 1,1 Prozent. Die Krankheit steht in Zusammenhang mit dem durch die Medien vermittelten Schönheitsideal. Die Betroffenen leiden unter offensichtlichen Bagatellen – völlig unerheblichen Abweichungen von diesem Ideal –, erleben den vermeintlichen ästhetischen Makel aber als elementar. Meist stecken Minderwertigkeitsgefühle dahinter, hervorgerufen durch Ablehnungserfahrungen in der Familie oder in der sozialen Gruppe – also eine tiefe Kränkung, die nicht verarbeitet wurde. Diese Infragestellung der eigenen Persönlichkeit kann zu einer übermäßigen Beschäftigung mit der Optik führen. Manche Patienten verbringen Stunden vor dem Spiegel und vereinsamen sozial massiv.

Nina Ruge: Ist das »Entstellungssyndrom« eine Krankheit, die die Medien hervorgebracht haben?

Prof. Gieler: Es wurde 1896 von einem italienischen Psychiater erstmals beschrieben. Seit etwa 1970 gab es die ersten Fachveröffentlichungen dazu. Also kann man schon annehmen, dass die Medien einen Anteil daran tragen, dass heute so viele Menschen darunter leiden, nicht dem gängigen Schönheitsideal zu entsprechen.

Nina Ruge: Wie behandeln Sie Menschen mit diesem Problem?

Prof. Gieler: Je früher die Behandlung beginnt, desto größer sind die Chancen. Ideal ist eine stationäre Behandlung – mit etlichen Therapiegesprächen pro Tag, Entspannungsverfahren, Videofeedback und Wahrnehmungsübungen.

Nina Ruge: Sind Frauen häufiger betroffen als Männer?

Prof. Gieler: Nein. Doch erleben Frauen eine stärkere psychische Belastung durch Hautkrankheiten als Männer, was sicher mit dem Rollenbild zusammenhängt.

Nina Ruge: Was raten Sie grundsätzlich Menschen mit Hautproblemen?

Prof. Gieler: Ich rate: Alles unternehmen, um der Krankheit entgegenzutreten – aber sie nicht zum Lebensinhalt werden zu lassen. Bei Akne etwa rate ich zu regelmäßiger Behandlung, aber auch dazu, sich nicht ständig im Spiegel die Akne anzusehen. Zum Glück lässt die psychische Belastung durch Hautkrankheiten mit zunehmendem Alter sowieso nach, wenn die äußere Schönheit mehr von der inneren Schönheit verdrängt wird.

Nina Ruge: Viele Frauen entwickeln eine panische Angst vor dem Altern.

Prof. Gieler: Das ist schichtabhängig – je gebildeter und wohlhabender eine Frau, desto stärker der Wunsch, sich jung zu erhalten. Massiver Stress entsteht etwa durch altersbedingten Haarausfall. Männer sehen das meist deutlich entspannter. Viele Frauen fragen den Partner gar nicht, ob er sie auch mit einer Hauterkrankung akzeptiert. Wagt man diese Außenspiegelung, wird man feststellen, dass die eigene Erwartungshaltung meistens viel strenger ist als die des anderen.

Nina Ruge: Was sagen Sie zum Thema Selbstverletzungen der Haut?

Prof. Gieler: Übermäßiges Kratzen an Pickeln, Nägelkauen bis hin zu Hautritzen sind typische Frauenthemen. Auf acht betroffene Frauen kommt ein Mann – Frauen »fressen« vieles in sich hinein. Wohlgemerkt: Es geht hier nicht um nervöses Haarezupfen, sondern um Zwangshandlungen, die aus tiefen seelischen Verletzungen herrühren.

Nina Ruge: Welches ist das verbreitetste Vorurteil über den Zusammenhang zwischen Psyche und Haut?

Prof. Gieler: Die Rolle der Psyche in Bezug auf Hauterkrankungen wird deutlich überschätzt. Viele Mütter setzen sich zum Beispiel unter Stress, weil sie meinen, ihre falschen Erziehungsmethoden seien die Ursache für die Neurodermitis ihres Kindes, und erleben tiefe Schuldgefühle. Das stimmt fast immer nicht!

Stressmanagement für gesunde Haut

Belastender Stress wie Sorgen, Angst oder Druck von außen lässt sich häufig nicht einfach abstellen. Aber man kann lernen, ihn zu verringern und besser mit ihm umzugehen. Das kommt nicht nur der Gesundheit zugute, sondern auch der Psyche und erhöht die Lebensfreude.

Die Hormonkaskade

Der Körper reagiert auf Stress mit der erhöhten Freisetzung des Peptids Corticotropin-freisetzendes Hormon (CRH) im limbischen System, einem Hirnareal, das unsere Stimungen und Ängste beeinflusst. CRH regt die Freisetzung des Stresshormons Cortisol an. Es soll den Körper in die Lage versetzen, der Stresssituation zu begegnen. Steigt der Cortisolspiegel, wird der Botenstoff Acetylcholin freigesetzt, der die sofortige Ausschüttung der Hormone Adrenalin und Noradrenalin bewirkt, die wiederum Prozesse in Gang setzen. Kurzfristig gesehen eine gute Sache: Der Puls rast, das Herz schlägt rascher und der Blutdruck steigt, um mehr Blut in die Muskeln zu pumpen. Ist die auslösende Stresssituation bewältigt, etwa durch Kampf oder Flucht, sinkt das CRH und damit auch der Cortisolspiegel usw.

Bei chronischem Stress, also wenn die Stresssituation länger als zwei Wochen anhält, bleibt die Konzentration von Cortisol im Blut dauerhaft erhöht, sodass der Blutzuckerspiegel steigt. Grund: Das limbische System bzw. der Hypothalamus wird unempfindlich gegen Cortisol – er registriert es kaum noch. Die Folge: Der Organismus bleibt im Stress-Status, selbst wenn ihn nichts mehr stresst. Ein zu hoher Blutzucker ist aber gefährlich bis lebensgefährlich, denn zu viel Zucker ist ein Zellgift, er baut Körpersubstanz ab – und das geht auch an der Haut nicht spurlos vorüber.

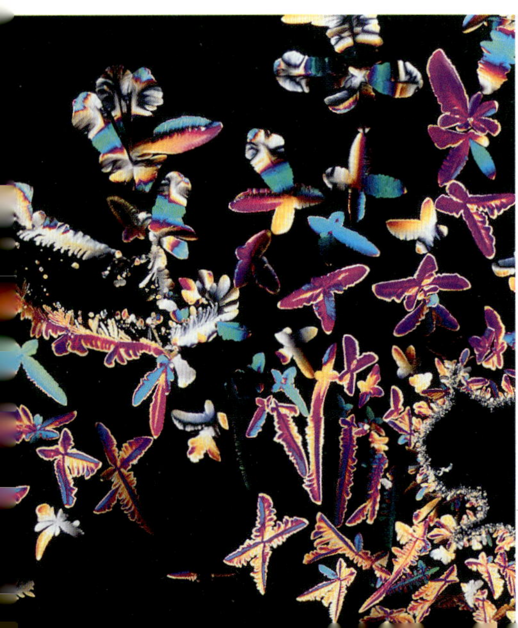

Cortisol wird in der Nebennierenrinde produziert und wirkt entzündungshemmend. Bei Stress treibt es den Blutzuckerspiegel in die Höhe.

Mentale Wege aus der Stressfalle

Eine der besten Methoden zur Stressbewältigung ist die, den Stress dort zu stoppen, wo er entsteht – nämlich in unserem Kopf! Denn was wir als Stress empfinden und wie viel wir davon zulassen, liegt an uns! Also können nur wir daran etwas ändern, nicht die Umwelt. Dazu gibt es hilfreiche Strategien:

Ursachenforschung

betreiben, denn das ist der erste Schritt zu einem entspannteren Leben. Fragen Sie sich: Was genau belastet mich und warum? Sehr nützlich kann ein Tagebuch sein, in dem man notiert, in welchen Situationen der Stresspegel nach oben geht.

Belastung reduzieren,

indem man bestimmte Aufgaben auf der täglichen To-do-Liste delegiert, an Kollegen, an Familienmitglieder. Es ist kein Zeichen von Schwäche, Unterstützung einzufordern. Im Gegenteil: Es zeugt von Selbstverantwortung – also Verantwortung für sich selbst. Das gilt auch für einen übervollen Terminkalender. Müssen Sie wirklich jeden Termin wahrnehmen? Stellen Sie sich vor Ihrem inneren Auge vor, was denn schlimmstenfalls passieren könnte, wenn Sie diesen Termin nicht wahrnehmen oder an jemand anderen delegieren würden. Es könnte vielleicht Probleme geben, vielleicht aber auch gar keine. Mit Sicherheit würde die Welt nicht einstürzen. Mutig ausprobieren!

Veranwortung abgeben

Kein Mensch ist für alles allein verantwortlich (außer für seine Gesundheit). Der Glaube, ohne Sie liefe nichts, ist zwar ehrenwert, führt aber dazu, dass sich das Umfeld aus der Verantwortung zieht und Ihnen immer mehr auf die Schultern packt.

Perfektion adé

Wer immer alles 180-prozentig erledigen möchte, wird leicht Opfer einer Stress-Aufwärtsspirale. Längst bekannt und bewiesen: Man kann mit 20 Prozent Aufwand 80 Prozent des gewünschten Ergebnisses erzielen, verpulvert aber 80 Prozent seiner Energie, um die restlichen 20 Prozent zu erfüllen. Ist das in jedem Fall wirklich nötig?

Gedanken kontrollieren

Erwarten wir nur das Schlimmste? Dann ist Stress angesagt, denn er korreliert auch mit der Art und Weise, wie wir auf Ereignisse und auf unsere Umgebung reagieren. Ein Mensch, dem nur bange ums Herz ist, wird das Positive, das ihn umgibt, nicht sehen.

Einstellungen verändern

Kluge Menschen formulierten es so: Wenn du die Situation nicht ändern kannst, dann ändere deine Einstellung. Stressforscher sind davon überzeugt, dass nicht das quengelnde Kind, der ungerechte Chef, die intri-

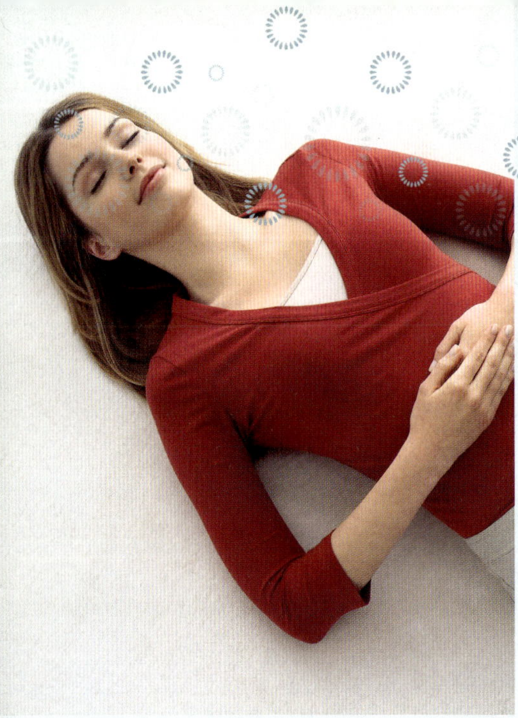

Lernen Sie Techniken, die es Ihnen erlauben, sich komplett zu entspannen.

gante Kollegin, der vollgepackte Schreibtisch, der Baulärm vor dem Haus, das nächtliche Klavierkonzert des Nachbarn oder was auch immer den Stress auslöst. Was wir als negativen Stress erleben, verursacht weniger die beschuldigte Stressquelle als vielmehr unsere Einstellung zu ihr. Spielt beispielsweise der Nachbar »unsere« Musik, werden wir vielleicht denken »Ach, muss der jetzt noch spielen«, aber es stresst uns nicht wirklich. Spielt er etwas, das uns absolut missfällt, sind wir schnell auf Hundertachtzig. Assoziieren wir den Baulärm auf der Straße mit der Überzeugung »Endlich wird hier mal der Bürgersteig saniert«, registrieren wir zwar den unerfreulichen Baulärm, ärgern uns auch zeitweilig darüber, aber wir kommen nicht in Stress.

Auf Signale achten,

die uns der Körper sendet, wenn es ihm und der Psyche zu viel wird. Dauerstress macht sich häufig unter anderem durch diffuse körperliche Beschwerden oder Schlafstörungen bemerkbar, durch Vergesslichkeit, Zerstreutheit, Müdigkeit, sexuelle Unlust bis hin zu bislang ungewohntem Essverhalten. Dann ist es höchste Zeit, einen Gang runterzuschalten.

Tief durchatmen,

wenn das Herz zu rasen anfängt und man keinen klaren Gedanken mehr fassen kann. Tief Luft holen und auf zehn zählen, sagt schon der Volksmund. Da ist was dran. Luftholen schafft tatsächlich Abstand zum Stressor und ist eine wirksame Erste Hilfe. Wichtig: Sich total auf den Atem konzentrieren. Nicht oberflächlich einatmen, sondern tief in den Bauch hinein, den Atem kurz anhalten und ihn langsam durch den Mund wieder rauslassen. Die Konzentration muss auf dem Ausatmen liegen, mit ihm geht auch der Druck. Die Anspannung lässt nach. Der Reflex zum Einatmen kommt von ganz allein. Diese Übung lässt sich für Sekunden oder Minuten überall durchführen: am Arbeitsplatz, am familiären Esstisch, hinterm Steuer, am Telefon, in der U-Bahn.

In die Wolken gucken

Wenigstens zweimal am Tag für etwa fünf Minuten, ganz bewusst: Gedanken einfach ziehen und kommen lassen, keinen festhalten, keinen bewerten. Das macht den Kopf wieder frei, schafft Abstand zum Alltag, schafft Raum für viele neue Ideen und wirkt sich positiv auf die Psyche aus.

Entspannungstechniken für Körper, Seele und Haut

Es gibt verschiedene Methoden, mit unliebsamem Stress fertig zu werden. Die einen mögen sich lieber körperlich ausagieren, um wieder »runterzukommen«, zum Beispiel durch Sport, die anderen suchen eher den stillen Weg nach innen, etwa mithilfe von Meditation. Das ist eine Frage des Temperaments. Egal, was man bevorzugt – Hauptsache, man wird aktiv. Hier stellen wir Ihnen einige Möglichkeiten kurz vor:

Dem Stress davonlaufen

Ja, das geht. Und man muss sich nicht so auspowern, dass einem das Herz aus der Brust springt. Schon 30 Minuten strammes Gehen am Tag produziert Endorphine, auch »Glückshormone« genannt. Die päppeln die Seele. Und eine gestreichelte Seele hat keinen Grund, »aus der Haut zu fahren«. Zudem machen Endorphine stressresistent.

Autogenes Training

Die Teilnehmer bringen Geist und Muskeln durch Autosuggestion (auto = selbst, suggestio = Eingebung) in eine tiefe Entspannung, die dem Zustand kurz vor dem Einschlafen ähnlich ist. Man könnte es auch Selbsthypnose nennen. Dabei helfen Leitsätze, die zum Beispiel Ruhe, Schwere oder Wärme vermitteln: »Mein linker Arm ist ganz schwer« oder »Mein rechtes Bein ist ganz warm«. Diese Suggestionen werden in einem Einführungskurs vom Kursleiter vorgegeben, die Teilnehmer lernen diese Schwere oder Wärme wahrzunehmen. In jeder Übungsstunde kommen neue Leitsätze dazu. Diese Technik wird in

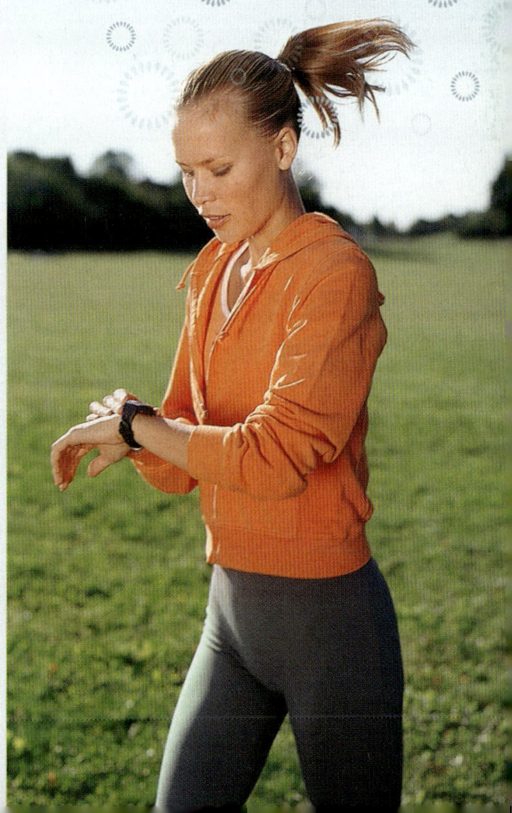

Wer joggt, trainiert seine Ausdauer, ist an der frischen Luft und läuft dem Stress davon.

etwa zehn Trainingsstunden vermittelt, danach kann man allein weiterarbeiten. Zu Beginn muss das Erlernte täglich zwei- bis dreimal für 5 bis 10 Minuten wiederholt werden, um es zu vertiefen. Später reichen schon wenige Minuten, um den Entspannungszustand zu erreichen.

Das bringt es:

Das vegetative Nervensystem wird positiv beeinflusst – und damit auch körperliche Prozesse wie Hormonproduktion, Blutdruck, Herzschlag, Verdauung. Ferner wird der Atemrhythmus kontrolliert und die Selbstheilungskräfte werden aktiviert.

Autogenes Training bekämpft Stress, schärft die Sinne, stärkt für die Auseinandersetzung mit psychischen Problemen, stellt innere Balance her.

Meditation

Es gibt verschiedene Meditationstechniken. Bei allen geht es um die Schulung der Achtsamkeit durch aufmerksames Beobachten des Körpers, der Gefühle und des Geistes und um das absichtslose Selbstbeobachten und Loslassen des logischen Denkens. Dabei spielt die Atmung eine wichtige Rolle. Man lernt, Gefühle und Gedanken nicht zu bewerten, sie einfach zuzulassen und sich auf diese Weise von konditionierten negativen Gefühls- und Denkmustern zu befreien mit dem Ziel, zu innerer Klarheit und Freiheit zu kommen. Bei der Zen-Meditation wird die bewusste Wahrnehmung jedes Augenblicks und jeder Handlung geschult (etwa »Wenn ich esse, esse ich«, »Wenn ich gehe, gehe ich«), um so eins zu werden mit dem, was man gerade tut. Meditation muss unter Anleitung eines Lehrers erlernt werden.

Das bringt es:

Löst Verspannungen, lindert Schmerzen, Schlafstörungen, stärkt das Herz-Kreislauf-System.

Im psychischen Bereich kann Meditation führen zu: Selbsterkenntnis, mehr Gelassenheit, Abbau von Stress und Angst.

Progressive Muskelentspannung

Eines der einfachsten und effektivsten Entspannungsverfahren, das der amerikanische Arzt Edmund Jacobson (1885–1976) ersann, der festgestellt hatte, dass seelische Anspannung auch die Muskeln verspannt. Je größer die Seelenpein, desto größer die Muskelverspannung. Diese führt zu physischen und psychischen Schmerzen. Sein Training beruht auf der konzentrierten An- und Entspannung bestimmter Muskelgruppen für zwei bis vier Sekunden. Danach folgt eine Entspannungsphase von 10 bis 40 Sekunden. In der Lernphase werden sukzessive auch tiefe Muskeln erfasst, daher die Bezeichnung »progressiv«. Nach Abschluss der Übungsphase werden insgesamt 16 Muskelgruppen von Kopf bis Fuß nacheinander für wenige Sekunden angespannt und wieder entspannt. Ziel ist, den Spannungszustand der Muskulatur zu erkennen und Verspannungen entgegenzuwirken. Schnell zu erlernen. Regelmäßiges Training zu Hause, mindestens jeden dritten Tag, stabilisiert den Erfolg.

Das bringt es:

Hilft bei Muskelverspannungen, Bluthochdruck und Schlafstörungen.

Mindert innere Unruhe und Anspannung, Nervosität und Angstzustände.

Verhaltenstherapie

Man geht davon aus, dass bestimmte Verhaltenmuster und -störungen »erlernt« und verinnerlicht wurden. Sie bestimmen unsere Gedanken und Überzeugungen, somit auch die Reaktion auf Stresssituationen. Grundannahme ist, dass erst die persönliche Interpretation eines Reizes seine Qualität bestimmt. Ein weiterer Grundsatz: Was man erlernt hat, kann man auch wieder verlernen. Zu Beginn der Therapie steht das Erforschen und Bewusstmachen, welche Situationen das Verhalten beeinflussen und welche spezifischen Reize für eine Konditionierung verantwortlich sind. Im nächsten Schritt wird zwischen Therapeut und Betroffenem vereinbart, zu welchem Ziel die Therapie führen soll. Danach folgt das schrittweise Einüben dieses Zielverhaltens.

Entspannungstechniken können diesen Prozess positiv unterstützen. Jedoch: Eine Therapie ist kein Ersatz für eine notwendige medizinische Behandlung, sie kann diese lediglich unterstützend begleiten. Sie kann auch nicht heilen, sie kann lediglich helfen, Stressoren zu erkennen und ihnen anders zu begegnen und mit der Krankheit besser umzugehen.

Das bringt es:

Entspannung. Das Erkennen der Stress auslösenden Faktoren kann positive Prozesse in Gang setzen. Entlastung durch neue Sichtweisen.

Yoga

Yoga ist eine Kombination aus Körperübungen sowie Atem- und Meditationstechniken und ein wichtiger Baustein der ayurvedischen Medizin.

Für Yoga gilt: Der Weg ist das Ziel. Erst werden Yoga-Haltungen (Asanas) erlernt. Daneben wird das tiefe und entspannte Atmen (Pranayama) trainiert. Wird beides beherrscht, geht es zum eigentlichen Kern des Yoga – der Meditation.

Das bringt es:

Ist erfolgreich bei Muskelverspannungen, Rücken- und Gelenkschmerzen. Gut geeignet auch bei Erschöpfung, Kopfschmerzen, Nervosität und Blutdruckproblemen. Bestimmte Asanas stärken den Beckenboden und die Rückenmuskulatur und fördern die Tiefenatmung.

Verschafft mehr Klarheit, Stärke und innere Ruhe.

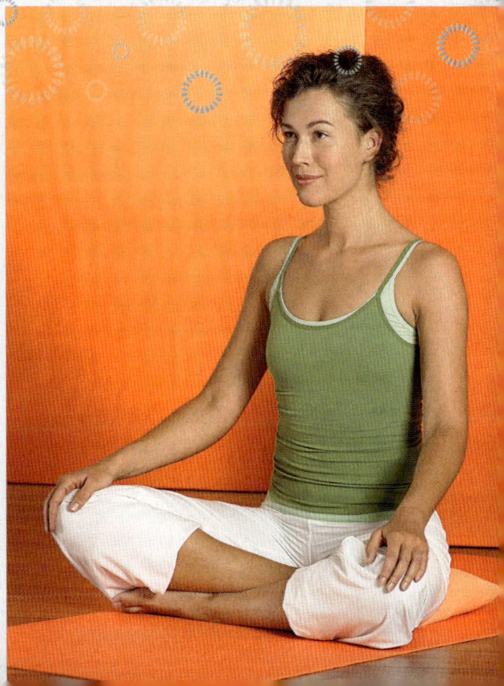

Mit Yoga können Sie die Energien von Körper, Seele und Geist ins Gleichgewicht bringen – das hilft Ihnen gesund zu bleiben oder zu werden.

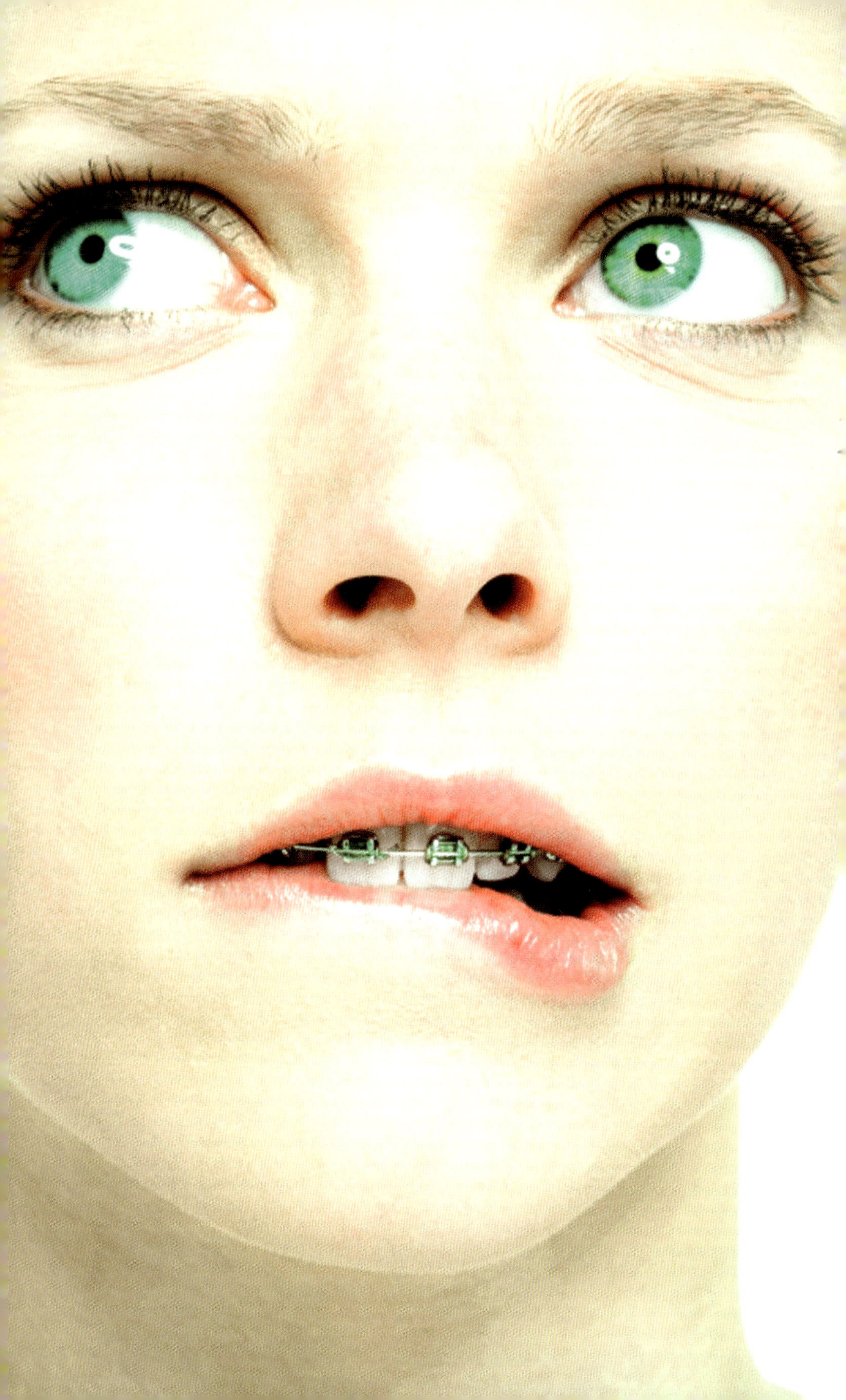

Haut & Hormone

Das Wort Hormon bedeutet im Griechischen »antreiben« oder »in Bewegung setzen« – und genau das tun die Hormone: Sie regulieren den Stoffwechsel, steuern das Wachstum und die Entwicklung des Individuums und versorgen dadurch auch Haut, Haare und Nägel mit allem, was sie gesund und schön erhält. Die hormonellen Vorgänge im Körper sind dabei äußerst komplex und faszinierend. Wie verkraftet die Haut beispielsweise die Hormonschwankungen während der Pubertät und der Wechseljahre? Diesen und ähnlichen Fragen geht das folgende Kapitel nach. Die gute Nachricht: Inzwischen weiß man so viel über die Wirkung der Hormone und darüber, was ihre natürliche Produktion unterstützt, dass man dieses Wissen gezielt zur Gesunderhaltung der Haut einsetzen kann.

Die Hormone – körpereigene Botenstoffe

Hormone sind in kleinsten Mengen wirksam und haben dabei Gewaltiges zu leisten. Die körpereigenen Botenstoffe werden an den unterschiedlichsten Orten im Körper produziert – in Hormondrüsen, aber auch in bestimmten Zellarten oder Geweben. Dabei unterscheidet man endokrine Drüsen, die die Hormone in der Zelle verarbeiten, in der sie auch gebildet werden, und exokrine Drüsen, wie beispielsweise die Schilddrüse, von denen aus die in ihnen gebildeten Hormone über die Blutbahnen an ihre Bestimmungsorte gelangen.

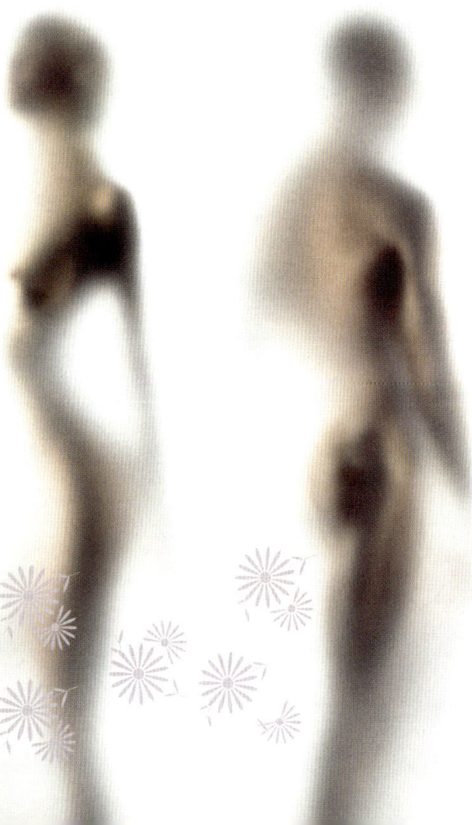

Die Konzentration der Östrogene und des Testosterons im Blut ist je nach Geschlecht und Lebensalter unterschiedlich.

Herkulesaufgabe

Man kann sagen, dass die Hormone Nachrichten zwischen Zellen auf der einen Seite und Geweben und Organen auf der anderen Seite übermitteln. Dazu müssen sie von ihrem jeweiligen Produktionsort über die Kapillarwände der kleinen Venen in den Blutstrom gelangen. Der transportiert sie an ihren jeweiligen Bestimmungsort und bewältigt dabei eine logistische Meisterleistung: Zum einen misst das Blutgefäß von den Arterien und Venen bis zum feinsten Kapillarnetz gute 100 000 Kilometer (zum Vergleich: Der Umfang des Äquators beträgt nur 40 000 Kilometer). Zum anderen müssen die zahlreichen unterschiedlichsten Hormone zielgenau zu »ihren« Zellen finden. Davon gibt es jedoch Abertausende.

Vom Suchen und Finden

Dass die Hormone dennoch den richtigen Weg finden, bewirken Rezeptoren an den

Zielzellen. Sie sind das Erkennungszeichen. Rezeptor und Hormon passen wie Schlüssel und Schloss zusammen. Hat das Hormon mit seinem Schlüssel das Rezeptorschloss aufgeschlossen, löst es in der Zelle die Stoffwechselvorgänge aus, für die es auf den Weg geschickt wurde. Dafür braucht es viele Minuten, mitunter sogar Stunden. Zum Vergleich: Nerven übermitteln Nachrichten in Sekundenbruchteilen.

Fett oder Eiweiß

Hormone bestehen entweder überwiegend aus Eiweiß (Peptidhormone) oder aus Fetten (Steroidhormone). Zur ersten Gruppe gehören unter anderem Insulin und die Hypophysen- und Zwischenhirn-Hormone (etwa Endorphine), zu den Steroidhormonen zählen unter anderem die Geschlechts- und Nebennierenhormone (etwa Östrogen, Testosteron).

Männlich oder weiblich

Mit Beginn der Pubertät werden die männlichen Geschlechtshormone, die Androgene, in den Hoden gebildet, die weiblichen, die Östrogene, in den Eierstöcken. Doch Frauen produzieren ebenfalls, wenn auch in geringem Maß, männliche Sexualhormone, so wie Männer weibliche. Allein das ausgewogene Verteilungsmuster entscheidet über typisch männliche oder typisch weibliche Erscheinungsformen, beispielsweise über die Fettverteilung an Bauch, Hüfen und Gesäß oder die Behaarung auf dem Kopf oder am Körper.

Ganz wichtig sind die Hormone auch im Lebenszyklus unserer Haare, bei dem insbesondere die Androgene von Bedeutung sind. Sie haben eine wichtige Rolle vor allem für die Talgdrüsen und die Haarwurzeln, weil diese viele Androgenrezeptoren (Andockstellen für das Hormon) besitzen. Ein Hinweis für eine Androgenstörung ist beispielsweise der *Hirsutismus*, also das vermehrte Auftreten von langen Haaren bei Frauen etwa im Gesicht oder am Körper.

Hormonelle Schwankungen

Die Beschaffenheit und damit das Aussehen der Haut kann sich innerhalb eines Monats kurzfristig verändern, wobei Frau-

Info

Pubertät überstanden und trotzdem Pickel – wieso?

Dafür kann es unterschiedliche Gründe geben. Wer sie kennt, tut sich leichter bei der Ursachenforschung:

- genetische Vorbelastung durch Eltern oder Großeltern
- Acne excoriée, die bei psychischen Problemen auftritt
- Hormonstörungen, wie etwa Zysten der Ovarien
- Doping-Akne bei Bodybuildern
- Kontaktakne, etwa durch Öl oder zu fette Salben und Kosmetika
- Chlorakne
- Jodakne, bei langjähriger Jodeinnahme

Tipp

Betrifft: Anti-Baby-Pille

Vorsicht bei Absetzen der Pille nach langen Jahren. Es führt nach Wochen bis Monaten fast unweigerlich zu unreiner Haut und eventuell sogar zu Haarausfall. Sprechen Sie mit Ihrem Gynäkologen und Hautarzt, dann können Sie gemeinsam, wenn nötig, vorbeugende Maßnahmen treffen.

en wegen des Monatszyklus stärker betroffen sind als Männer. Diesen hormonellen Einfluss stellt fast jede Frau an sich selbst fest. Oft wird die Haut vor der Monatsblutung empfindlicher, neigt zu Unreinheiten oder bekommt einen öligen Glanz. Bereits in der Pubertät kann es durch die hormonelle Stimulation der Talgdrüsen zu Akne oder Pickeln kommen. Die gute Nachricht: Die Haut gewöhnt sich in den meisten Fällen an den normalen Hormonspiegel, und ein neues Gleichgewicht stellt sich ein. Deswegen verschwindet die Akne fast immer mit Abschluss der Pubertät. Sie kann in Ausnahmefällen aber auch länger dauern *(siehe dazu die Interviews mit Dr. Duve auf Seite 8–15 und Prof. Weber ab Seite 102)*.

Auch während der Schwangerschaft ändert sich das Hautbild. Manche Frauen leiden unter Pigmentstörungen oder Hautunreinheiten, andere bekommen eine strahlende und pralle Haut. Die gleichen Wechselwirkungen zeigen sich auch bei der Einnahme der Pille. In den Wechseljahren gehen der Haut dann viel Feuchtigkeit und Elastizität verloren. Dieser Alterungsprozess hängt mit der nachlassenden Hormonproduktion zusammen.

Der weibliche Hormonhaushalt

Eine ausreichende Produktion von Östrogenen ist nötig, um die Elastizität und die Frische der Haut zu erhalten. Sie sorgen dafür, dass in der Basalschicht der Oberhaut neue Zellen gebildet und in der darunter liegenden Lederhaut neue kollagene und elastische Fasern produziert werden, aber auch für eine gute Durchblutung der Haut, da sie die Blutgefäße erweitern. Dadurch wird die Haut besser mit Sauerstoff und Nährstoffen versorgt und wirkt frisch(er). Unterstützt wird das Östrogen in der zweiten Hälfte des Monatszyklus vom Gelbkörperhormon Progesteron, das dem Abbau von Kollagen entgegenarbeitet.

Zu hohe Mengen an männlichem Testosteron dagegen führen bei Frauen zu einer typisch verstärkten männlichen Körperbehaarung: vom Oberlippenbärtchen bis hin zum Haarausfall. Sie sind auch häufig die Ursache für einen Akne-Schub, denn Testosteron reguliert auch die Produktion der Talgdrüsen. Und beeinflusst ferner, ob der Hautzustand eher trocken oder ölig ist. Nur in einer Hinsicht profitieren Frauen von einem hohen Testosteronspiegel: Er verbessert das Erscheinungsbild der Cellulite, weil das Hormon die typischen Cellulitemerkmale wie vermehrte Fettpolster, Minderdurchblutung und den Zustand des Bindegewebes positiv beeinflusst.

So wirken Hormone auf die Haut

... auf die Oberhaut (Epidermis)

- Östrogene und Androgene (männliche Hormone) sorgen für die Vermehrung der Hautzellen.
- Östrogene liefern den biochemischen »Mörtel«, der die Hornhautzellen verkittet.
- Östrogene und Androgene steuern die Tätigkeit der Hautdrüsen, wie beispielsweise der Schweiß- und Talgdrüsen.

... auf die Lederhaut (Dermis)

- Östrogene und Androgene verstärken das Kollagen und das Elastin.
- Östrogene sorgen für die vermehrte Produktion von Hyaluronsäure.

... auf die Unterhaut (Subkutis)

- Östrogene und Gelbkörperhormon steuern die Durchblutung.
- Östrogene schützen die Nervenendigungen der Haut.

... auf die Durchblutung der Haut

- Östrogene erweitern die Blutgefäße.
- Progesteron sorgt dafür, dass sich die Blutgefäßwände zusammenziehen.

... auf Haare und Nägel

- Androgene führen zum Haarausfall.
- Testosterone führen zum Haarausfall.
- Östrogene fördern das Haarwachstum.

Wichtige Helfershelfer

Dehydroepiandrosteron (DHEA)

Für das jugendlich-frische Aussehen ist auch DHEA verantwortlich, denn es stimuliert das gesamte Hautorgan. Ähnlich wie Östrogen fördert es die Bildung kollagener Fasern und sorgt für gute Durchfeuchtung der Haut. Das so genannte Schönheitshormon wird in der Nebennierenrinde produziert. Fällt der DHEA-Spiegel ab, wirkt sich das auch auf das Hautbild aus.

Vitamin A

Vitamine der A-Gruppe arbeiten mit den Östrogenen teils Hand in Hand. Sie regen das Immunsystem an, unterstützen den Reparaturmechanismus der Haut und fördern die Bildung gleichmäßig starker Hornhaut. Vitamine brauchen ein Transportmittel, das sie von A nach B bringt. Diesen Transport organisieren die Östrogene.

Info

Der übermäßige Gebrauch des Lifestyle-Hormons DHEA kann zu starker Pickelbildung und unreiner und öliger Haut führen. Die individuelle Dosierung sollte unbedingt mit dem Gynäkologen und Dermatologen ermittelt werden.

Die positive Wirkung der Liebe

Schmetterlinge im Bauch, Herzklopfen, schlaflose Nächte, weil man nur noch an die geliebte Person denkt: Bei Verliebten wird ein ganzes Feuerwerk von Hormonen gezündet. Der euphorisch stimmende Botenstoff Dopamin steigt drastisch in die Höhe, fegt Stress und schlechte Laune für Stunden hinweg, steigert die Kreativität und schenkt Power ohne Ende.

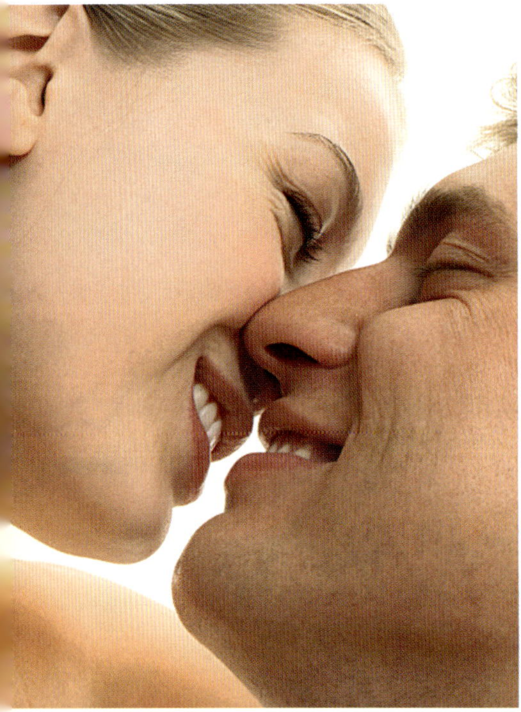

Hormon-Power pur

Auslöser für diesen »Fahrstuhl in den siebenten Himmel« ist das Phenylethylamin PEA. Dieses Verliebtheitshormon ist als Grundgerüst in vielen halluzinogenen Drogen enthalten. Östrogen und Testosteron arbeiten auf Hochtouren. Nach dem ersten Liebesrausch pendeln sich die Spiegel dieser Sexualhormone bei Frau und Mann auf ein gleiches Niveau ein. Dieser Gleichstand hält 18 bis 24 Monate an, dann kommt das Treue- und Wohlfühlhormon Oxytocin ins Spiel. Es wird bei jedem Höhepunkt, aber auch bei Zärtlichkeiten ausgeschüttet. Es hilft außerdem, Stress abzubauen. Ferner werden beim Sex vermehrt Wachstumshormone ausgeschüttet, zum Beispiel DHEA und HGH (Human Growth Hormone). Sie unterstützen den Abbau von Fettdepots, man bleibt also in Form.

Da gibt es nur eine Lösung: Verlieben Sie sich jeden Tag wieder neu – in Ihren Partner! Und sorgen Sie dafür, dass er sich in Sie täglich neu verliebt. Tun Sie etwas für sich und Ihre Liebe: jeden Tag. Tun Sie alles dafür, dass Sie sich in Ihrer Haut wohlfühlen.

Liebe machen sorgt für einen positiven Hormonkick. Da gibt's nur eins: Sorgen Sie dafür, dass die Verliebtheit lange anhält.

Hätten Sie's gewusst ?

Der Traum von der ewigen Jugend

Das sogenannte Lifestyle-Doping kommt immer mehr in Mode. Wenn die Stars aus Hollywood mit ihren Anti-Aging-Therapien so erfolgreich sind, warum sollten wir »Normalsterblichen« sie nicht auch am eigenen Leib ausprobieren? Doch hier ist Vorsicht angebracht: Es ist keinesfalls unbedenklich, mit Hormonen dem Alterungsprozess entgegenzuwirken. Ganz neu auf dem Markt ist beispielsweise MSH (Melanozyten-stimulierendes Hormon), ein Hormon, welches die Hautbräunung anregt. Allerdings: Es gibt noch keine Langzeitstudien zum Gebrauch von Lifestyle-Hormonen. Sprechen Sie unbedingt mit einem Arzt Ihres Vertrauens, bevor Sie solche Produkte verwenden, denn die Angebote und die Anbieter sind zum Teil unseriös. Unser Tipp: Lassen Sie die Finger von Lifestyle-Hormonen und versuchen Sie es mit Liebe.

Fangen Sie an zu laufen, gehen Sie ins Fitnessstudio, essen Sie gesund, pflegen Sie Ihren Körper. Auch an Tagen, die vollgepackt sind mit Terminen. Neben dem PEA steigt bei Liebenden das Testosteron im Blut und sorgt für mehr Dynamik, verbessert die Konzentration und steigert die Lust auf Sex. Und das ist gut für die Haut, auch weil sie gestreichelt wird *(siehe Seite 72)*.

Liebe hält jung und gesund

Die positiven Auswirkungen der Liebe sind in den ersten zwei Jahren kaum zu toppen. Die Hormonbalance verstärkt sich, vor allem wird noch mehr vom Kuschelhormon Oxytocin produziert. Je länger die Partnerschaft dauert, umso mehr verringern sich die Stresshormone, und die Zahl der Abwehrzellen nimmt zu. Damit dieser Zustand erhalten bleibt, gibt es eine einfache Formel: Händchen halten, Streicheln, Küssen, Sex.

Ein interessanter Aspekt am Rande: Die New Yorker Anthropologin Helen Fisher weist dem Hormon PEA, der diesen Liebestaumel überhaupt erst in Gang setzt, eine weitere wichtige Funktion zu. »Seine Wirkungsdauer hält ein Paar so lange zusammen, bis ein Kind die schwierigen ersten Jahre überstanden hat«, so die Wissenschaftlerin. In archaischen Völkern, wie zum Beispiel bei den australischen Aborigines, den Eskimos und den Amazonas-Indianern, werden die meisten Kinder im Abstand von vier Jahren geboren. In der westlichen Welt dagegen fällt der Gipfel der Scheidungsraten auf das vierte Jahr, bevor er wieder abfällt.

Hormone und Haut im Wandel der Jahre

Im Laufe des Lebens ändert sich die Beschaffenheit der Haut mehrmals. Wie früh oder spät sich erste »Alterserscheinungen« an der Haut zeigen, ist von Mensch zu Mensch ganz verschieden. Das hängt neben der genetischen Ausstattung und Umwelteinflüssen auch von der Hormonproduktion ab. Tatsache ist, dass die Konzentration aller »Beauty-Hormone« ab dem 35. Lebensjahr nachlässt – und das betrifft die männlichen Hormone ebenso wie die weiblichen. Das hat zur Folge, dass sich die Oberhautzellen langsamer neu bilden, außerdem werden weniger Kollagen- und Elastinfasern und weniger Hyaluronsäure produziert. Die Haut wird dünner, verliert an Elastizität und wird trockener, weil die Talgdrüsen nicht mehr so fleißig sind und die Haut langsam die Fähigkeit verliert, genügend Feuchtigkeit zu binden. Da sie nicht mehr so gut durchblutet wird, erfolgt auch die Versorgung mit Sauerstoff und Nährstoffen nicht mehr optimal. Erste Fältchen treten um die Augen und in der Mundpartie auf, ebenso Spannungsgefühl, Rötungen und Juckreiz. Unsere Haut wird empfindlicher und verletzlicher als junge oder fettigere Haut. Deutlich zeigt sich dieser Effekt bereits einige Monate nach Beginn der Wechseljahre, die bei den meisten Frauen zwischen Mitte vierzig und Mitte fünfzig eintreten.

Doch Finger weg von einer Hormonersatztherapie. Als Anti-Aging-Mittel ist sie nicht geeignet. Heute weiß man, dass das Krebsrisiko durch die Hormone überproportional ansteigt.

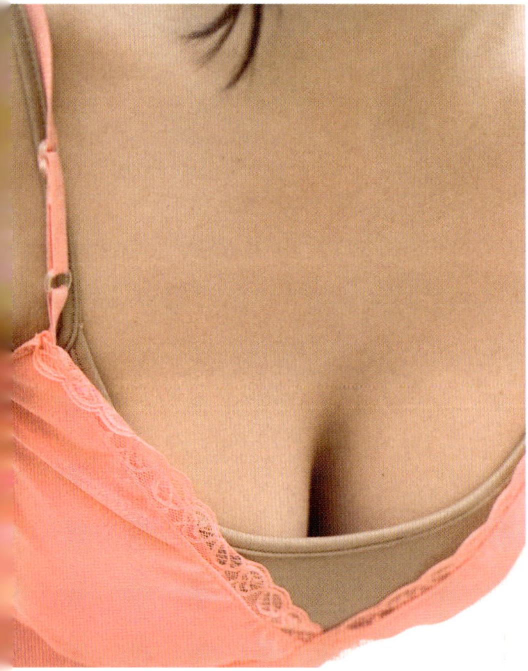

Mit dem Alter wird die Haut jedes Hauttyps trockener und »anspruchsvoller« – eine freundliche Umschreibung für in die Jahre gekommene Haut.

Jedes Alter hat seine Falten

Selbst wenn man sich vernünftig ernährt, viel bewegt und gut pflegt – das Älterwerden lässt sich nicht aufhalten. Der Alterungsprozess verläuft von Mensch zu Mensch unterschiedlich und betrifft den ganzen Organismus, doch an der Haut zeigt er sich besonders früh. Diese Tatsache kann keine Hightech-Methode bekämpfen, und noch weniger kann man sie wegcremen.

Im Zuge von altersbedingten Hormonveränderungen und der nachlassenden Produktion von Sexualhormonen kommt es zu Feuchtigkeits- sowie Elastizitätsverlust. Die Folgen sind bestimmte alterstypische Hautveränderungen.

Bereits Mitte Zwanzig können die ersten Veränderungen auftreten: feine Linien oder Fältchen um die Augen oder eine Zornesfalte auf der Stirn. Um die Dreißig teilen sich die Zellen bereits langsamer und der Feuchtigkeitsgehalt der Haut nimmt ab. Die Haut verliert an Elastizität und wird dünner. Die Mimikfältchen um die Augen und den Mund nehmen zu. Sind die Vierzig überschritten, werden die Veränderungen noch deutlicher. Die Haut wird trockener, und die Falten graben sich tiefer in sie ein. Während der Menopause nimmt das Absinken des Östrogenspiegels den größten Einfluss auf Haut und Haare *(dazu mehr ab Seite 98)*.

Hätten Sie's gewusst ?

Wieso entstehen die ersten Fältchen gerade am Auge?

Unter den Augen ist die Haut nur 0,5 Millimeter dünn, besitzt kaum Fettgewebe, nur wenige Talg- und Schweißdrüsen sowie kaum stützende Kollagenfasern. Hinzu kommt, dass der Augenringmuskeln durch Blinzeln und Zwinkern täglich 20 000-mal und öfter bewegt wird. Zusätzlich lachen und weinen wir oder reißen die Augen auf. Auf unsere Mimik und äußere Einwirkungen wie UV-Licht reagiert die empfindliche Augenpartie besonders schnell mit Fältchen. Es können also entweder Falten durch die Mimik entstehen, aber auch durch Sonnenschäden. Diese Falten sind dann auch bei fehlender Mimik sichtbar.

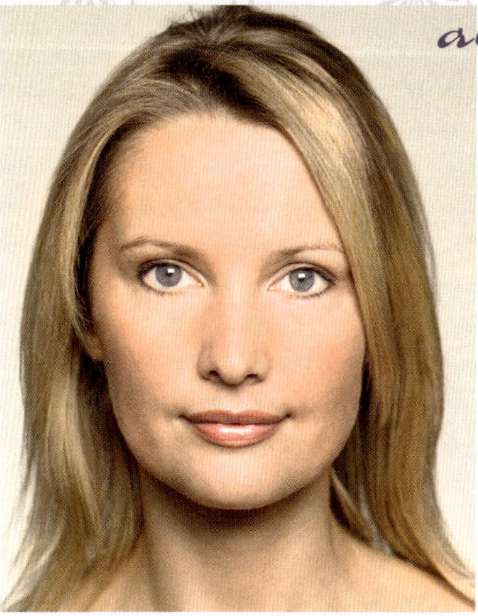

ab Dreißig

Über der Oberlippe werden allmählich feine Linien sichtbar. An den Wangen und um die Nase können erweiterte Äderchen auftreten. Erste Fältchen machen sich in Hautarealen bemerkbar, die mimisch stark beansprucht werden: Krähenfüße an den Augenwinkeln, Steilfalten zwischen den Augenbrauen. Ferner vertiefen sich die Nasolabialfalten.

Ursache

Die Zellerneuerung verlangsamt sich. Sie kann nun bis zu 40 Tage dauern. Dadurch nehmen die Nährstoffversorgung und das Regenerationsvermögen der Haut ab. Die Vernetzung der oberen Hautschicht mit dem darunter liegenden Gewebe lockert sich.

Die Fähigkeit der Hautzellen, Feuchtigkeit zu binden, lässt jetzt nach.

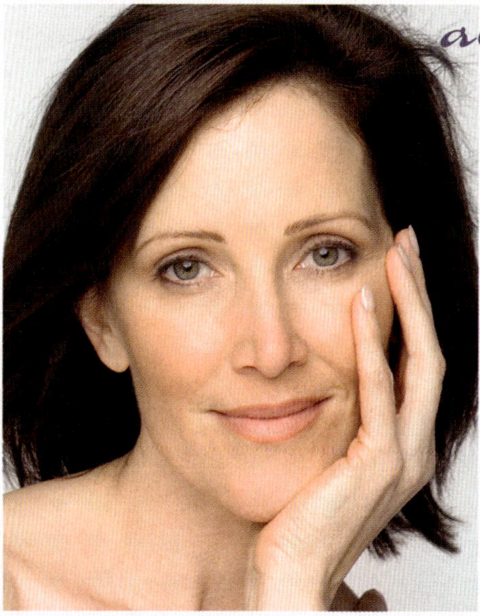

ab Vierzig

Tränensäcke, schlaffe Augenlider, Falten unter den Augen, trockene Haut und ein ungleichmäßiges Hautbild sind die typischen Veränderungen, die ab dem 40. Lebensjahr auftreten. Sie lassen das Gesicht schnell müde und damit älter aussehen.

Ursache

Die Verankerung zwischen der Oberhaut und den darunter liegenden Geweben wird immer lockerer. Zwischen den Zellen und Fasern kommt es zu immer mehr Ablagerungen von abgebautem Material. Der Schutz der Hautbarriere verringert sich. Das macht die Haut empfindlicher gegenüber chemischen und mechanischen Reizen. Jetzt wird gezielte Hautpflege immer wichtiger.

Ab dem vierzigsten Lebensjahr nimmt die Versorgung der Haut mit Feuchtigkeit ab, und auch die Haare werden dünner.

ab Fünfzig

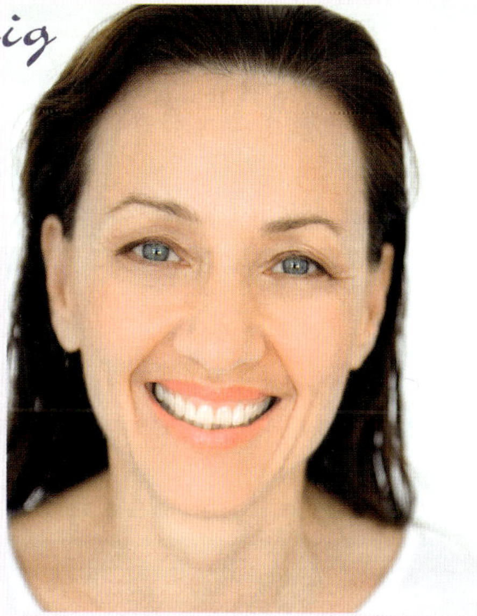

Krähenfüße und Altersflecken werden nun sichtbar. Die Haut wirkt insgesamt matter. Aus zarten Fältchen werden langsam aber sicher Falten, besonders um Mund und Nase. Die Konturen an Hals und Kinn verlieren zunehmende an Festigkeit. Die Haut am Dekolleté, am Hals und an den Händen wird dünner und faltiger als die Haut im Gesicht, denn dort ist das Unterhautfettgewebe weniger dick.

Ursache

Die Zellen werden nicht mehr so stark mit Nahrung versorgt wie in jungen Jahren. Die Hautzellen teilen sich langsamer. Die hormonellen Veränderungen durch die Wechseljahre zeigen ihre Wirkung.

Die Haut speichert deutlich weniger Feuchtigkeit und produziert weniger Fett.

ab Sechzig

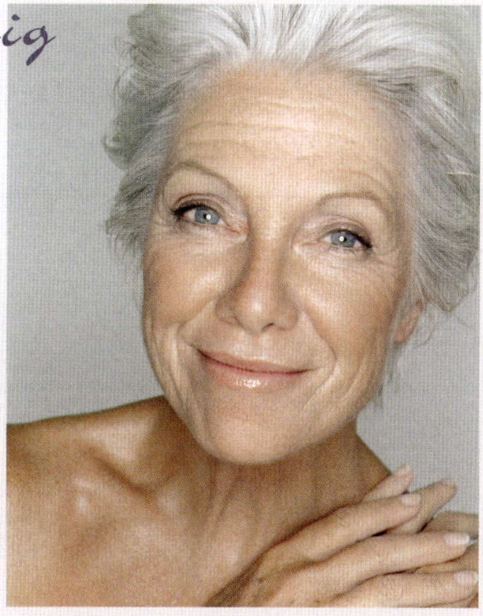

Erschlaffende Konturen verändern die Gesichtsform. Die Hautpartie unterm Kinn wird schlaff. Falten graben sich tiefer ein, insbesondere um Mund und Nase. Hals und Dekolleté zeigen »Knitterspuren«. Die Haut wird (noch) dünner und lässt Äderchen durchscheinen. Das Hautbild wirkt insgesamt »fleckig«. Auf den Händen mehren sich die Pigmentflecken, die sogenannten Altersflecken.

Ursache

Die rapide nachlassende Hormonproduktion ist jetzt der Hauptgrund für die Hautalterung. Für unser größtes Organ heißt das: Mangelversorgung an Nährstoffen, fehlende Feuchtigkeit und eine sehr eingeschränkte Reparaturfähigkeit.

Innovative Kosmetikprodukte und ein guter Hautarzt können viele Alterserscheinungen der Haut deutlich abmildern.

Hormonersatztherapie – Segen oder Fluch?

Um das fünfzigste Lebensjahr verlieren Haut und Knochen jährlich ein bis fünf Prozent ihrer Masse, weil die Hormonproduktion im Alter nachlässt. Hier liegt, zumindest auf den ersten Blick, nichts näher, als die Natur nachzuahmen und die fehlenden Hormone einfach zu ersetzen. Schließlich werden ja andere Hormone, wie Insulin und Schilddrüsenhormone, erfolgreich verabreicht, wenn der Körper sie selbst nicht (mehr) in ausreichendem Maß produziert. Warum sollte man also nicht Hautfalten, nachlassender Pigmentbildung, erhöhten Blutfettwerten, abnehmender Knochendichte und der erhöhten Gefahr von Herzinfarkten und Osteoporose mit Hormon-Gaben entgegenwirken? Bis vor nicht allzu langer Zeit galten Hormone daher nicht nur als erfolgreichstes Medikament gegen sämtliche Wechseljahresbeschwerden. Sie wurden den Frauen viele Jahre lang geradezu als Jungbrunnen und idealer Schutz gegen sämtliche drohenden Folgeerscheinungen angepriesen.

Tipp

Hormone für die Haut

Hormontherapien gehören in die Hände von Spezialisten. Gehen Sie nur zu ausgewiesenen Fachärzten. Vorsicht auch vor Modetrends, wie dem Einsatz von Melanozyten-stimulierendem Hormon (MSH) zur Hautbräunung.

Umstrittene Hormonersatztherapie

Inzwischen ist die Euphorie weitgehend verflogen. An ihre Stelle trat eine kritische Bewertung. Anlass dazu gaben nicht zuletzt die Ergebnisse der WHI-Studie (die in den USA mit 16000 Frauen durchgeführt wurde), wonach die Risiken, an Herz-Kreislauf-Krankheiten, einer Thrombose, Herzinfarkt oder Brustkrebs zu erkranken, unter Hormongaben höher waren als bei einem Verzicht auf künstliche Hormone. Das hat zur Folge, dass Hormone nicht mehr automatisch jeder Frau im Klimakterium verschrieben werden, häufig sogar ohne vorher einen Hormonstatus zu ermitteln. Heute werden Hormone von verantwortungsvollen Ärzten nur noch unter bestimmten Kriterien verschrieben, wobei das persönliche Risiko (familiäre Vorbelastung, vorausgegangene Erkrankungen) und das subjektive Empfinden der Wechseljahresbeschwerden in die Überlegung mit einbezogen werden. Eine Hormonersatztherapie muss maßgeschneidert erfolgen und engmaschig kontrolliert werden.

Haut & Ersatzhormone

Bereits in den ersten fünf Jahren der Menopause nimmt die Menge der Kollagenfasern in der Mittelschicht (Dermis) der Haut um etwa ein Drittel ab. Auch Hyaluronsäure, die Wasser in sich bindet, verringert sich. Durch diesen Mangel wird die Haut dünner und eher trocken. Viele sehr kleine Fältchen werden sichtbar. Die Kosmetikindustrie hat in den vergangenen Jahren Erstaunliches geleistet, indem sie Produkte entwickelte, die diesen Verlauf abmildern können.

Was Pflegecremes können

Der Wermutstropfen: All die Inhaltsstoffe in Cremetöpfen und -tuben können nur die extrinische Hautalterung beeinflussen, also etwa den Schädigungen durch die freien Radikale *(siehe Seite 62–64)* oder die UV-Strahlen entgegenwirken helfen. Doch so segensreich diese Produkte auch sind – ihre Wirkkraft bleibt sozusagen an der Oberfläche. Denn ein Kosmetikum darf nicht so tief einwirken wie ein Medikament. Aber die Hauterneuerung findet in der Tiefe statt. Das ist das eine. Das andere, weit wichtigere, ist der Hormonmangel (intrinische Hautalterung). Der lässt sich effektiv nur durch die Substitution der fehlenden Hormone bekämpfen.

Hormone wirken nachhaltiger

Studien zeigten, dass Frauen unter systemischer (den ganzen Organismus betreffender) Hormonersatztherapie gegenüber unbehandelten Vergleichsgruppen eine höhere Hautdicke und -feuchtigkeit aufweisen konnten. Auch unter einer topi-

Alternative Methoden

Zur Behandlung von Hormondefiziten – auch denen der Haut – sind auch folgende Methoden eine Überlegung wert:

Phytotherapie

Soja- und Rotkleepräparate, Mönchspfeffer und Traubensilberkerze

Homöopathie

Individuell angepasste Einzelmittel, die dem Organismus den Energieschub verpassen, den er zur Normalisierung der Hormonproduktion braucht

Biomolekulare Medizin

Zellkomponenten aus embryonalem Gewebe werden in einem speziellen Verfahren aufbereitet und in Form von Injektionen verabreicht. Dadurch werden den ermüdeten Hormondrüsen Informationen von völlig intakten, jungen Zellen übermittelt, um sie so wieder zu aktivieren.

Info

Vorsicht vor übermäßigem Gebrauch von Cremes, die Hormone enthalten. Bei längerer großflächiger Anwendung kann es durch die Aufnahme über die Haut auch zu Nebenwirkungen im Körper kommen. Wenden Sie Hormoncremes nur in Absprache mit Ihrem Arzt an. Verzichten Sie lieber darauf, solche Cremes über das Internet im Ausland zu bestellen. Keine Selbstmedikation!

schen, das heißt auf ein begrenztes Areal abgestellte Hormonbehandlung, konnten positive Ergebnisse verzeichnet werden. Da aber auch auf begrenzte Areale verabreichte Östrogene den gesamten Organismus beeinflussen können, ist es wichtig, das »richtige« Östrogen einzusetzen. Die Wahl fällt heute auf Östriol. Das wirkt zwar insgesamt schwächer als das früher verwendete 17-ß-Östradiol, löst aber keine möglichen irregulären Blutungen in der Gebärmutter aus und ist auf der Haut nahezu gleich wirksam.

Wachstumshormone als Jungbrunnen?

Wachstumshormone wirken ähnlich wie Testosteron oder das bekannte DHEA. Sie verbessern die Erneuerung von Kollagen, straffen die Haut und regen die Zellteilung an. Auch Haare und Nägel profitieren von ihnen. Lässt die Produktion dieser Hormone nach, äußert sich das auch am Zustand der Haut: Sie verliert an Festigkeit und Elastizität. Fältchen sind die Folge. Deshalb liegt es nahe, Wachstumshormone von außen zuzuführen. Diese Therapie wird von Experten allerdings kontrovers debattiert *(siehe Interview Prof. Weber auf Seite 102–105)*. Denn eines steht fest: Wachstumshormone könnten auch jene Zellen aktivieren, die zu entarten drohen, also Krebs verursachen.

Anti-Aging gehört in die Hände von Ärzten

Wie schon erwähnt, dürfen frei verkäufliche Kosmetika keine Hormone enthalten. Umgekehrt aber ist es möglich, nach ärztlichen Rezepten hergestellte Hormon-Kosmetika mit zusätzlichen Pflegestoffen anzureichern, zum Beispiel mit Antioxidanzien (Radikalenfängern) und Moisturizern (Feuchtigkeitsbindern), die die Faktoren der äußeren Hautalterung positiv beeinflussen. Zu den wirksamen Antioxidanzien gehören die Vitamine C und E und Vitamin-A-Derivate. Insbesondere die Wirkung von Vitamin-A-Säure (Retinsäure, Tretinoin) kann die Neubildung von Kollagen forcieren. Ärzte können mit wesentlich wirksameren Inhaltsstoffen arbeiten als die kosmetische Industrie und damit Effekte erzielen, die über die der klassischen Kosmetika weit hinausgehen.

Ganz klar: Die Hormon-Substitution, auch die für die Haut, gehört in die Hand von Ärzten. Der Dermatologe ist der erste Ansprechpartner. Doch in vielen Fällen ist auch der Gynäkologe mit seinem Wissen über die Wirkung von Hormonen ein kompetenter Gesprächspartner.

Hormone aus der Natur

Einigen Bekanntheitsgrad erhielten Phytoöstrogene in den letzten Jahren, fast nur im Zusammenhang mit Wechseljahrbeschwerden. Dabei spielen sie bereits in der Jugend eine Rolle. Phytoöstrogene sind nichts anderes als pflanzliche Östrogene wie Isoflavon und Ligan. Hauptlieferant sind Hülsenfrüchte, und der »Star« ist die Sojabohne (und ihr bekanntes Produkt Tofu). Sie sollte deshalb am besten ab der Pubertät auf dem Speiseplan stehen. Tut sie bei uns aber selten, wie ein Vergleich zeigt. Während in ost- und südostasiatischen Ländern im Schnitt 50 bis 60 Milligramm Phytoöstrogene pro Tag mit der Nahrung aufgenommen werden, enthält die mediterrane Kost noch gerade 15 bis 30 Milligramm, die in westlichen Industrieländern gerade noch 5 Milligramm. Offensichtlich interagieren pflanzliche Östrogene genau wie körpereigene mit den Östrogenrezeptoren. Pflanzliche Hormone sind in ihrer chemischen Struktur und Wirkungsweise den »echten« sehr ähnlich. Ihre Wirkung ist allerdings wesentlich schwächer – man schätzt sie auf 0,1 Prozent –, dafür kommen sie in ungleich größerer Menge im Blut vor. Bei Testpersonen fand sich zum Beispiel nach einer Soja-Mahlzeit eine 100 bis 1000fach höhere Konzentration an Phytoöstrogenen als an körpereigenem Östrogen. Phytoöstrogene unterstützen den Aufbau der Haut und hemmen gleichzeitig den Abbau von Kollagenfasern. Oftmals hilft bei Akne und unreiner Haut die Umstellung der Ernährung auf phytoöstrogenhaltige Lebensmittel. Zumindest kann sie die Maßnahmen des Hautarztes unterstützen. Allerdings hält ihre Wirkung nur wenige Stunden an. Das heißt, man muss sie regelmäßig und ausreichend zu sich nehmen, und das über lange Zeit. Wer früh damit anfängt, hat die besseren Karten als jemand, der erst mit Fünfzig seine Ernährung umstellt. Doch besser später als nie.

Hätten Sie's gewusst ?

Phytohormone

Phytohormone stecken außer in Sojabohnen auch noch in Linsen, Leinsamen, Flachssamen, Haferflocken, Knoblauch und Spargel. In Sojasauce allerdings findet man nur noch geringe Mengen an Phytoöstrogenen. Die meisten gehen bei der Herstellung der Sauce verloren.

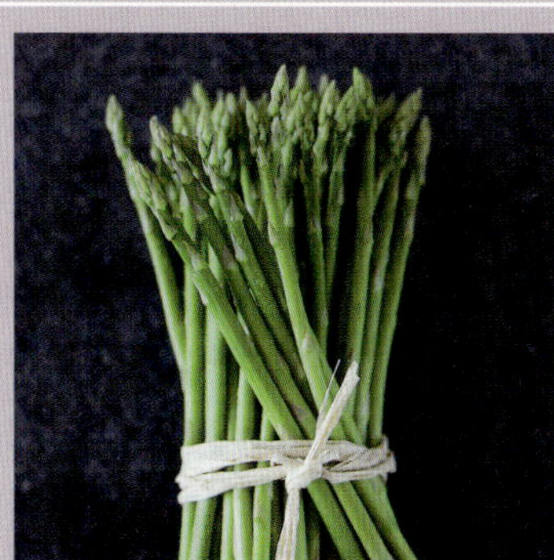

Prof. Dr. Weber »Hormone auf natürliche Weise ankurbeln?«

Nina Ruge: Wieso lösen die natürlichen Hormonschwankungen bei der einen Frau Akneschübe aus und bei der anderen nicht?

Prof. Dr. Weber: Das ist zum einen genetisch bedingt – zum anderen Folge von äußeren Einflüssen. Was die genetische Programmierung angeht, so ist zunächst entscheidend, welchem Hauttyp die Patientin angehört: Wenn sie ölige oder Mischhaut hat, dann wird die Akneneigung grundsätzlich häufiger anzutreffen sein – allein aufgrund der höheren Talgproduktion. Außerdem ist genetisch festgelegt, wie sensibel die Rezeptoren auf der Oberfläche der Hautzellen besonders auf Testosteron reagieren. Eine hohe Sensibilität ist meist mit einer hohen Akneneigung gekoppelt. Nicht das Testosteron allein ist übrigens der »Übeltäter«, sondern auch die Hormonvorstufen DHEA und Androstendion sind beteiligt. Unabhängig vom Erbgut spielen aber auch äußere Einflüsse eine Rolle – und hier besonders die einzelnen Faktoren des Lebensstils. Wer raucht, sich fettreich und einseitig ernährt, wer noch dazu keinen Sport treibt und folglich Übergewicht entwickelt, bringt damit sehr häufig auch seinen Hormonhaushalt aus dem Gleichgewicht. Das heißt, der Körper bildet mehr männliche Hormone, die wiederum Hautunreinheiten fördern. Deshalb haben viele Menschen mit Übergewicht eine unreine Haut.

> »Hormone sollten keinesfalls als Anti-Aging-Mittel missbraucht werden.«

Nina Ruge: Was spielt sich während der Pubertät im Körper ab – wieso verwandelt sich jetzt die feinporige, zarte Kinderhaut so oft zu einer wahren Pustellandschaft?

Prof. Dr. Weber: Das hormonelle Milieu ändert sich bei vielen Pubertierenden schlagartig. Sowohl bei Jungen als auch bei Mädchen startet die Produktion der Geschlechtshormone nicht sanft: Im Gegenteil, die Erstproduktion insbesondere der männlichen Hormone kann regelrecht überschießen. Die Talgdrüsen und Körperhaare werden zu Wachstum und verstärkter Talgproduktion angeregt, der überschießende Talg verstopft die Poren, es kommt zu Entzündungen. Jungs sind natürlicherweise besonders betroffen, weil ihr Testosteron-Spiegel sowieso höher liegt. Aber auch Mädchen produzieren männliche Hormone in den Eierstöcken und Nebennieren – und auch hier kann es zu überschießenden Mengen kommen.

Nina Ruge: Wieso verschwindet die Akne dann in den meisten Fällen nach einigen Jahren wieder?

Prof. Dr. Weber: Die Akne lässt im Normalfall nach, wenn sich das hormonelle Gleichgewicht eingestellt hat. Die Talgproduktion normalisiert sich, der Talg kann problemlos abfließen – und die Entzündungsneigung lässt nach. Übrigens wird mit der Pubertät durch die Geschlechtshormone auch das Haarwachstum im Genitalbereich, auf der männlichen Brust und in den Achseln stimuliert – und aus den feinen Kinderhaaren werden die kräftigeren Terminalhaare.

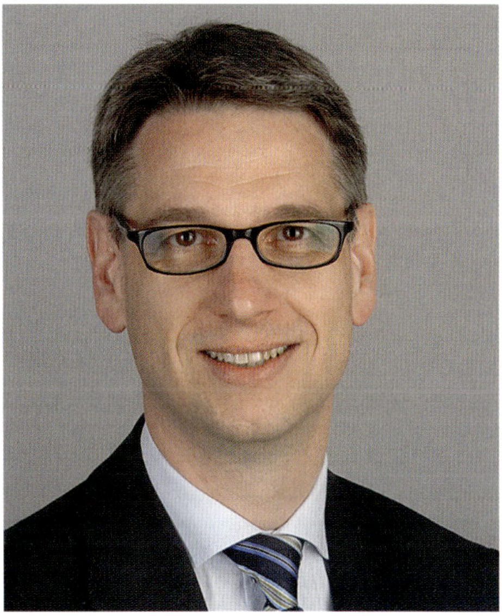

Prof. Dr. Matthias M. Weber vom Klinikum der Johannes Gutenberg-Universität in Mainz ist Experte mit den Schwerpunkten Endokrinologie und Stoffwechselerkrankungen. Er leitet das diabetologische Forschungslabor, wo jährlich mehr als 2000 Patienten stationär und ambulant betreut werden.

Nina Ruge: Wieso werden aber manche Erwachsene die Akne nie los?

Prof. Dr. Weber: Das ist im Normalfall genetisch programmiert – da kann man also so gut wie nichts machen. Das liegt an der angeborenen hohen Empfindlichkeit der Hautzellen für männliche Hormone. Die männlichen Hormone wirken im Übrigen in verschiedenen Körpergeweben unterschiedlich. So neigen sehr »männliche« Männer mit hohem Testosteronspiegel oft zu Stirnglatze. Männer mit geringerem Testosteron haben oft volleres Haar – aber die Körperbehaarung ist nicht so ausgeprägt.

Nina Ruge: Welche Rolle spielen die Antibabypille oder Hormonspiralen für die Haut?

Prof. Dr. Weber: Manche Progesteron-betonten Verhütungsmittel können Akne fördern – andere Progesteron-Varianten unterdrücken sie dagegen eher. Welche Pille für die Patientin jeweils geeignet ist, das muss der behandelte Arzt herausfinden. Östrogenbetonte Pillen schützen auf jeden Fall vor Akne und auch vor verstärkter Körperbehaarung.

Nina Ruge: Was spielt sich im Körper – und damit auch in der Haut – während der Wechseljahre ab?

Prof. Dr. Weber: Mit nachlassender Östrogenproduktion wird die Haut dünner, sie kann weniger Wasser speichern, verliert ihre Elastizität. Oft dominieren dann die männlichen Hormone den Hormonhaushalt, und es kommt zum Damenbart oder anderen unerwünschten Erscheinungen.

Nina Ruge: Was halten Sie von einer Östrogenersatz-Therapie?

Prof. Dr. Weber: Für die Haut und auch für die Knochen – das heißt, für die Osteoporose-Prophylaxe – ist eine leichte Östrogen-Ersatztherapie gut. Doch mit Östrogengaben ist immer ein erhöhtes Krebs- beziehungsweise Brustkrebsrisiko verbunden. Also muss von Patientin zu Patientin sehr genau abgewogen werden. Gab es bereits Brustkrebs in der Familie, muss man eine solche Therapie sehr kritisch bewerten. Auf jeden Fall sollten Östrogene nur über einen kurzen Zeitraum und so niedrig dosiert wie möglich gegeben werden. Frauen, die beschwerdefrei durch das Klimakterium gehen, sollten gar kein Östrogen nehmen. Zudem muss bei Östrogenbehandlungen meist auch Progesteron gegeben werden, um keinen Gebärmutterkrebs zu provozieren.

Nina Ruge: DHEA kann Akne auslösen, haben Sie gesagt – und es gilt geradezu als Wunderdroge, um den Alterungsprozess zu bremsen. Ist es zu empfehlen?

Prof. Dr. Weber: Die DHEA-Konzentration ist bei Kindern sehr niedrig, leitet dann mit einem sehr starken Anstieg die Pubertät ein und fällt im Alter langsam, aber stetig wieder ab. DHEA ist ein Vorläuferhormon, aus welchem die

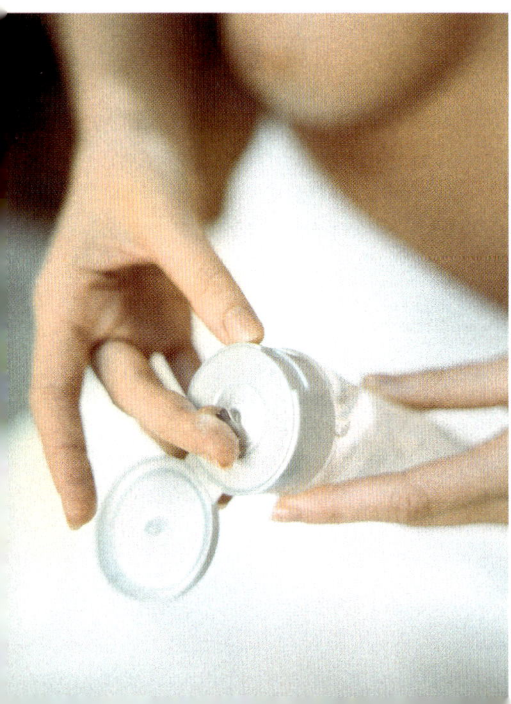

Weil die Hormone der Gelcremes mit niedrig dosiertem Östrogen auch über die Haut in die Blutbahn geraten, sollten Sie nur in Absprache mit einem Arzt verwendet werden.

Geschlechtshormone Testosteron und Östrogen gebildet werden können. Dass es den Alterungsprozess tatsächlich verlangsamen kann, ist übrigens nach wie vor nicht wissenschaftlich belegt. Was man weiß, ist: Es wirkt antidepressiv, stimuliert die Libido, kann aber auch Akne fördern.

Nina Ruge: Der Geschlechtshormon-Spiegel sinkt so etwa ab dem 40. Lebensjahr dramatisch ab – Frauen werden aber heute durchschnittlich doppelt so alt. Ist es da tatsächlich ratsam, die Hälfte seines Lebens nahezu ohne Geschlechtshormone zu verbringen?

Prof. Dr. Weber: Die Natur hat das wahrscheinlich schon ganz gut eingerichtet. Östrogene sind nun mal aufbauende, die Zellteilung fördernde Hormone. Das hat bei älteren Menschen mehr Nach- als Vorteile. Bei der tatsächlich vorhandenen, zunehmenden Krebsneigung im Alter könnten Östrogene das Krebswachstum fördern. Hier ist also unbedingt Vorsicht angebracht.

Nina Ruge: Wachstumshormone gelten seit einigen Jahren als Modedroge gegen Alterungsprozesse. Was ist da dran?

Prof. Dr. Weber: Menschen, die einen Mangel an Wachstumshormonen aufweisen, haben eine dünne, faltige Haut. Menschen mit Überproduktion neigen zu derber, unreiner Haut. Das sehen sie zum Beispiel besonders an Bodybuildern, die sich mit solchen Hormonen dopen. Der Effekt dieses Hormons: Es hält Wasser im Gewebe, das Muskelwachstum nimmt zu, Fett schmilzt.

Nina Ruge: Halten Sie es für gefährlich, sich Wachstumshormone spritzen zu lassen?

Prof. Dr. Weber: Ich halte das außerhalb einer gegebenen medizinischen Indikation für ausgesprochen gefährlich, denn Wachstumshormone könnten – wie das Östrogen – Krebsherde im Körper geradezu zum Wachstum animieren.

Nina Ruge: Wie kann man denn alternativ den Alterungsprozess – besonders den der Haut – herauszögern?

Prof. Dr. Weber: Östrogene wirken eindeutig dem Alterungsprozess entgegen. Aber die Schulmedizin wird sie dennoch nicht generell empfehlen – wegen der beschriebenen Krebsrisiken. Wenn Östrogene aus kosmetischen Gründen gegeben werden, kann es sinnvoll sein, sie als Gel auf die Haut aufzutragen, um so mit möglichst geringen Dosen den gewünschten Effekt zu erzielen.

Nina Ruge: Was empfehlen Sie also Ihrer Frau?

Prof. Dr. Weber: Nun, sie kann ihre körpereigene Wachstumshormon-Produktion auf natürliche Weise ankurbeln: durch gesunde Lebensweise, Vollwertkost, Gewichtskontrolle, Sport und ausreichend Schlaf. Sechs bis acht Stunden pro Nacht sollten es durchaus sein. Dass der Schlaf vor Mitternacht besonders wertvoll sei, das ist übrigens ein Märchen. Und dann würde ich meiner Frau gute Cremes schenken. Die wirken oft besser, als man vielleicht meint.

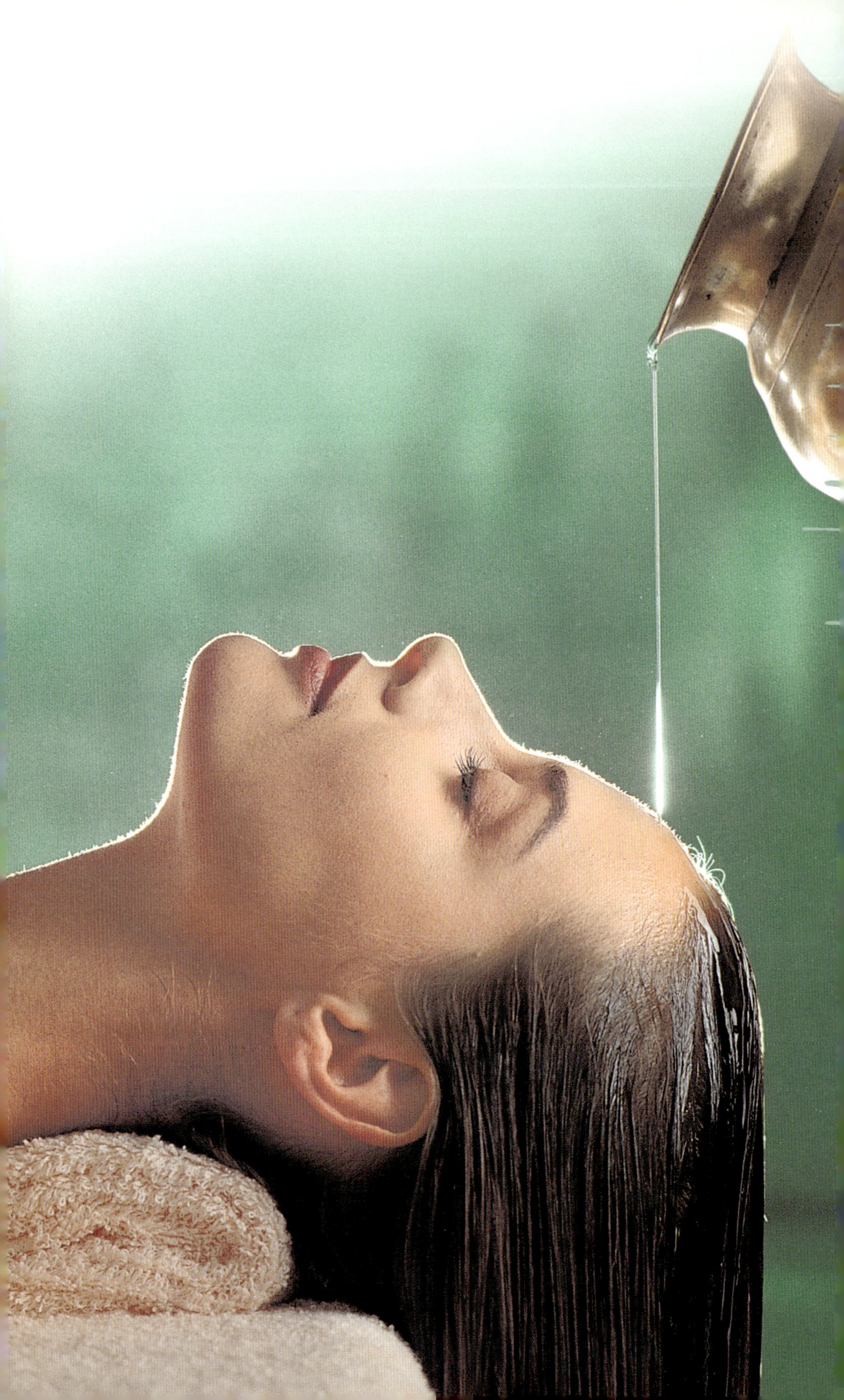

Haut & ergänzende Heilmethoden

Wenn es um die Haut geht, sind ergänzende Heilmethoden wie Homöopathie, Schüßler-Salze, Traditionelle Chinesische Medizin, Phytotherapie und Ayurveda oft wirkungsvolle Alternativen zur Schulmedizin. Ihr ganzheitlicher Ansatz zielt nicht allein auf Krankheitssymptome, sondern darauf, dass Körper, Geist und Seele in Einklang gebracht werden. Auch »Detox«, die Entgiftung, ist im Zusammenhang mit der Haut einen Versuch wert.
Mein persönliches Geheimnis gesunder und schöner Haut ist ein ganzheitliches Programm von innen und außen: Eine Kombination von Schüßler-Salzen und -Salben, ayurvedischer Ernährung und Anwendungen hat bei mir zu einer sichtbaren Verbesserung geführt. Wir haben drei unterschiedliche Formeln für die drei Hauttypen entwickelt, damit Sie sich in Ihrer Haut wohl fühlen!

Traditionelle Chinesische Medizin

Jede therapeutische Maßnahme in der Traditionellen Chinesischen Medizin (TCM) hat ein Ziel: das energetische Gleichgewicht von Körper, Geist und Seele wiederherzustellen. Oder, anders ausgedrückt, Yin und Yang auszugleichen, denn Krankheiten und Beschwerden werden als Störung der Harmonie dieser Energien verstanden. Yin und Yang stehen für die Gegensatzpaare weiß und schwarz, warm und kalt, hell und dunkel. Ohne das eine kann das andere nicht sein. Es handelt sich aber nicht um unveränderliche Größen, sie sind ständig in Bewegung. Wichtig ist, dass sie immer wieder in die Balance gelangen.

Die Traditionelle Chinesische Medizin unterscheidet drei Gruppen von Krankheitsauslösern: äußere Ursachen (etwa klimatische Faktoren), innere Ursachen (Gefühle) und sonstige Ursachen (zum Beispiel Erschöpfung, Ernährung, Vergiftungen). Am Anfang der Diagnose steht eine ausführliche Befragung zum Krankheitsbild oder den Beschwerden. Ebenso werden Schlaf-, Hör- und Sehvermögen, Urin und Stuhlgang abgefragt. Auskunft geben auch Körpergeruch, Stimmlage und Gesamterscheinung, ja selbst Falten im Gesicht. Auch die Zunge verrät viel über den Energiefluss, und erst recht der Puls. Nicht nur dessen Geschwindigkeit und Tiefe werden beurteilt, sondern auch ob er sich weich, hart, rau oder geschmeidig anfühlt.

Traditionell beginnt die Behandlung mit einer Beratung zum Thema Lebensführung und Ernährung. Sie ist ein bedeutender

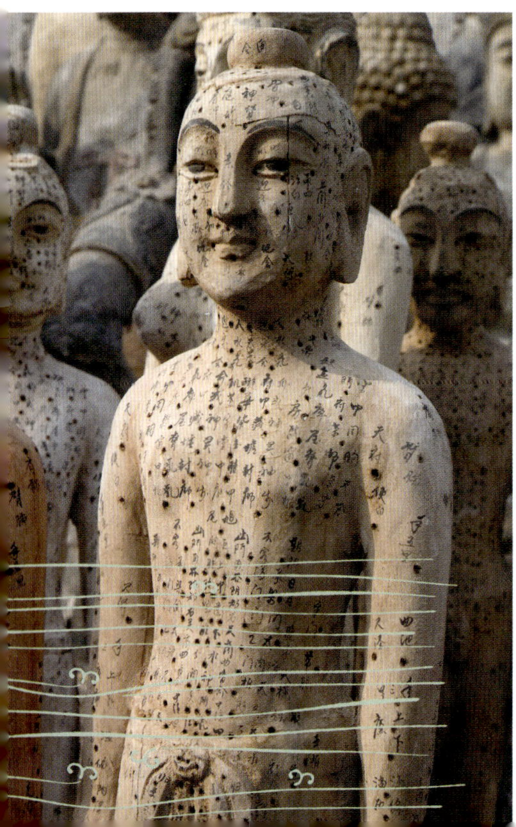

Das »Qi«, die Lebensenergie, steht im Mittelpunkt der chinesischen Philosophie und Heilkunde: »Was Qi hat, lebt. Was kein Qi hat, stirbt. Leben entsteht mittels Qi.«

Pfeiler der TCM. Dabei geht es um die thermische Wirkung der Nahrungsmittel – heiß, warm, neutral, kühl, kalt – aber auch um ihre Geschmacksrichtung: sauer, bitter, süß, scharf, salzig.

Die Therapie besteht aus einer Heildiät, Kräuterzubereitungen und Akupunktur. Da die Muster der Disharmonie bei jedem Menschen anders sind, können zwei Menschen mit einem ähnlichen Beschwerdebild durchaus unterschiedliche Diätempfehlungen bekommen. Für alle gilt jedoch, regelmäßig zu essen und in immer ähnlich großen Portionen, weil es den Organismus viel Energie kostet, an einem Tag viel und am nächsten Tag wenig zu essen.

Anwendungsgebiete der Traditionellen Chinesischen Medizin sind, neben Hauterkrankungen: Erkältungen, Verdauungsstörungen, Harnwegsinfekte, Immunschwäche, Stoffwechselerkrankungen, Rheuma, Arthritis, Kopfschmerzen, Erkrankung der inneren Organe, erhöhte Infektionsanfälligkeit und gynäkologische Beschwerden.

Akupunktur

Die Nadel-Therapie ist ein ganz wesentlicher Bestandteil der Traditionellen Chinesischen Medizin. Sie stützt sich auf das Konzept der Meridiane (Leitbahnen) als Energietransportsystem. Zwölf ineinander übergehende Hauptmeridiane sowie eine Reihe von Nebenmeridianen stehen mit bestimmten Organen oder Funktionskreisen in Verbindung. Durch diese Meridiane fließt »Qi« (Energie), das auf diesem Weg zu allen Organen und Geweben gelangt, auch in Haut und Muskeln.

Blockaden im Energiefluss verhindern eine hinreichende Versorgung. Organische Erkrankungen oder Funktionsstörungen zeigen sich in Blockaden. Umgekehrt löst die Behebung der Blockaden diese Probleme. Allein entlang der Hauptmeridiane befinden sich 361 Akupunkturpunkte. Insgesamt gibt es über 10000 Akupunkturpunkte, über die der Energiefluss durch Stimulation mit den Nadeln beeinflusst werden kann, um ihn entweder zu verlangsamen oder zu beschleunigen. Das hat nicht nur Auswirkungen auf den Körper, sondern auch auf die Psyche.

Durch Einstechen der Nadeln in bestimmte Punkte werden Serotonine freigesetzt, die die Stimmung aufhellen, und opiode Peptine. Darunter versteht man körpereigene Opiate, die helfen, mit mentalen und psychischen Situation besser fertig zu werden. Bei akuten Beschwerden ist das tägliche Nadeln angebracht, bei chronischen Erkrankungen und auch zur Vorbeugung reicht meist ein wöchentlicher Abstand. Die meisten Krankenkassen bezahlen inzwischen für die Akupunktur bei Rückenproblemen.

Wenn es um die Haut geht, hilft die Akupunktur besonders gegen Juckreiz, und sie kann bei Allergien Entlastung bringen. Bei Heuschnupfen ist Akupunktur einen Versuch wert. Außerdem hat sie sich als Behandlungsmethode bewährt bei Infektionen der Atemwege, Problemen mit der Wirbelsäule, Gelenkbeschwerden, Arthritis, Tennisarm, Kopf- und Zahnschmerzen, Migräne, Magen- und Darmbeschwerden, psychosomatischen und neurologischen Erkrankungen und Fertilitätsstörungen.

Bei akuten Erkrankungen ist die Schulmedizin der Akupunktur überlegen, doch diese kann begleitend wirken. Beide Methoden vertragen sich gut.

Ayurveda – Heilkunde aus Indien

Die ayurvedische Lehre ist ein ganzheitliches Konzept, das Ernährung, Bewegung, Meditation und den bewussten Umgang des Menschen mit sich selbst und seiner Umwelt umfasst. Sie stammt aus Indien und ist mehr als 3000 Jahre alt.

Doshas

Ayurveda heißt übersetzt »Lehre des Lebens«. Kernpunkt ist die Annahme, dass das Universum aus den fünf Elementen Raum, Luft, Feuer, Wasser und Erde besteht. Auch der Mensch besteht aus diesen fünf Elementen, die sich im Körper zu drei Kräften – Doshas – bündeln, die physische und seelische Vorgänge steuern: Kapha (Wasser und Erde), Pitta (Feuer) und Vata (Raum und Luft). Sie sind aber nicht gleichmäßig verteilt, ein oder zwei Doshas stehen immer im Vordergrund. Doshas prägen unsere Körperformen und unsere typischen Charaktereigenschaften. Jeder Mensch hat ein individuelles Gleichgewicht der Doshas. Dieses Gleichgewicht kann sich durch Lebensumstände für bestimmte Zeit verändern. Dann gerät die Balance der Doshas durcheinander. Die Folgen sind Beschwerden und schließlich Krankheit. Ziel ist deshalb, die Doshas im Gleichgewicht zu halten oder dieses wiederherzustellen.

Menschen des Kapha-Typs haben einen kräftigen Körperbau mit runden Formen und neigen zu Übergewicht. Sie ruhen in sich, besitzen eine hohe emotionale Intelligenz, sind geduldig und ausdauernd.

Menschen des Pitta-Typs sind wohlproportioniert, besitzten einen scharfen, kritischen Verstand, sind ungeduldig und die geborenen Kämpfer.

Menschen des Vata-Typs sind schlank, zierlich, nehmen kaum zu. Sie sind flexibel und kreativ, scheinen aber oft unentschlossen und sind schnell erschöpft.

Das Verdauungsfeuer »Agni«

Eine wichtige Rolle spielt ein gut funktionierendes Verdauungsfeuer, das »Agni«. Es ist für die Aufspaltung der Nahrung in Magen, Darm und Leber zuständig. Je mehr positive Bestandteile es herausfiltert, desto mehr Brennstoff, sprich Energie, steht zur Verfügung. Und umso weniger Schlackenstoffe, »Ama«, fallen an. Agni wirkt in jede Zelle hinein. Wenn dort das Verdauungsfeuer effektiv arbeitet, werden auch Schlackenstoffe aus dem Zellstoffwechsel verbrannt. Brennt nur ein schwaches Feuer, wird die Verdauung träge, Schlackenstoffe sammeln sich an. Das Gleichgewicht wird gestört. Wenn sich Ama mit den Doshas vermischt, kann es zu ernsthaften Krankheiten kommen.

Es gilt zunächst das Agni eines Patienten zu erkennen und, wenn nötig, es wieder dazu zu bringen, optimal zu arbeiten, ferner die Schlacken zu entfernen, damit die Doshas wieder ins Gleichgewicht kommen.

Ernährung

Ein weiterer Schwerpunkt ist die Ernährung. Sie soll die Gesundheit erhalten oder wiederherstellen. Nach ayurvedischem Verständnis hat Nahrung nicht nur Einfluss auf den Körper, sondern auch auf die Psyche. Generell wird eine vegetarische Ernährung empfohlen. Eine ayurvedische Mahlzeit sollte immer frisch und mit viel Achtsamkeit zubereitet werden. Und sie sollte auf den individuellen Konstitutionstyp abgestimmt sein. Kapha-Lebensmittel sind süß, schwer und feucht; Pitta-Nahrung scharf und heiß und Vata-Nahrung kalt, trocken, leicht und von eher bitterem Geschmack.

Körperöle

Regelmäßiges Einölen ist ebenfalls ein wichtiger Aspekt des Ayurveda. Die Öle kann man sich selbst zusammenstellen. Kapha-Typen brauchen ein wärmendes, anregendes Öl: Sesamöl, dem man Zitronenmelisse, Moschus, Zimt oder Orange als ätherische Öle zusetzen kann. Pitta-Typen profitieren von kühlendem Kokos- oder Sonnenblumenöl mit Zusätzen von Sandelholz, Jasmin, Koriander oder Rose. Vata-Typen brauchen wärmendes und nährendes Jojoba- oder Mandelöl. Zusätze: Muskatnuss, Zimt, Kardamom und Rosmarin. Auf 30 ml Basisöl werden 10 Tropfen ätherisches Öl gegeben.

Heilkräuter

Eine weitere Säule des Ayurveda sind Heilkräuter. Sie werden häufig so kombiniert, dass sie sich in ihrer Wirkung potenzieren, oder aber auch so, dass mögliche Nebenwirkungen minimiert oder ausgeschlossen werden können. Sie werden als Pulver, Kapseln oder Heiltees angeboten. Für Inhalationen können gelegentlich auch ätherische Öle verwendet werden, wenn keine frischen Kräuter für den Aufguss zur Verfügung stehen.

Ölmassagen

Höhepunkt einer ayurvedischen Therapie sind Ölmassagen. Warmes Sesamöl wird in unterschiedlichen Güssen über den Körper verteilt und von zwei Therapeuten synchron mit sanften Bewegungen tief ins Gewebe massiert. Die Wirkung wird noch durch den Einsatz von Heilölen verstärkt.

Info

Panchakarma-Kur

Bei chronischen Beschwerden empfiehlt sich eine Panchakarma-Kur in einer Ayurveda-Klinik. Sie sollte zwei, besser drei Wochen dauern. Sie ist nicht mit einer entspannten Ayurveda-Wellness-Kur zu verwechseln, denn hier geht es zur Sache. Panchakarma heißt übersetzt »fünf Handlungen« und bezieht sich auf fünf ausleitende Behandlungen. Dazu zählen Abführtage, Öleinläufe und Heilkräuterdämpfe. Das kann sehr anstengend sein, zumal nicht nur der Körper entschlackt wird, sondern auch die Psyche.

Dr. Bauhofer
»Ojas – Quelle des Lebens«

Nina Ruge: Nach der Lehre des Ayurveda kommt Schönheit von innen – in Form von Ojas. Bitte erklären Sie, wie wir uns Ojas vorstellen können!

Dr. Bauhofer: Ojas kennzeichnen die Nahtstelle zwischen Stoff und Geist, zwischen Konkretem und Abstraktem, zwischen Körper und Bewusstsein. Ojas ist Lebenskraft, es beseelt Materie und macht uns lebendig. Ein Körper ohne Ojas ist tot. Ojas steht also für die Lebendigkeit eines Menschen, für seine Ausstrahlung, sein Charisma, seine Gesundheit und Vitalität, seine Widerstandskraft, seinen Enthusiasmus und seine Lebensfreude. Die samtige Strahlkraft und Klarheit der Haut, das Funkeln und Leuchten der Augen – das alles ist Ausdruck von Ojas. Ein Mensch mit viel Ojas ist schön – in ihm verkörpert sich die überschäumende Lebendigkeit des Lebens.

Nina Ruge: Was kann ich tun, um mein Ojas so zu stärken, dass das an meiner Haut abzulesen ist?

Dr. Bauhofer: Ojas geht als das allerfeinste Produkt aus dem Stoffwechsel unseres Organismus hervor. Aus allem, was in unser System gelangt – sei es über den Mund, die Nase, die Augen, die Ohren oder die Haut – versucht der Stoffwechsel die Essenz der Lebendigkeit zu extrahieren und Ojas zu produzieren. Wie erfolgreich er dabei ist, hängt zum einen von der Funktionstüchtigkeit der Verdauung und der Stoffwechselprozesse ab, zum anderen davon, wie viel an lebendiger Essenz Essen, Trinken, Luft und all die anderen Erfahrungen unserer Sinne enthalten. Aus diesem Grund müssen wir auf die Qualität unserer Ernährung und unserer Sinneserfahrungen achten. Wenn unser Essen schlecht und unbekömmlich ist, wenn es nicht mit Liebe zubereitet ist, lebt darin kein Ojas. Wenn die Luft, die wir atmen, das Wasser, das wir trinken, unrein ist, sucht der Stoffwechsel des Körpers vergebens darin die Essenz des Lebens. Wenn wir uns dauernd negativen Erfahrungen aussetzen – soweit wir es beeinflussen können –, uns nicht ausreichend Schlaf gönnen, zermürbt das unsere Psyche und verschleißt Ojas. Schöne Erfahrungen, die Freude erzeugen, schaffen Ojas. Frisches, leicht verdauliches, mit Achtung und Zuwendung gekochtes Essen, zur richtigen Zeit genossen, verfeinert sich zu Ojas. Saubere Luft und reines Wasser schenken uns diese lebendige Essenz. Und das kann man dann an Haut und Haaren sehen.

Nina Ruge: Welche Rolle spielt also der Darm für das Hautbild?

Dr. Bauhofer: Die Haut ist ein Pitta-Organ. (Pitta ist neben Vata und Kapha eines der drei Doshas.) Die Funktionen von Haut und Leber sind eng aneinander gekoppelt. Beide Organe übernehmen wichtige Aufgaben der Entgiftung. Bei Hautkrankheiten oder unreiner Haut behandelt der Ayurveda-Arzt immer auch die Leber. Pitta reguliert zusätzlich den Prozess der Verdauung, und darum zeichnet sich die Funktion des Verdauungstrakts auch immer im Hautbild ab.

Nina Ruge: Das heißt: Entsäuerung, Entgiftung sind entscheidend.

Dr. Bauhofer: Ja – sehr wichtig für das Hautbild. Pitta besitzt die Qualitäten scharf und sauer. Eine unreine Haut geht darum fast immer mit einer Übersäuerung des Körpers einher. Wenn wir ein Programm zur Entsäuerung und Entgiftung durchführen, kann die Haut zunächst intensiver reagieren, sodass sich das Hautbild in den ersten Tagen verschlechtert. Darauf muss man vorbereitet sein. Wie sieht nun so ein Entgiftungsprogramm aus? Ich empfehle es zunächst für fünf bis zehn Tage, je nachdem, wie schwer sich jemand tut, es konsequent durchzuführen. Das Prinzip ist einfach. Morgens ein großes Glas warmes Zitronenwasser mit Honig: Wasser aufkochen, abkühlen lassen, dann einige Spritzer einer ausgepressten Zitrone und einen Teelöffel Honig hinzufügen. Das Frühstück weglassen oder gedünstetes Obst essen. Tagsüber jede halbe bis ganze Stunde eine Tasse heißes Wasser trinken. (Das Wasser zehn Minuten kochen, dann in eine Thermoskanne füllen und möglichst heiß trinken.) Mittags und abends nur vegetarisch essen wie Reis, Nudeln oder Kartoffeln mit frischem Gemüse (allerdings keine Tomaten und keine Pilze in dieser Zeit) – nichts Rohes, kein Fleisch, keinen Fisch, keine Eier, nach Möglichkeit in dieser kurzen Periode auch keine Milchprodukte. Außer Obst keine Zwischenmahlzeiten tagsüber.

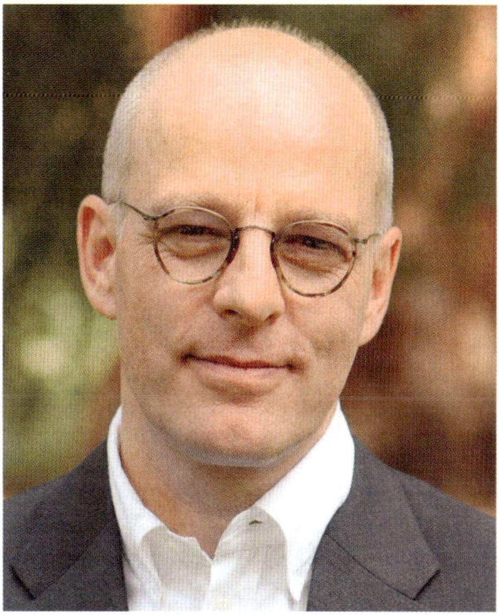

Dr. Ulrich Bauhofer, einer der führenden Ayurveda-Spezialisten außerhalb Indiens und ein erfolgreicher Buchautor, konzipierte und leitete über 10 Jahre die größte Ayurveda-Klinik in Deutschland. Derzeit betreibt er eine ayurvedische Praxis in München und ist Vorsitzender der Deutschen Gesellschaft für Ayurveda.

Nina Ruge: Welche Nahrungs- und Genussmittel sollte man meiden?

Dr. Bauhofer: Alles, was nicht frisch ist: Aufgewärmtes, Konserven, Essen aus der Mikrowelle – all das enthält kein Ojas mehr. Meiden Sie schweres Essen, besonders abends. Wenn Sie sich nach dem Essen energievoll und leicht fühlen, haben Sie Ihre Verdauung nicht überfordert. Meiden Sie auch stark säuernde Nahrungsmittel und Getränke. Ojas-Killer sind Zigaretten, zu viel Alkohol, Kaffee und Fleisch.

Nina Ruge: Bietet Ayurveda Behandlungsformen, die spezifisch auf den Hauttyp abgestimmt sind?

Dr. Bauhofer: Von Vata dominierte Menschen neigen zu trockener Haut, Pitta-Typen haben eine eher empfindliche Haut und Kapha-Menschen charakterisiert eine fettige Haut. Darum tut dem Vata-Typen eine viertel bis eine halbe Stunde vor dem Duschen eine morgendliche Massage mit gereiftem Sesamöl (das Öl muss unter Aufsicht kurz auf 100 °C erhitzt werden) oder Mandelöl gut, ein starkes Pitta kühlt Kokosöl, und der Kapha-Mensch sollte eine trockene Massage mit Rohseidenhandschuhen bevorzugen.

Nina Ruge: Wie stark wirkt sich die Psyche auf den Zustand der Haut aus?

Dr. Bauhofer: Natürlich wirkt sich unsere psychische Verfassung auf unseren Körper und seine Funktionen aus. Ein Mensch, der gestresst ist, wird leicht »sauer«. Sein Pitta erhöht sich, und das wirkt sich schädlich auf das Hautbild aus. Wissenschaftliche Studien haben die Wirkung von emotionalem Stress auf die Haut nachgewiesen. Ein Mensch mit viel Ojas ruht in sich, er verfügt über eine hohe Stressresistenz und geht mit psychischen Belastungen souverän um.

Geheimtipp

Ojas-Rezept aus der ayurvedischen Küche: Reis & Dal

Sie brauchen: 1 Tasse Basmatireis, geröstetes Sesamöl, Salz, etwas Ghee, ½ TL Senfsaat, ½ TL Gelbwurz (Kurkuma), ½ TL Curry, Ingwerpulver, Pfeffer, Ingwerwurzel, 1–2 Tomaten, Dal-Linsen

So geht's: Den Basmatireis mit 3 Tassen Wasser, etwas Sesamöl und Salz so lange köcheln, bis das Wasser verkocht ist. Inzwischen Ghee in einen hohen Topf geben, Senfsaat, Gelbwurz, Curry, etwas Ingwerpulver, Salz, Pfeffer und 1 bis 3 Scheiben Ingwer hinzugeben. Dünsten Sie alles an, bis die Senfsaat springt. Rühren Sie dann die geschälten Tomaten und die Linsen dazu. Füllen Sie den Topf bis weit über die Mitte mit heißem Wasser auf. Köcheln lassen, bis ein luftiger, leichter Brei entstanden ist. Dazu passt sehr gut indisches Mango-Chutney.

Phytotherapie – Heilkraft der Pflanzen

Eukalyptus gegen Erkältungen, Baldrian gegen flatternde Nerven, ein Kamillebad für die Haut – jeder kennt solche »Hausmittel«. Die Geschichte der Pflanzenheilkunde ist viele tausend Jahre alt ist. Bereits in Babylonien, zur Zeit der ägyptischen Hochkulturen, bei den Griechen der Antike und im römischen Reich war sie bekannt. Im frühen Mittelalter erlebte sie unter der Äbtissin Hildegard von Bingen auch hierzulande eine Blütezeit – aus den europäischen Klostergärten waren die Heilkräuter nicht mehr wegzudenken. Heute gilt die Phytotherapie, zumindest im deutschsprachigen Raum, als das Naturheilverfahren schlechthin. Die moderne Naturapotheke umfasst ungefähr 400 Arzneipflanzen – darunter Zwiebeln, Wurzeln, Rinden, Samen, Kräuter, Hölzer, Früchte, Flechten, Blüten und Blätter. Sie wurden aus Pflanzen oder Teilen von ihnen zu Mono- oder Kombiwirkstoffpräparaten in unterschiedlichster Dosierung aufbereitet und kommen in Form von Pillen, Pulvern, Elixieren, Säften, Tees, Sirup, Ölen, Salben und Tinkturen beim Patienten zum Einsatz.

Die Phytotherapie unterteilt sich in zwei Richtungen: die klassische Pflanzenheilkunde und die Rationale Phytotherapie.

Klassische Pflanzenheilkunde

Die klassische Pflanzenheilkunde stützt sich auf die Erfahrungen und Tradition der weisen Kräuterfrauen und der Pflanzenkundigen früherer Jahrhunderte und wurde von dem Wunderarzt Paracelsus (Theophrastus Bombastus von Hohenheim, 1493–1541) systematisiert. Er begann damit, anhand des Standorts der Pflanze, der Wachstumszeit, des Geruchs und Geschmacks, der Form und Farbe auf ihre Heilkraft zu schließen. Pharmakologisch oder klinisch ist die Heilwirkung dieser Pflanzenmittel nicht nachgewiesen. Sie werden aber seit jeher in der Volksmedizin eingesetzt.

Rationale Phytotherapie

Demgegenüber kann die Rationale Phytotherapie eine gleichbleibende Wirksamkeit nachweisen, weil die Herstellung der Phytopharmaka standardisiert ist und sie einer eingehenden Qualitätsprüfung unterliegen. Die moderne Phytotherapie orientiert sich an den neuesten wissenschaftlichen Erkenntnissen zu Pflanzeninhaltsstoffen und ihren Wirkungen auf den menschlichen Organismus.

Apotheken dürfen nur solche Phytopharmaka verkaufen, die für den deutschen

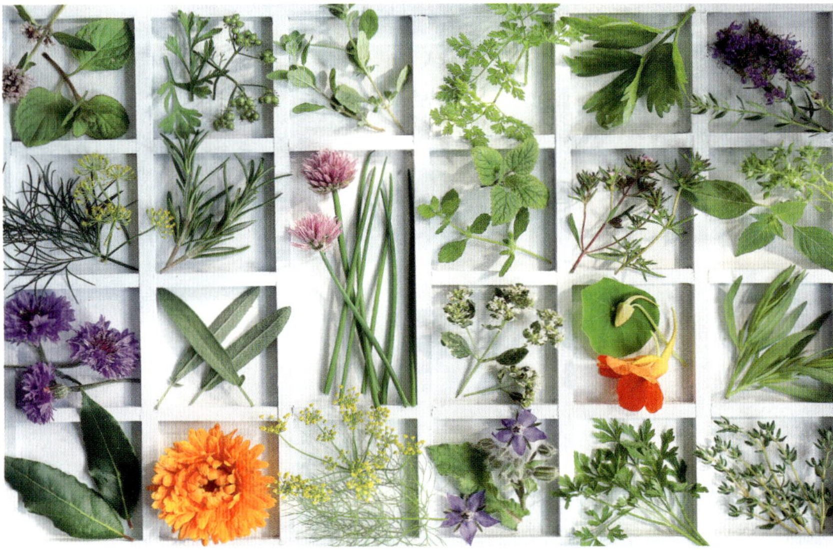

Besonders hilfreich ist die Pflanzenheilkunde bei der Prophylaxe chronischer Leiden – sie eignet sich hervorragend zur vorbeugenden kurmäßigen Anwendung. Dazu zählen Blutreinigung und die Stärkung der Ausscheidungs- und Entgiftungsorgane Leber und Niere.

Markt offiziell als Droge zugelassen sind. Dort kann man auch sicher sein, qualitativ hochwertige Produkte zu bekommen. Nur ein Beispiel: Kamillentee im Beutel, der aus der Kamillenblüte gewonnen wurde, ist weit wirksamer als der Extrakt aus den Stängeln und deshalb auch teurer. Diese Sicherheit ist bei Produkten aus Reformhäusern, Bioläden oder Supermärkten nicht unbedingt gegeben. Es lohnt sich daher, beim Kauf die Inhaltsangaben sehr genau zu studieren.

Die Heilung mit Pflanzenstoffen wurde vor rund 30 Jahren als eigenständige Therapieform offiziell anerkannt, unterliegt aber strengen Kontrollen bezüglich Wirksamkeit und Unbedenklichkeit. Auf der sichersten Seite ist man beim Kauf der Produkte in der Apotheke. Fast alle sind freiverkäuflich. Man muss allerdings wissen, dass die Wirkungen von pflanzlichen Heilmitteln im Vergleich zu chemisch-synthetischen Medikamenten mit zeitlicher Verzögerung eintreten. Sie haben aber einen unschlagbaren Vorteil: Bei Phytopharmaka ist nur in geringem Maße mit Nebenwirkungen zu rechnen.

Für die Selbstbehandlung werden meist frische oder getrocknete Pflanzenteile verwendet. Üblich sind Tees, Bäder und Tinkturen. Salben aus Kamilleblütenextrakt beispielsweise lindern Hautentzündungen.

Anwendungsgebiete: Vorbeugung gegen Erkrankungen der Leber, Niere, Lunge oder des Herzens. Behandlung von leichteren Beschwerden, wie Erkältungen oder Harnwegsinfekte. Begleitend zur Unterstützung schulmedizinischer Behandlungen.

Prof. Dr. AUGUSTIN

»Kräuter helfen der Haut!«

Nina Ruge: Sie haben ergänzende Medizinformen auf ihre Wirksamkeit bei Hauterkrankungen getestet – welche?

Prof. Dr. Augustin: Wir haben eine Menge untersucht: pflanzliche Wirkstoffe, den Einfluss der Ernährung auf Hauterkrankungen, Heilfasten, Akupunktur, Entspannungstechniken und Kneippsche Anwendungen.

Nina Ruge: Was von all dem ist am wirksamsten?

Prof. Dr. Augustin: Abgesehen davon, dass ein indivuell angepasster Mix aus verschiedenen Verfahren zu empfehlen ist, haben wir in der Phytotherapie ausgesprochen interessante Ergebnisse zu verzeichnen. Pflanzliche Wirkstoffe können signifikant entzündungshemmende Eigenschaften besitzen, sie können den Wundverschluss beschleunigen, eine gestörte Barrierefunktion der Haut, also rissige, überreizte, spröde Haut beruhigen, manche wirken sehr gut gegen Schmerz und Juckreiz – und wieder andere hervorragend antimikrobiell.

Nina Ruge: Da möchte ich natürlich Pflanzennamen hören!

Prof. Dr. Augustin: Wir haben natürlich streng wissenschaftliche Maßstäbe angelegt, das heißt, wir haben sehr detailliert diverse Pflanzen auf ihre pharmakologische Wirkung durchgetestet. Und hier sind besondere Herausforderungen zu bewältigen – im Vergleich zur klassischen Pharmazie. Pflanzen-Wirkstoffe variieren in ihrer Qualität aufgrund ihrer Herkunft, ihrer Anbaugebiete und Umweltbedingungen. Sie sind schwerer zu stabilisieren, wenn sie extrahiert sind usw. Wir müssen also gewisse Unschärfen in unsere Auswertung mit einbeziehen.

Nina Ruge: Dies bedenkend, würde ich gerne wissen, welche Pflanzen besonders gegen Entzündungen wirken?

Prof. Dr. Augustin: Wir haben in einem Breitenversuch Patienten mit UV-Licht so am Unterarm bestrahlt, dass leichte Verbrennungen entstanden. Wir haben dann gemessen, ob bestimmte Pflanzenextrakte diese Verbrennung stärker zurückgehen ließen als bei Patienten ohne Behandlung. Wenn das der Fall war, haben wir genau bestimmt, wie stark der antientzündliche Effekt war. Deutliche Effekte zeigten das Johanniskraut, Aloe vera, Koriander, Hamamelis (Zaubernuss),

Kamille und Bittersüß, wobei Aloe, Koriander und Hamamelis die größte Wirksamkeit aufwiesen.

Nina Ruge: Wie stark wirken diese Phytopharmaka im Vergleich zu chemischen Präparaten?

Prof. Dr. Augustin: Sie sind vergleichbar mit leichten Cortisonpräparaten, die es rezeptfrei in der Apotheke gibt. Das heißt, dass Ekzeme und Entzündungen in der Akutphase auf jeden Fall der Cortisonbehandlung bedürfen. Phytopharmaka sind für leichtere Fälle und zur Mitbehandlung schwerer Fälle geeignet.

Nina Ruge: Welche Pflanzen wirken gegen bakteriellen Befall?

Prof. Dr. Augustin: Damit sprechen Sie zum Beispiel Neurodermitis-Patienten an, deren Haut sehr häufig von Bakterien besiedelt ist. Aber auch Akne-Patienten weisen Bakterienbefall auf. Zum einen können sich Proprioni-Bakterien in den Talgdrüsen ansiedeln. Sie bauen den Talg zu Fettsäuren ab, welche dann Entzündungen hervorrufen. Zum anderen sind oft Eiterbakterien aktiv: *Staphylokokkus aureus* ruft die eitrigen Prozesse bei Furunkeln und Abszessen hervor. Wir haben uns nun gefragt: Was nehmen die Menschen in den Entwicklungsländern alltäglich mit der Nahrung zu sich, dass trotz permanenten bakteriellen Angriffen relativ wenige sterben, obwohl sie keine Antibiotika zur Verfügung haben? So sind wir auf Koriander gekommen, der zum Beispiel aus Gerichten in Indien nicht wegzudenken ist. Wir haben nun Korianderöl in Kulturschälchen in umfangreichen Tests verschiedensten Pilzen und Bakterien ausgesetzt. Korianderöl wirkt tatsächlich unschlagbar antimikrobiell, also nicht nur gegen Bakterien, sondern auch gegen Pilze. Korianderöl wirkt sogar hervorragend bei der Wickel-Dermatitis, also bei entzündeten Baby-Popos, bei wunder Schnupfen-Nase, Schnittwunden – also grundsätzlich bei etlichen entzündlichen Prozessen der Haut. Es ist in der Apotheke rezeptfrei erhältlich.

Nina Ruge: Gibt es noch andere pflanzliche Produkte, die gegen Entzündungen helfen?

Prof. Dr. Augustin: Viele Pflanzen produzieren antimikrobielle Substanzen, um sich gegen Pilze und Bakterien zu schützen, so Thymian oder Lavendel. Allerdings reizt Thymianöl die Haut, ist also nur zum Inhalieren geeignet. Lavendelöl kann zu Allergien führen. Koriander ist am besten verträglich.

Nina Ruge: Haben Sie noch etwas entdeckt, das gegen Akne hilft?

Prof. Dr. Augustin: Eichenrinde. Äußerlich angewendet, wirkt sie sehr gut gegen Mitesser und erhöhten Talgfluss. Eichenrinde gibt es ebenfalls in der Apotheke. Ich empfehle, vier Esslöffel in einem Liter Wasser aufzukochen, eine halbe Stunde ziehen zu lassen und dann feuchte Auflagen machen. Auch bei Mundschleimhautentzündung ist Eichenrinde geeignet. Sie wirkt deutlich besser als Kamille-Extrakt. Cortisonartige Wirkstärken können Phytopharmaka allerdings nicht erreichen.

Nina Ruge: Haben Sie weitere pflanzliche Wirkstoffe gefunden, die positive Haut-Effekte aufwiesen?

Prof. Dr. Augustin: Ein Inhaltsstoff der Paprika und der Chilischote wirkt gegen Juckreiz: Capsaicin. Das ist der Wirkstoff, der auch in den ABC-Pflastern enthalten ist. Capsaicin löst Neuropeptide aus den freien Nervenendigungen der Haut heraus und senkt so die Nervenaktivität und den Juckreiz. Allerdings muss man es vier- bis fünfmal am Tag anwenden.

Nina Ruge: Hilft das auch bei Mückenstich-Attacken?

Prof. Dr. Augustin: Da hilft Kühlen besser. Denn Capsaicin braucht einige Tage, um seine Wirkung zu entfaltet. Da sind Mückenstiche meist schon verheilt.

Nina Ruge: Haben Sie einen Pflanzen-Tipp bei Herpes?

Prof. Dr. Augustin: Da habe ich keine Pflanzen-, sondern eine Mineralstoff-Empfehlung: Silicea-Balsam aus dem Reformhaus, also Kieselsäure-Gel. Er wirkt besser als die herkömmlichen in der Apotheke erhältlichen Mittel. Allerdings weiß man noch nicht, wieso dieser Balsam so gut wirkt. Wir wissen nur, dass er wirkt.

Nina Ruge: Phytopharmaka sind die wichtigsten Bausteine einer Hautbehandlung mithilfe ergänzender Medizinformen. Was gehört noch dazu?

Prof. Dr. Augustin: Entscheidend ist, die Individualität des Patienten zu berücksichtigen: Welche lebensgeschichtlichen, persönlichen Hintergründe können die Erkrankung mit verursacht haben – und wie weit setzen sie eventuell auch Grenzen in den Behandlungsmöglichkeiten? Akupunktur hilft beispielsweise oft bei Juckreiz – aber nicht bei jedem Patienten. Manche wollen eine einfache, schnelle Hilfe und bauen nicht auf die Aktivierung der eigenen Selbstheilungskräfte. Andere nehmen sich mehr Zeit dafür, zum Beispiel auch für Kneippsche Anwendungen. Hier ist sehr viel mehr Eigeninitiative des Patienten erforderlich – dafür birgt die altrnative Medizin aber auch große Heilungschancen.

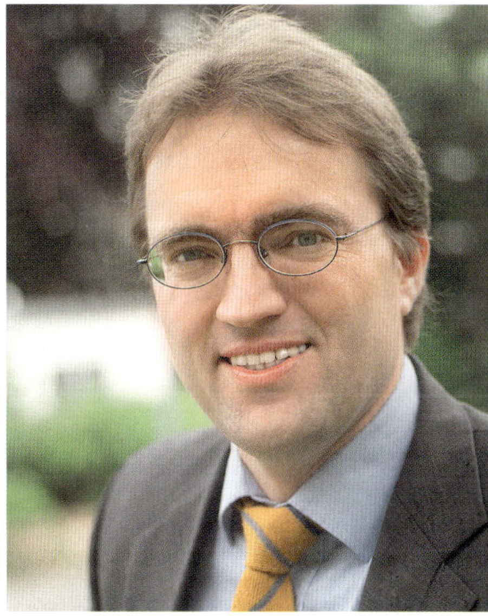

Prof. Dr. Matthias Augustin ist Leiter der Hochschulambulanz mit Sprechstunden für Wunden und entzündliche Hauterkrankungen in der Klinik für Dermatologie und Venerologie am Universitäts-Klinikum in Hamburg.

Homöopathie – starke Kügelchen

Ein paar weiße Kügelchen unter die Zunge geschoben – und schon soll sich Besserung einstellen, wo mit einer langen schulmedizinischen Behandlung nichts erreicht wurde? Dazu noch, wenn in diesen Kügelchen krank machende Substanzen stecken? Doch, genau das kann passieren. Das Prinzip der Homöopathie beruht auf der Erkenntnis »Similia similibus curentur«, was so viel heißt wie »Ähnliches möge durch Ähnliches geheilt werden«. Der deutsche Arzt und Apotheker Samuel Hahnemann (1755–1843) hatte beobachtet, dass eine Krankheit durch bestimmte Mittel geheilt wird, die bei Gesunden aber die Symptome eben dieser Krankheit hervorrufen. Also experimentierte Hahnemann mit diesen Substanzen, verdünnte sie nach und nach immer mehr mit einem Wasser-Alkohol-Gemisch – und machte die erstaunliche Feststellung, dass mit dieser Potenzierung (Verdünnung) die Wirksamkeit gesteigert wird.

Warum das so ist, konnte bis heute noch nicht endgültig erforscht werden. Man nimmt an, dass die unterschiedlichen Wirkstoffe sozusagen Abdrücke in Wasserclustern (Molekülgruppen) hinterlassen. Durch Verschütteln werden sie an andere Cluster weitergegeben, sodass die Heilinformation in optimaler Weise vom Wasser aufgenommen und abgespeichert wird. Nach der Einnahme eines homöopathischen Mittels werden diese Informationen an jede Körperzelle weitergegeben, wahr-

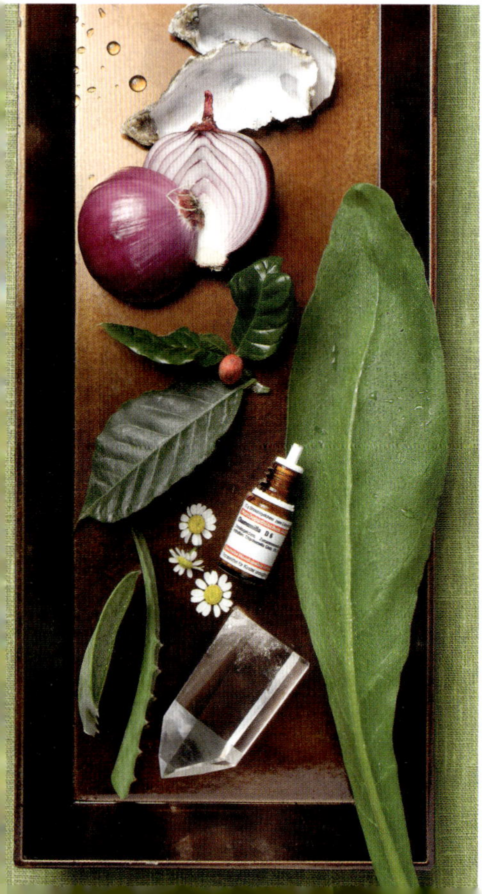

Auch bei chronischen Hauterkrankungen wie Neurodermitis und Akne und bei Allergien ist die Homöopathie ein Mittel der Wahl.

scheinlich auch über das Wasser. Das ist deshalb durchaus nachvollziehbar, weil der Mensch selbst zu rund 70 Prozent aus dem Element Wasser besteht.

Anstoß zur Selbstheilung

Das Erstaunliche an der Homöopathie ist, dass die Beschwerden nicht durch die homöopathischen Arzneimittel behoben werden. Diese setzen lediglich einen Reiz, um die Selbstheilungskräfte des Organismus anzuzuschubsen. Und genau das ist das Ziel: Der kranke Körper soll sich selbst heilen, die verabreichten Substanzen sind lediglich Mittel zum Zweck. Allerdings kann es bei einer homöopathischen Behandlung zunächst zu einer vorübergehenden Verstärkung der Beschwerden kommen. Diese Erstreaktion ist jedoch ein gutes Zeichen: Sie besagt, dass der Heilungsprozess angestoßen ist.

Die Grundstoffe der homöopatischen Kügelchen (Globuli), Tabletten, Lösungen, Pulver und Salben bestehen vorwiegend aus Pflanzenteilen (etwa Arnika, Baldrian, Frauenmantel, Johanniskraut oder Weißdorn), aus tierischen Substanzen (beispielsweise Bienen- und Spinnengift, Austernschalenkalk), Mineralien (beispielsweise Kieselerde, Magnesium) und Metallen (zum Beispiel Kupfer, Eisen). In der klassischen Homöopathie kommen nur Mittel zum Zuge, die jeweils auf nur einem dieser Grundstoffe basieren.

Daneben gibt es noch die so genannten homöopathischen Komplexmittel, die häufig bei gängigen Beschwerden eingesetzt werden. Die Arzneimittel sind speziell für ein bestimmtes Krankheitsbild entwickelt worden, wie etwa Kopfschmerzen, Heuschnupfen, Wechseljahrbeschwerden oder Arthrose. Diese Methode wird auch als »Schrotflintentherapie« bezeichnet und von vielen klassischen Homöopathen deshalb abgelehnt, weil sie nicht auf die Konstitution des Patienten abgestellt ist.

Voraussetzung für eine konstitutionelle Behandlung ist ein eingehendes Gespräch, die Erstanamnese. Diese kann durchaus bis zu drei Stunden dauern. Dabei geht es nicht nur um die Krankheitssymptome, es geht auch um den Patienten als Mensch und als Individium, um sein Umfeld, seine Sorgen, Vorlieben und Abneigungen. All diese Informationen sind wichtige Faktoren, um das für die Krankheit ähnlichste Mittel (Simillimum) herauszufinden.

Homöopathie hilft auch ohne dass man an sie glaubt!

Man muss an die Homöopathie nicht glauben – sie wirkt unabhängig davon. Dennoch können eine positive Einstellung

Info

Homöopathie auf einen Blick

- Ziel der homöopathischen Behandlung ist die Stärkung der Lebenskraft und die Anregung der Selbstheilungskräfte.
- Auswahl der Heilmittel nach dem Grundsatz: Ähnliches werde mit Ähnlichem geheilt.
- Durch Verdünnung und Potenzierung der Arzneimittel wird deren Wirkung verstärkt.

und eine gute Zusammenarbeit des Patienten mit dem Homöopathen (»Compliance«) den Heilungsverlauf begünstigen.

Die Homöopathie eignet sich bei leichten akuten Erkrankungen auch zur Selbstbehandlung. Voraussetzung ist, dass Sie sich mit der etwas anderen Art der Arzneimittelauswahl und -einnahme vertraut gemacht haben.

Die zwölf wichtigsten homöopathischen Mittel sind Arnika (Arnica), Brechnuss (Nux vomica), Echte Kamille (Chamomilla), Eisenhut (Aconitum), Honigbiene (Apis mellifica), Johanniskraut (Hypericum), Phosphor (Phosphorus), Schwefelblüte (Sulfur), Spanische Fliege (Cantharis), Tollkirsche (Belladonna), Traubensilberkerze (Cimicifuga) und schließlich Weißes Arsenik (Arsenicum album).

Homöopathie für die Haut

Was die Haut betrifft, so hat die Homöopathie zuallererst geeignete Mittel gegen Allergien, Neurodermitits und leichte Hautverletzugen zu bieten.

Honigbiene hilft beispielsweise bei Insektenstichen, ödematösen Hautausschlägen und bei lokalen allergischen Reaktionen, Tollkirsche und Spanische Fliege sind die erste Wahl bei Sonnenbrand, Schwefelblüte kann schließlich bei Akne und Hautausschlägen helfen *(siehe unten)*.

Schwefel und Spanische Fliege gegen Akne und Sonnenbrand

Schwefel gegen Akne

Sulfur (Schwefel) ist eines der bekanntesten und bestgeprüften Mittel der Homöopathie. Schwefel kommt natürlicherweise in Vulkanen und Thermalquellen vor. Er hat eine antiseptische Wirkung auf die Haut, weswegen er in vielen konventionellen Aknesalben und -pudern enthalten ist. Als Akutmittel wird Sulfur bei Hautkrankheiten und bei Beschwerden des Verdauungstraktes eingesetzt. Sulfur kann als Erstreaktion Hautausschläge hervorrufen, daher sollten Sie es vorsichtig dosieren. Achtung bei der Selbstmedikation: Beginnen Sie mit einem Kügelchen einer D6 und warten Sie die Reaktion ab, bevor Sie die Dosis nach einem Tag erhöhen.

Spanische Fliege bei Verbrennungen

Cantharis (Spanische Fliege) ist eigentlich ein Käfer, der den Giftstoff Cantharidin absondert. Der ruft bei Hautkontakt brennende Blasen hervor. Entsprechend wird Spanische Fliege in der Homöopathie vorwiegend bei Verbrennungen und brennenden Schmerzen eingesetzt.

Cantharis gehört in jede Notfallapotheke! Bei Verbrennungen sollte es sofort angewendet werden, um die Bildung von Blasen zu verhindern.

Die Darmflora und ihr Einfluss auf die Haut

Das Gleichgewicht der Haut ist auf ein funktionierendes Immunsystem angewiesen, in dem die Haut selbst ebenfalls eine Rolle spielt. Ist das Immunsystem intakt, dann ist die Haut gegen Krankheitserreger wie Parasiten, Pilze, Viren und Bakterien gewappnet. Bei Infektionen, Immunschwächekrankheiten wie AIDS oder im Verlauf medikamentöser Immununterdrückung etwa durch Cortison oder Chemotherapie kann die Immunabwehr gestört sein.

Rund 70 Prozent aller Abwehrzellen leben im Darm und halten dort ein ausgeklügeltes Verteidigungssystem gegen schädliche Eindringlinge aufrecht. Das klappt aber nur, wenn der Darm gesund ist. Durch Stress, falsche Ernährung und wenig Bewegung wird diese Abwehrtruppe schnell geschwächt. Ob die Darmbakterien Einfluss auf die Haut haben und welchen, wird im Folgenden diskutiert.

Was die Haut behütet

In der Haut gibt es spezielle Zellarten, die für die Immunabwehr sorgen, die in ihrer Funktion aber eng mit dem im Körper wirksamen Abwehrsystem verknüpft sind. Eine zentrale Rolle spielen dabei die Langerhanszellen, die im Knochenmark gebildet werden. Bei ihnen handelt es sich sozusagen um die äußersten Wachposten unseres Immunsystems *(siehe Seite 20)*. Wie ein regelmäßig angeordnetes und sehr dichtes Netz besiedeln diese verästelten Zellen die Oberhaut (Epidermis). Auf jeden Quadratmillimeter Oberhaut kommen 700 bis 800 Zellen. Die Abwehr von Mikroorganismen beginnt also direkt an der Hautoberfläche. Spezielle Fettsäuren aus den Talgdrüsen und Ausscheidungen bestimmter hauteigener Bakterien hemmen zudem das Wachstum von Pilzen und Bakterien. Bestimmte Enzyme des Schweißes (Lysozyme) können die Zellwände von Eindringlingen zersetzen. Dringt dennoch ein Fremdkörper in die Haut ein, beispielsweise durch eine Verletzung, wird sofort die Immunabwehr alarmiert, an der viele weitere Immunzellen beteiligt sind, unter anderem auch die sogenannten Gewebs-Makrophagen in der Lederhaut (Dermis).

Nach dem Kontakt mit dem entsprechenden Antigen (etwa Viren, Kontaktallergene) verlässt die Langerhanszelle die Oberhaut und gelangt über den Lymphstrom in einen Lymphknoten. Dort aktiviert sie T-Helfer-Zellen, die ihrerseits passende antigenspezifische Rezeptoren auf ihrer Oberfläche besitzen. So wird die Reaktion des systemischen Immunsystems eingeleitet, und so schließt sich der Kreis zwischen der Haut und dem Immunsystem des Körpers.

Ist aber eines der stoffwechselentgiftenden inneren Systeme – Darm, Leber, Lymphe, Blut, Nieren – in seiner Funktion gestört, muss die Haut als äußeres Ausscheidungsorgan diese Aufgabe übernehmen. Dazu ist sie physiologisch aber nur unzureichend in der Lage. Die Folge sind sicht- oder spürbare Erscheinungen auf der Haut – von Rötungen über Unreinheiten, Ausschläge, Ekzeme, Juckreiz bis hin zu Allergien. Alles gesundheitliche Beeinträchtigungen, die man zunächst nicht mit einer gestörten Darmfunktion in Verbindung bringt. Warum der eine auf bestimmte Allergene reagiert, auf andere nicht und warum – bei gleicher Allergenexposition – der eine Heuschnupfen bekommt, der andere an einer Nickel- oder Nahrungsmittelallergie leidet, ist bislang allerdings noch nicht erschöpfend geklärt.

Darmreinigung

Der Tod sitzt im Darm, wusste der griechische Arzt Hippokrates bereits 300 Jahre vor Christus. Diese ernüchternde Erkenntnis lässt jedoch auch einen Umkehrschluss zu: dass auch die Gesundheit im Darm sitzen müsse. Dafür muss der Darm nur wieder in Ordnung gebracht werden – durch eine gründliche Darmsanierung. Dazu gibt es verschiedensten Methoden. Gemeinsam ist ihnen dasselbe Ziel: Den Darm gründlich zu renovieren, indem alte Schlacken entfernt, die Darmflora wieder aufgebaut und die Säure-Basen-Balance wiederhergestellt wird. Den nachhaltigsten Effekt erzielt man, wenn man gleichzeitig seinen Lebensstil dauerhaft positiv verändert. Das heißt: Ernähren Sie sich nach einer Darmsanierung fortan gesund, sorgen Sie für ausreichende Bewegung und genug Schlaf, entspannen Sie mehr und vermeiden Sie Stress.

Inzwischen bieten zahlreiche Kliniken und Institute Komplettpakete aus Entgiften, Schonkost und Sport an. Häufig umfassen sie auch psychotherapeutische Gespräche, denn auch Seele und Geist sollen »Gift« loswerden. Ärzte, Therapeuten, Masseure und Ernährungsspezialisten betreuen die Detox-Willigen. Aber auch zu Hause kann man eine Detox-Kur machen. Wie, das erfahren Sie auf den folgenden Seiten.

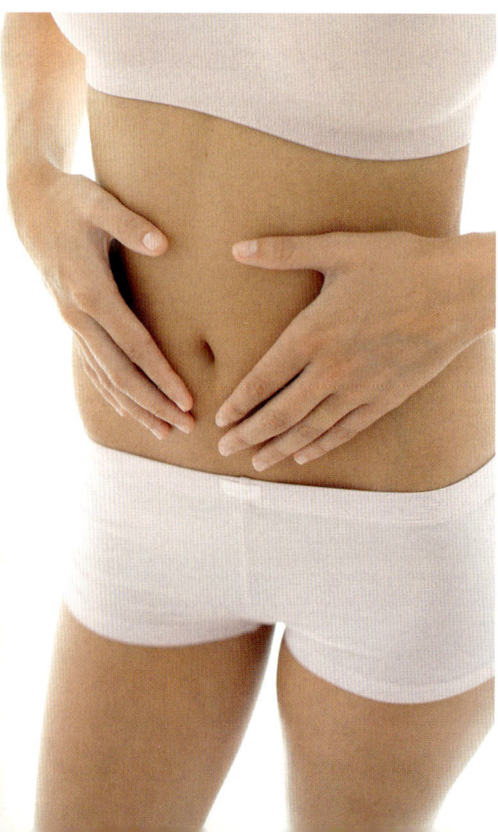

Ist das Gleichgewicht zwischen »guten« und »schlechten« Darmbakterien gestört, kann auch die Haut in Mitleidenschaft gezogen werden.

Detox – Methoden und ihre Wirkung

Nur der Name ist neu: Detox (vom englischen Wort für entgiften), ansonsten handelt es sich um die seit Jahrhunderten bekannte Wirksamkeit der inneren Reinigung, die Bestandteil vieler Therapien ist, von denen auch die Haut profitiert! Selbst Seelenmüll werden wir dabei los. Zu diesem Ziel führen verschiedene Wege.

Dass die Entgiftung heute eine Art Renaissance erlebt, hängt mit unserem Lebensstil zusammen: Hektik, eine mit Schadstoffen belastete Umwelt, ungesunde Ernährung mit zu viel Fett, Zucker, Eiweiß und zu wenig Bewegung. Alles zusammen führt dazu, dass sich rund 100 000 Giftstoffe in unserem Körper ansammeln, denen das überlastete Immunsystem kaum mehr Einhalt gebieten kann. Auf diese Weise haben die freien Radikale *(siehe Seite 64–65)* leichtes Spiel: Sie schädigen viele Moleküle einschließlich der Erbsubstanz DNS *(siehe Seite 146)* und der Mitochondrien *(siehe Seite 24)*, die »Kraftwerke« im Zellkern. Experten sprechen von oxidativem Stress, der nicht nur dafür verantwortlich ist, dass die Haut schneller altert, sondern auch viele Krankheiten mit verursacht.

Eine weitere Folge unserer Lebensführung ist die Übersäuerung des Organismus. Trockene Haut, Stoffwechselstörungen, Gelenkbeschwerden, Herz- und Kreislaufprobleme sowie Nervosität sind die Folgen. Eine Ursache für den gestörten Säure-Basen-Haushalt ist die einseitige Ernährung mit säurebildenden Lebensmitteln wie Fleisch, Brot, Kaffee, Süßes und Alkohol.

Entgiften beim Arzt

Vor allem Heilpraktiker und Naturärzte bieten Entgiftungstherapien zur Behandlung von Allergien und chronischen Hauterkrankungen an. Als Erstes stellen wir Ihnen eine der neuesten Methoden vor:

Chelat-Methode

Die effektivste und schonendste Art der Detoxbehandlung ist die Chelat-Methode. Bei dieser Infusionstherapie werden Giftstoffe gebunden und schließlich über die Nieren ausgeschieden. Das dauert mehrere Stunden, während derer man aber lesen, fernsehen oder arbeiten kann. Dazu gibt es Tee und Obst, um einer Unterzuckerung vorzubeugen. Für einen Erfolg sind acht bis zehn Infusionen nötig.

Colon-Hydrotherapie

Die Colon-Hydrotherapie ist eine Weiterentwicklung des Einlaufs. Der war früher Teil vieler ausleitender Verfahren und im Medizinsystem vieler Kulturen zu finden. Sie wird auch heute noch angewandt, vor allem vor und während Fastenkuren, um

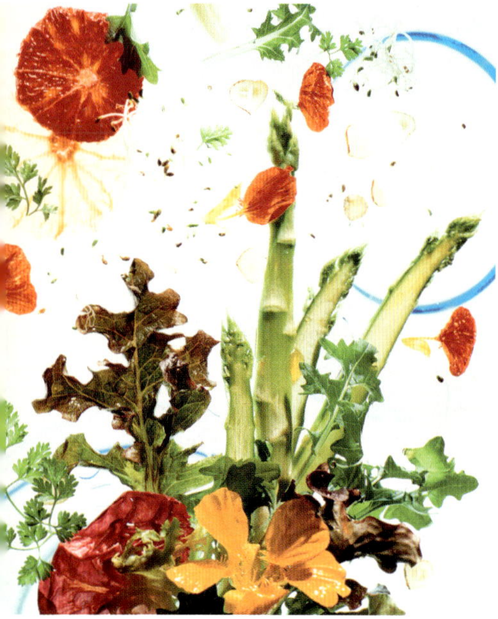

Nach einer Darmsanierung sind leicht verdauliche Lebensmittel wie Gemüsesuppe, Gemüsesäfte und Kräutertees ideal.

die Darmentleerung zu fördern und zu vermeiden, dass es zu einer Rückvergiftung kommt, die etwa zu Kopf- oder Gliederschmerzen führen kann. Der Grund für diese Reaktion ist, dass die abzubauenden Giftstoffe auch in die Blutbahn gelangen, bevor sie endgültig ausgeschieden werden. Bei der Colon-Hydrotherapie, einer Art innere Kneipp-Therapie, werden durch ein Darmröhrchen bis zu zwölf Liter warmes Wasser ohne Druck in den Dickdarm geleitet. Wasser und ausgespülter Darminhalt werden über ein geschlossenes System abgeleitet. Eine Bauchmassage unterstützt den Ableitungsprozess. Zum Abschluss der rund 45 Minuten dauernden Behandlung wird das Spülwasser noch mit reinem Sauerstoff vermischt. Kritiker bemängeln, dass bei dieser Therapie, wie auch bei Einläufen, nur der Dickdarm erfasst wird und nicht auch der Dünndarm.

Body-Detox-Elektrolyse-Fußbad

Wesentlich unkomplizierter ist das Body-Detox-Elektrolyse-Fußbad. Es basiert auf einem elektrophysikalischen Verfahren, bei dem Wasser ionisiert wird. Daher prickelt es angenehm, wenn man die Füße für 30 Minuten in dem lauwarmen Wasser badet. Die Schadstoffe werden über die Fußsohlen ausgeleitet, deutlich zu erkennen am sich dunkel färbenden Wasser. Je nach Belastung sind 5 bis 15 Behandlungen nötig (anfangs ein bis zwei Sitzungen pro Woche, danach genügen ein bis zwei Bäder im Monat).

Entgiften zu Hause

Der Münchner Immunologe Dr. Peter Schleicher empfiehlt, jedes Jahr drei Wochen lang zu entgiften, »weil sich dann die Leber total entgiftet«.

Entgiftungskur nach Dr. Schleicher

Sein Kurplan: An den ersten beiden Tagen wird der Darm mit Glaubersalz (2 EL auf 125 ml Wasser) gründlich durchgeputzt. Keine feste Nahrung, nur Kräutertee. Danach wird die Ernährung auf basische Lebensmittel umgestellt: Milch und Milchprodukte (außer Käse), Gemüse, Obst, Gewürzkräuter und Kartoffeln. Ihr hoher Kaliumgehalt sorgt für optimale Entschlackung und Entwässerung. Morgens gibt es einen Teelöffel Argan-Öl, darin verrührt einen Teelöffel Honig. Das Öl besitzt 80 Prozent ungesättigte Fettsäuren und den Radikalfänger Tokopherol, das ist ein optimaler Immunschutz. Alkohol, Nikotin und Konsorten sind gestrichen, dafür sind aber täglich 30 Minuten Bewegung angesagt.

Saftkur

Als Blitzkur, wenn man mal wieder alle guten Vorsätze vergessen und zu viel gegessen, zu viel getrunken oder geraucht hat, eignet sich eine Saftkur am Wochenende. Dazu eignen sich zuckerfreie Obst- und Gemüsesäfte, bevorzugt aus Grapefruit, Ananas, Karotten, Sellerie oder Sauerkraut. Davon gibt es drei bis fünf Gläser pro Tag plus Wasser und Kräuter ohne Limit. Feste Nahrung gibt es nicht.

Ölziehkur

Diese Kur lässt sich völlig problemlos in den Alltag integrieren. Vier bis sechs Wochen lang bewegt man jeden Morgen auf nüchternen Magen einen Esslöffel Sonnenblumen- oder Sesamöl im Mund hin und her. Nach 10 bis 15 Minuten spuckt man das Öl wieder aus, an das sich Stoffwechselgifte gebunden haben. Anschließend den Mund mit lauwarmem Wasser ausspülen. Fertig!

Entgiften im Schlaf

Ja, auch das geht. Eine moderne Form der von Pfarrer Kneipp empfohlenen Salzsocke stellen japanische Entgiftungspads dar. Die weißen Pflaster sind mit Holz- und Bambusessigextrakten präpariert und werden auf eine Fußsohle geklebt. Sie besitzen die Fähigkeit, Gift- und Schlackenstoffe aus dem Körper zu leiten, ersichtlich an der bräunlichen Verfärbung der Pads am nächsten Morgen. Biochemisch funktioniert diese Art der Entgiftung durch Ionen-Osmose.

Bittersalz-Trunk

Eine einfache, aber gründliche Methode der Darmsanierung ist der Bittersalz-Trunk. Vier Wochen lang wird – entweder beim kurmäßigen Fasten oder zu Hause – morgens ein gestrichener Teelöffel Bittersalz oder Magnesiumsulfat (Apotheke) in einem viertel Liter Wasser aufgelöst und eine halbe Stunde vor dem Frühstück auf nüchternen Magen getrunken. Diese physiologische Lösung entspricht in etwa dem Salzgehalt im menschlichen Blut. Sie umspült die Darmzotten und löst Ablagerungen. Viele Verfahren beginnen mit dieser Reinigung, zum Beispiel die F.X.-Mayr-Kur, bei der es für eine bestimmte Zeit nur Brötchen und Milch gibt, und das Heilfasten, bei dem vorwiegend nur Gemüsebrühen auf dem Speiseplan stehen.

Info i

Wer länger als ein paar Tage entgiften möchte, sollte sich vorher mit seinem Arzt besprechen, denn Leber und Niere müssen gesund sein. Außerdem zu beachten ist:

- Sie müssen sehr viel trinken!
- Sie dürfen sich nicht anstrengen!
- Vorsicht, wenn Sie die Pille nehmen! Ihre Wirkung ist nicht mehr sicher.
- Achtung: Exzessives Fasten kann zu Essstörungen führen!

Dr. Chang-Gusko »Detox kann Hautprobleme lindern!«

Nina Ruge: Können Sie den Verschlackungsgrad eines Patienten am Zustand seiner Haut erkennen?

Dr. Chang-Gusko: Die Haut ist das flächenmäßig größte Ausscheidungsorgan des Körpers und teilt sich die Entgiftungsfunktion mit anderen Organen wie der Leber, dem Lymphsystem, der Niere, der Lunge und dem Dickdarm. Ist die Leber – etwa durch toxische Belastung – überfordert, können neben körpereigenen Substanzen, wie Hormonen oder Histaminen, auch von außen aufgenommene Stoffe wie toxische Metalle, chemische Substanzen, Arzneimittelrückstände, Lebensmittelzusätze und Konservierungsstoffe nicht abgebaut werden. Dadurch verschlackt das Bindegewebe. Die anderen Organe wie die Haut versuchen diesen Prozess zu kompensieren und erhöhen ihre Ausscheidung, was dann an der Haut etwa als Verunreinigung, Ausschlag, erhöhte Empfindlichkeit und so weiter zu erkennen ist. Von einer am Stoffwechsel orientierten Detoxifikation zur Regenerierung der körpereigenen Entgiftungswege profitiert auch die Haut.

Nina Ruge: Welche Symptome sind dann konkret erkennbar – und welchen Belastungen, Kontaminationen sind sie zuzuordnen?

Dr. Chang-Gusko: Es ist unmöglich, ein einziges Symptom einem bestimmten Toxin zuzuordnen, weil gesundheitliche Probleme meist durch mehrere Faktoren ausgelöst werden. Unser Organismus und unsere Seele sind eng miteinander verbunden, und die Störung eines Organs oder einer Funktion wird im Laufe der Zeit immer einen Einfluss auf die anderen Funktionen nach sich ziehen, sodass zum Schluss häufig ein einzelnes Symptom durchaus die Einschränkung vieler Funktionen bzw. Organe verursachen kann. Vor einer Detoxifikation – gerade auch bei Hautproblemen – sollte immer ein Detox-Spezialist konsultiert werden, um in einem eingehenden Gespräch und durch Tests eine maßgeschneiderte Detoxifikation durchführen zu können.

Nina Ruge: Welche Tests fuhren Sie durch, um die individuelle Detox-Therapie bestimmen zu können?

Dr. Chang-Gusko: Wir untersuchen zunächst, wo, warum und ob die Biochemie der Entgiftung blockiert ist oder ob eine Akkumulation von Giften vorliegt. Dazu werden die Hauptentgiftungsorgane und ihre Funktion untersucht. Je nach Indikation führen wir Haarmineralanalysen durch, die uns Auskunft über akkumulierte Schwermetalle liefern. Des Weiteren Leberentgiftungstests, bei denen durch Einnahme bestimmter Stoffe die verschiedenen Entgiftungsphasen der Leber untersucht werden. So erhalten wir Informationen über die Funktionsfähigkeit und Effizienz der Leberentgiftung. Ist die Leberfunktion eingeschränkt, kann es zu oxidativem Stress kommen. Ursachen dafür können mangelnde oder falsche Ernährung, leaky gut, also eine angegriffene Darmwand, oder Intestinale Dysbiose sein. Eine eingehende Stuhlanalyse liefert uns Informationen über die Verdauung und die Darmfunktion, seine Absorptionsfunktion und seinen Stoffwechsel, die Mikrobiologie des Darmes, seiner Immun- und Entgiftungsfunktion. Da Gifte den Hormonstoffwechsel und die Glukosetoleranz stören können, sollten unter Umständen weitere Blutuntersuchungen wie Mineralstoff- und Vitaminstatus, Nieren- oder Schilddrüsenfunktionstests und Glukosetoleranztests durchgeführt werden.

Nina Ruge: Wie sieht eine Detox-Kur aus, die besonders stark auf Hautprobleme wirkt?

Dr. Chang-Gusko: Werden eindeutig Toxine als Ursachen für Hautprobleme festgestellt, sollte eine am Stoffwechsel orientierte Entgiftung mit der dem individuellen Nahrungstyp entsprechenden Nahrungsumstellung und die Therapie durch Makro- und Mikronährstoffe durchgeführt werden. So wird das

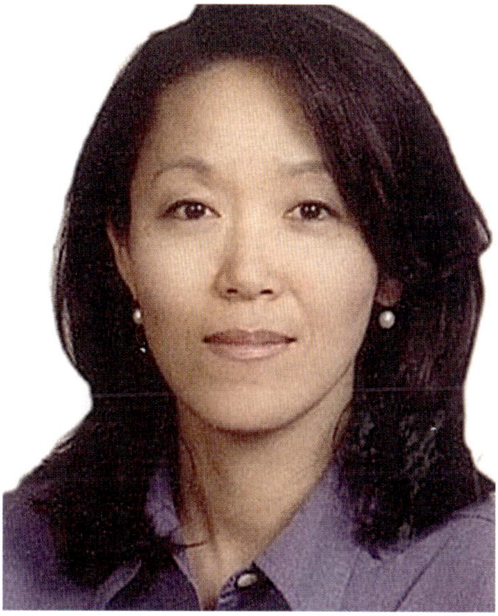

Dr. Yong-Seun Chang-Gusko wurde in Korea geboren und wuchs in Deutschland auf. Die studierte Radiologin ist Holistic Health Director im TRIA Integrative Wellness Institute Bangkok.

hormonelle Gleichgewicht hergestellt und die Regenerierung der Verdauungsleistung erreicht. Des Weiteren stehen uns einfachere unterstützende Maßnahmen wie spezielle Diäten, Fastenkuren oder bei allergischer Genese auch Eliminationsdiäten, Kräutereinnahmen, entgiftende Körperbehandlungen, Lymphdrainagen und Wassereinläufe zur Verfügung. Auf diese Weise kann durchaus Linderung bei Akne, Ausschlägen, Dermatitis, Ekzemen und Juckreiz erreicht werden. Da die Haut durchaus den Stoffwechsel und die Funktion unserer inneren Organe darstellt, sollte bei Hautproblemen nicht nur lokal, symptomatisch, sondern ursächlich die Angelegenheit angegangen werden.

Nina Ruge: Wie funktioniert der Entgiftungsprozess physiologisch?

Dr. Chang-Gusko: Der wichtigste Entgiftungsprozess läuft in den Leber- und Darmzellen ab. Es handelt sich um eine Biotransformation: Unser Körper baut giftige, fettlösliche Substanzen in weniger giftige, wasserlösliche um. Hierbei ist zu beachten, dass die Giftstoffe nicht nur von außen in den Körper gelangen – er produziert auch selbst toxische Verbindungen. Sind diese in wasserlösliche Komplexe umgebaut, können sie zum großen Teil durch die Niere ausgeschieden werden. Der Rest wird über Haut, Lunge und Darm abgegeben. Finden die Zellen der Leber, des Darms und der Nieren Bedingungen vor, unter denen sie optimal arbeiten können, ist für eine ausreichende Entgiftung gesorgt. Diese Bedingungen können durch ausreichende Wasserversorgung, durch die richtigen Mikronährstoffe und eine adäquate Diät geschaffen werden.

Nina Ruge: Wie viel Zeit braucht man für eine vernünftige Entgiftung?

Dr. Chang-Gusko: Das hängt vom Einzelfall ab. Die Spannbreite reicht von einer Woche über einige Monate bis zu einem Jahr – wenn etwa verschiedene Behandlungen wie eine Schwermetall- oder eine Amalgam-Entgiftung notwendig sind, oder bei Lebensmittelallergien.

Nina Ruge: Kann man der Belastung mit Giften vorbeugen?

Dr. Chang-Gusko: Wichtig ist, täglich 2,5 bis 3 Liter Wasser zu trinken, ausschließlich Bio-Nahrung zu essen, die richtigen Nahrungsergänzungsmittel zu wählen, Kräuter – auch in Form von Tees – zu verwenden und sich regelmäßig körperlich zu bewegen. Außerdem sollten Sie lernen, die Lunge als Entgiftungsorgan einzusetzen. Yoga kann helfen, richtiges Atmen zu lernen. Auch ausreichender Schlaf ist wichtig. Und: Verbannen Sie »giftige« Gedanken, Gefühle, Verhaltensweisen und Beziehungen aus Ihrem Leben.

Wenn Hautprobleme, Erschöpfungszustände, Haarausfall, Müdigkeit, Schlafstörungen und Nervenschmerzen vorliegen, ist eine eingehende Untersuchung und Entgiftung immer der erste Schritt.

Nina Ruge: Haben wir noch etwas Wichtiges nicht angesprochen?

Dr. Chang-Gusko: Bekanntlich führen unterdrückte oder blockierte Emotionen zu psychischen und psychosomatischen Problemen, aber nach den Erkenntnissen aus der Psychoimmunologie auch zur signifikanten Schwächung des Immunsystems. Daher haben wir in unserem Institut die Emotionale Detoxifikation ins Programm integriert, um ein optimales Gleichgewicht der körperlichen und seelischen Gesundheit (Gesundheit als optimales Funktionieren des Organismus und nicht die Abwesenheit von Krankheit, WHO) zu erreichen. Wir versuchen in einem integrativen Konzept die westlichen psychologischen Therapieformen mit traditionellen asiatischen Methoden wie Meditation und Yoga-Therapien zu verbinden. Der seelische Ausgleich ist bei der Detoxifikationstherapie von entscheidender Bedeutung. Die Haut ist der Spiegel der Seele.

Prof. Dr. Galle
Darm und Haut – eine enge Beziehung?

Nina Ruge: Welche Rolle spielt der Darm für eine gesunde und schöne Haut?

Prof. Dr. Galle: Darmprobleme stehen als Ursache für entzündliche Hauterkrankungen nicht an erster Stelle – aber bei hartnäckigen Fällen empfiehlt es sich, dass der Dermatologe seinen Patienten zum Gastroenterologen schickt. Es gibt viele Hauterkrankungen, die in entzündlichen Prozessen im Darm begründet liegen.

Nina Ruge: Welche Krankheiten zählen dazu?

Prof. Dr. Galle: Morbus Crohn beispielsweise. Es handelt sich hierbei um eine chronische Entzündung, die im gesamten Darm auftreten kann und durch eine Störung des Immunsystems hervorgerufen wird. Ist besonders der untere Dünndarmabschnitt betroffen, kann aufgrund von Vernarbungen und der entzündlichen Vorgänge die Aufnahmefähigkeit des Darms für Vitamine, Eisen, aber auch Gallensäuren stark eingeschränkt sein. Die Haut wird dünn, die Blutgefäße scheinen durch. Aber nicht nur entzündliche Prozesse im Darm spiegeln sich in der Haut – auch Entzündungen der Gelenke und der Niere zum Beispiel.

Nina Ruge: Welche Ursachen können solche Darmentzündungen haben?

Prof. Dr. Galle: Häufiger als bislang angenommen ist die sogenannte Sprue. Die Erkrankten vertragen das Getreideeiweiß Gluten nicht. Es führt bei diesen Patienten sogar zu entzündlichen Prozessen im Darm. Bei dieser Erkrankung kann auch die Haut betroffen sein, es kommt zur *Dermatitis herpetiformis Duhring*. Der Patient hat herpesbläschenartige Veränderungen, die an der gesamten Haut auftreten können. Auch das ist auf einen entzündeten Darm zurückzuführen.

Nina Ruge: Spielt der sogenannte Reizdarm für das Hautbild eine Rolle?

Prof. Dr. Galle: Über den Reizdarm wissen wir noch nicht sehr viel. Gesichert ist, dass es sich um Symptome handelt, für die keinerlei körperliche Ursachen nachweisbar sind. Wenn für Druckgefühle, Durchfall oder Verstopfung bei diversen Untersuchungen keine physiologischen

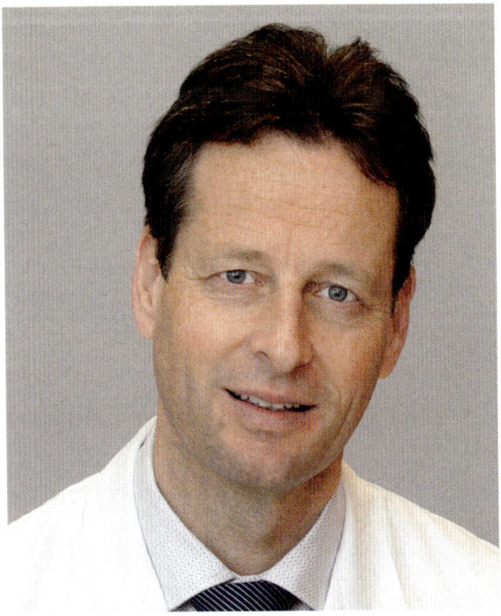

Prof. Dr. Peter R. Galle ist ärztlicher Direktor des Klinikums und Poliklinikums der Johannes-Gutenberg-Universität in Mainz und international anerkannter Experte auf dem Gebiet der Inneren Medizin und Gastroenterologie.

Hintergründe diagnostiziert werden können, handelt es sich meist um Psychosomatik – um den »Reizdarm«. Er macht zwar Beschwerden, hat aber keine Auswirkungen auf die Haut.

Nina Ruge: Welchen Einfluss können Darmpilze auf das Hautbild haben?

Prof. Dr. Galle: Das ist ein äußerst überstrapaziertes Thema! Jeder hat natürlicherweise Pilze im Darm. Nur sehr, sehr selten haben die eine Auswirkung auf die Haut. Schon gar nicht können sie als Ursache für eitrige Veränderungen im Gesicht herhalten. Wissenschaftlich ist da so gut wie nichts belegt. Bedenken Sie auch, dass die quantitative Messung von Pilzen im Stuhl äußerst schwierig ist. Je nach Aufbewahrungsdauer und -bedingungen der Probe, Tageszeit der Entnahme etc. können die Messungen erheblich variieren. Was die Bedeutung von Candida für die Haut angeht, befinden wir uns mitten in einem Glaubenskrieg. Viele Ärzte haben sich auf dieses Thema geradezu eingeschworen, verfechten da Thesen, die wissenschaftlich nicht belegt sind.

Nina Ruge: Was halten Sie denn dann von einer Darmsanierung?

Prof. Dr. Galle: Das ist völliger Schwachsinn! Der Darm ist grundsätzlich ein besiedeltes Areal. Wir haben »gute« E-Coli-Bakterien, denen eine schützende Funktion zukommt – und es gibt auch »schlechte« Coli-Bakterien, die zum Beispiel den Durchfall bewirken, wenn Sie im Ausland kontaminiertes Wasser trinken. Nun versucht man bei einer Darmsanierung, die »ungesunde« Darmflora durch Überfütterung mit »gesunden« Bakterien in die gesunde Richtung zu drängen. Als »Sanierung« darf man so etwas keinesfalls bezeichnen, denn das suggeriert nachhaltigen Um- und Aufbau, der auf diese Weise niemals geschehen kann.

Nina Ruge: Was halten Sie denn dann von probiotischem Joghurt oder probiotischen Mini-Drinks?

Prof. Dr. Galle: Wie gesagt, ein Gesamt-Austausch der Darmflora ist illusorisch – und probiotische Joghurts können den schon gar nicht bewirken. Dennoch spricht nichts dagegen, so etwas zu sich zu nehmen. Es gibt keine gesicherten Studien, aber Milchsäurebakterien können das Gleichgewicht zwischen den »bösen« und »guten« Darmbesiedlern durchaus etwas zum »Guten« verschieben. So ein Ansatz kann also in Ordnung sein – auch bei entzündlichen Darmerkrankungen. Hier konnte beispielsweise gezeigt werden, dass bestimmte Colibakterien (E. coli Nissle) chronisch entzündliche Darmerkrankungen positiv beeinflussen.

Nina Ruge: Kann Stress über den Darm vermittelt zu Hautveränderungen führen?

Prof. Dr. Galle: Negativer Stress – wohlgemerkt NICHT positiver Stress – hat einen messbaren Einfluss auf das Immunsystem, welches wiederum auch die Darmaktivität steuert. So kann es tatsächlich zu stressinduzierten Akneschüben in der Haut kommen, die über den Darm vermittelt sind.

Nina Ruge: Wie muss ich mir die physiologische Prozesskette vorstellen?

Prof. Dr. Galle: In der Darmschleimhaut befinden sich Entzündungszellen, die auf Allergene reagieren, auf Umweltreize, auf unverträgliche Nahrungsmittel und auch auf Stress. Sie können Durchfall und auch Entzündungsreaktionen des Darms hervorrufen. In der Haut können auf diese Weise ebenfalls entzündliche Reaktionen ablaufen.

Nina Ruge: »Hautprobleme aufgrund von Darmproblemen« – gibt es zu diesem Zusammenhang Vorstellungen, mit denen man aufräumen sollte?

Prof. Dr. Galle: Zunächst einmal gilt es das »Hefepilz-Märchen« dorthin zu befördern, wohin es gehört: auf den Müll. Zudem muss man sich stets bewusst machen, dass eine Haut dann gesund und schön sein wird, wenn sie vor Krankmachern geschützt wird, insbesondere vor Sonne, Zigaretten und Alkohol. Elementar wichtig ist also die Vermeidung von Schädigung. Zudem ist ein ausgeglichener Wasserhaushalt wichtig. Vitamine und Spurenelemente in einer ausgewogenen Ernährung fördern ebenfalls eine gesunde und schöne Haut. Außerdem sollte man sich mit seinen genetischen »Programmierungen« abfinden. Dunkel Pigmentierte zum Beispiel, mit dunklem Haar und dunklen Augen, haben oft eine weniger empfindliche Haut. Und: Jeder hat sein ganz individuelles »Stress-Organ«. Bei manchen ist es eben die Haut. Eine Person, die in dieser Hinsicht empfindlich ist, wird eine Haut entwickeln, die auf Stress mit Akne reagiert. Das ist einfach so. Das muss man hinnehmen.

Nina Ruge: Wird der Darm als Auslöser von Hautproblemen überschätzt?

Prof. Dr. Galle: Sagen wir es so: Wenn man keine Ursache für ein Problem findet, dann treten willkürliche Erklärungen auf den Plan.

Entgiften mit Schüßler-Salzen

Der Entgiftung mit Schüßler-Salzen liegt der Ansatz zugrunde, dass mit der Darmsanierung eine Regulierung des Säure-Basen-Haushalts einhergehen muss. Das Verfahren wurde von dem homöopathischen Arzt Wilhelm Heinrich Schüßler (1821–1898) erfunden. Im Gegensatz zur Homöopathie, die rund 200 Heilmittel umfasst, konzentrierte sich Schüßler auf zwölf biochemische Mineralstoffe. Er war überzeugt davon, dass der Mensch nur gesund bleibt, wenn er diese Mineralsoffe in erforderlicher Menge und im richtigen Verhältnis besitzt, und vertrat die Meinung, dass mit Kalk, Magnesium und Eisen in ihren Verbindungen mit Phosphorsäure, Schwefelsäure und Chlor alle akuten und chronischen Krankheiten geheilt werden können, sofern sie heilbar sind. Den Mangel an Mineralstoffen kann man am Gesicht des Betroffenen ablesen – an typischen Merkmalen wie Farbe und Hautbeschaffenheit. Bei akuten Erkrankungen stehen bei der Wahl der Mittel jedoch die Symptome im Vordergrund. Eventuell müssen dann zwei oder drei unterschiedliche Salze eingesetzt werden. Sie werden meist als Tabletten verabreicht, die langsam im Mund zergehen sollen, da die Salze über die Mundschleimhaut aufgenommen werden. Zur äußerlichen Anwendung gibt es Salben. Nach dem Tod Schüßlers wurden noch zwölf Ergänzungsmittel entwickelt. Sie sind als Tiefpotenzen in D6 und D12 erhältlich.

Wie in der Homöopathie sind die Funktionsmittel ebenfalls stark verdünnt, werden jedoch nicht geschüttelt, sodass ihnen die so genannte Dynamisierung fehlt. Während bei homöopathischen Mitteln zum Teil eine einmalige Gabe reicht, müssen Schüßler-Salze über einen längeren Zeitraum und in höheren Gaben eingenommen werden. Ferner werden sie nach Mangelerscheinungen ausgesucht und nicht nach dem Simili-Prinzip (*Similia similibus curentur* = Ähnliches möge durch Ähnliches geheilt werden). Auch werden nur Substanzen verwendet, die im menschlichen Organismus vorkommen.

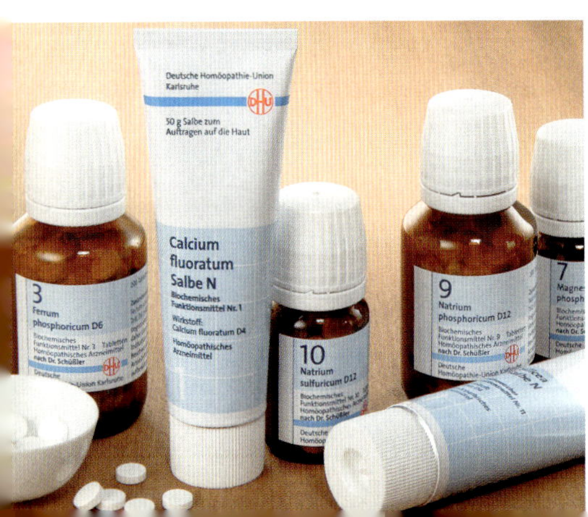

Die überschaubare Zahl von 24 Mineralsalzen erleichtert eine Selbstbehandlung.

Schüßler-Salze für die Haut

Für die Pflege Ihrer Haut können Sie eine Seife verwenden, die biochemische Salze enthält. Da biochemische Seifen heute leider nicht mehr im Handel angeboten werden, gibt es nur eine Lösung: Stellen Sie Ihre Schüßler-Seife einfach selbst her. Das Rezept dazu finden Sie auf dieser Seite (siehe Kasten unten).

Nr. 1 Calcium fluoratum

Schlaffe, faltige Haut, vor allem am Bauch, deutet auf einen Mangel an Calcium fluoratum hin, ebenso Schwangerschaftsstreifen, Schrunden, Hornhaut, harte Warzen und harte, wie gegerbt wirkende Haut.

Nr. 4 Kalium chloratum

Warzen an den Händen sind ein Zeichen für den Mangel an Kalium chloratum.

Nr. 6 Kalium sulfuricum

Schuppt die Haut, fehlt dem Körper Kalium sulfuricum.

Nr. 8 Natrium chloratum

Großporige Haut und Cellulite deuten auf einen Mangel an Natrium chloratum.

Nr. 11 Silicea

Einen Mangel an Silicea erkennen Sie an einer Neigung zu blauen Flecken, faltiger, schlaffer, welker Haut, zu Trockenheit neigender Haut, Krähenfüßen und dünner, aber glänzender Haut.

Schüßler-Seife selbst gemacht

Diese Rezeptur ergibt drei bis vier mittelgroße Stücke Seife. Die Seife reicht, täglich mehrmals benutzt, einige Monate lang aus.

Sie brauchen:

100 Gramm Späne aus neutraler Fertigseife (gehobelt, geraspelt, zum Beispiel unparfümierte Kernseife aus pflanzlichen Ölen), 150–200 ml Wasser; je 10 in einem Mörser pulverisierte Tabletten der Schüßler-Salze Nr. 1 Calcium fluoratum D6, Nr. 6 Kalium sulfuricum D3 und Nr. 11 Silicea D3; 1 EL Olivenöl; 1 EL Honig, 15 Tropfen ätherisches Öl (etwa Lavendelöl); Seifenformen (etwa Plätzchenformen, Porzellandöschen, kleinere Sandförmchen).

So wird's gemacht:

Seifenspäne unter Rühren bei geringer Hitze in einen Topf geben; Wasser sparsam zugeben. Sanft erhitzen, regelmäßig rühren, ohne dass Schaum entsteht. Das Pulver zugeben, erneut alles langsam rühren, dann das Olivenöl zugeben. Wird die Masse zu fest, wieder etwas Wasser zufügen. Wenn die Seifenmasse heiß und cremig ist, den Topf vom Herd nehmen und die Seifenmasse auf 60–70 °C abkühlen lassen. Nun werden der Honig und das ätherische Öl eingerührt. Dann die Seifenmasse in die leicht eingeölten Formen gießen, einen Tag abkühlen lassen, aus der Form nehmen. Noch drei Wochen trocknen lassen. Fertig!

Günther Heepen
»Schüßler-Salze können der Haut helfen«

Nina Ruge: Was fällt Ihnen als Erstes an mir auf?

Günther Heepen: Als Erstes sehe ich verschiedene Mangelzeichen von Salzen: Das eine ist die Nr. 11, *Silicea*. Das erkenne ich an den kleinen Fältchen an den Augen, die bis in die äußeren Augenwinkel reichen. Die unreine Haut deutet auf einen Mangel von *Natrium phosphoricum*, also dem Salz Nr. 9, hin. *Natrium phosphoricum* ist darüber hinaus wichtig für den Darmstoffwechsel. Auch erkenne ich einen Mangel an der Nr. 10, *Natrium sulfuricum*, der heftige, aggressive Entzündungen auslöst. *Natrium sulfuricum* ist ebenfalls ein darmwirksames Salz.

Dr. Stefan Duve: Es gibt doch ein normales Altern der Haut, das nicht auf Mangelerscheinungen von Salzen zurückzuführen ist. Auch Sonne und Rauchen spielen dabei eine große Rolle.

Günther Heepen: Dann müsste aber die Haut bei allen Menschen gleich sein. Es gibt durchaus Leute, die noch mit 70, 80 Jahren eine schöne Haut mit guter Spannkraft besitzen. Natürlich spielen aber auch die Genetik und etwa der Lebensstil eine wichtige Rolle. In Schüßlers Biochemie geht man davon aus, dass bei Krankheiten der Körper mehr von einem bestimmten Salz benötigt. Wenn nun jemand beispielsweise Gelenkbeschwerden hat, zeigen sich die Mangelerscheinungen im Gesicht, weil das Gesicht eine empfindliche Haut besitzt und den Witterungsverhältnissen ausgesetzt ist.
Gerade, als Sie gezwinkert haben, konnte ich ein weiteres Mangelzeichen erkennen, denn bei *Calcium-fluoratum*-Mangel zeigen sich kleine, so genannte Würfelfältchen im inneren Augenwinkelbereich.

Nina Ruge: Als Laie gefragt: Wie sehen Sie den physiologischen Zusammenhang zwischen Fältchen am Auge und einem Salzmangel?

Günther Heepen: Dies sind alles empirische Erkenntnisse, die Dr. Schüßler bereits angedeutet und Dr. Kurt Hickethier weiter untersucht hat. Dieser hat beobachtet, dass die Zeichen verschwunden sind, wenn die Patienten bestimmte Salze eingenommen haben. Heute spricht man mehr von einer Verteilungsstörung, das heißt, das richtige Salz ist nicht zur richtigen Zeit am richtigen Ort.

Nina Ruge: Welche Begleiterscheinungen hätte denn der bei mir festgestellte Mangel an den vier Salzen?

Günther Heepen: Die Mangelzustände, die damit verbunden sind, wären ein problematischer, anfälliger Darm, was zu den Natrium-Salzen passt; darüber hinaus heftige Entzündungen, die immer wiederkehren. Bei der Nr. 1 können Venenprobleme, Organsenkungen, arthrotische Veränderungen an Gelenken vorhanden sein. Die Nr. 11 *Silicea* zeigt sich an Venen- oder Gelenkproblemen, also überall, wo Erschlaffung von Gewebe auftritt. Dieses Salz ist auch bei chronischen Eiterungen angezeigt.

Nina Ruge: Sie haben nun eine Antlitzanalyse gemacht. Wie geht Ihre Diagnose weiter?

Günther Heepen: Die Antlitzanalyse ist eine Hinweisdiagnose, die ich üblicherweise während des Anamnesegesprächs mache. Weiterhin mache ich eine Irisdiagnose, die ebenfalls eine Hinweisdiagnose ist. Ich versuche festzustellen, welcher Typ der Patient ist, wo die organischen Schwachstellen liegen. Nun also zur Anamnese: Welche Erkrankungen hatten Sie als Kind und welche schweren Erkrankungen hatten Ihre Eltern?

Nina Ruge: Ich habe, seit ich 14 bin, keine Mandeln mehr; mit 15 hatte ich Pfeiffersches Drüsenfieber mit schwerer Gelbsucht. Ansonsten hatte ich alle Kinderkrankheiten bis auf Masern, das ist schon alles. Ich hatte allerdings schon immer Probleme mit der Haut.

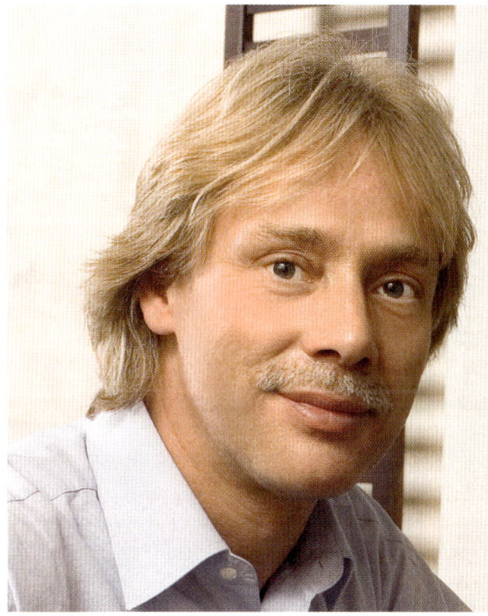

Günther H. Heepen ist Heilpraktiker, psychotherapeutischer Heilpraktiker und Medizinjournalist. Zahlreiche Veröffentlichungen in Presse, Hörfunk und Fernsehen machten den Schüßler-Salze-Experten international bekannt.

Günther Heepen: Hatten Ihre Eltern auch eine unreine Haut?

Nina Ruge: Nein, überhaupt nicht. Beide Eltern hatten eine gute Haut. Vor einigen Jahren hatte ich übrigens ein Basaliom, das sehr zufriedenstellend entfernt wurde, und meine Mutter hatte Hautkrebs, ein malignes Melanom.

Günther Heepen: Nun zur Irisdiagnose. Sie haben aufgrund von Farbe und Struktur eine sogenannte Mischiris, die man in der alten Säftelehre auch »dyskratische Iris« nennt. Das bedeutet, dass Ihr Stoffwechsel, also Aufnahme,

Abbau, Ausscheidung und die Umwandlung von Stoffen geschwächt sind. Wenn der Abbau von Giften über die Nieren nicht einwandfrei funktioniert, versucht der Körper diese Entgiftung über andere Organe vorzunehmen, wie zum Beispiel über die Haut. Außerdem sehe ich am äußeren, sogenannten Hautring, dass Ihre Haut von der Konstitution her empfindlich ist. Diese Schwachstelle zeigt sich auch an den bräunlichen Pigmentveränderungen an Ihren Armen, die auf die Nr. 6 *Kalium sulfuricum*, also auf eine schwache Darmtätigkeit hinweisen.

Nina Ruge: Können Sie mir denn auch sagen, was man daraus auf das Nervensystem schließen kann?

Günther Heepen: An Ihrem Auge erkenne ich, dass Sie eine starke Persönlichkeit sind, aber dennoch eine sensible und empfindsame Seite besitzen. Dies sehe ich an den so genannten neurogenen Irisstrukturen, die so fein wie gekämmtes Haar sind, was gut zur Nr. 5, also dem *Kalium phosphoricum* passt. Dieses Salz würde Ihnen beispielweise bei langen Flugreisen gut tun, damit der Körper innere Stärke bekommt und die Organe nicht so angespannt auf Nervenstress reagieren. Mein Steuerberater, der sehr nervös und empfindlich auf Stress reagiert, war erstaunt, wie gut ihm die Nr. 5 in hoher Dosis geholfen hat und wie intensiv so ein einfaches Salz wirken kann.

Nina Ruge: Ich nehme eigentlich schon seit Jahren verschiedene Nahrungsergänzungsmittel wie Vitamine fürs Immunsystem, Selen, Calcium, Kalium und Magnesium; also alles an Spurenelementen, was man braucht.

Günther Heepen: Herr Dr. Schüßler hat festgestellt, dass bei Patienten trotz der Einnahme von Mineralstoffen, also obwohl die Nährstoffdepots voll sind, Krämpfe auftreten können. Wenn er nun Schüßler-Salze gab, waren die Krämpfe plötzlich verschwunden. Schüßler hat sich dieses Phänomen über eine Verteilungsstörung erklärt, die durch Schüßler-Salze reguliert wird.

Nina Ruge: Also verhält es sich bei Schüßler-Salzen ähnlich wie bei homöopathischen Mitteln, deren Wirkungsweise man nicht erklären kann.

Dr. Stefan Duve: Ebenso kann man doch sagen, dass die Salze nicht bei jedem funktionieren. Ich habe in meiner Praxis viele Patienten kennengelernt, bei denen Schüßler-Salze ebensowenig geholfen haben wie schulmedizinische Therapien.

Günther Heepen: Das ist wie bei allen Therapien – keine Therapie schlägt bei jedem Menschen an. Aber Schüßler hat sich von der Homöopathie distanziert, denn er konnte die Wirkung seiner Salze physiologisch begründen.

Nina Ruge: Was würden Sie mir denn dann als typischem Schüßler-Salz-Patienten empfehlen?

Günther Heepen: Von den Salzen her würde ich Ihnen jetzt die Nr. 10, *Natrium sulfuricum*, verordnen, weil bei Ihnen heftige, aggressive Entzündun-

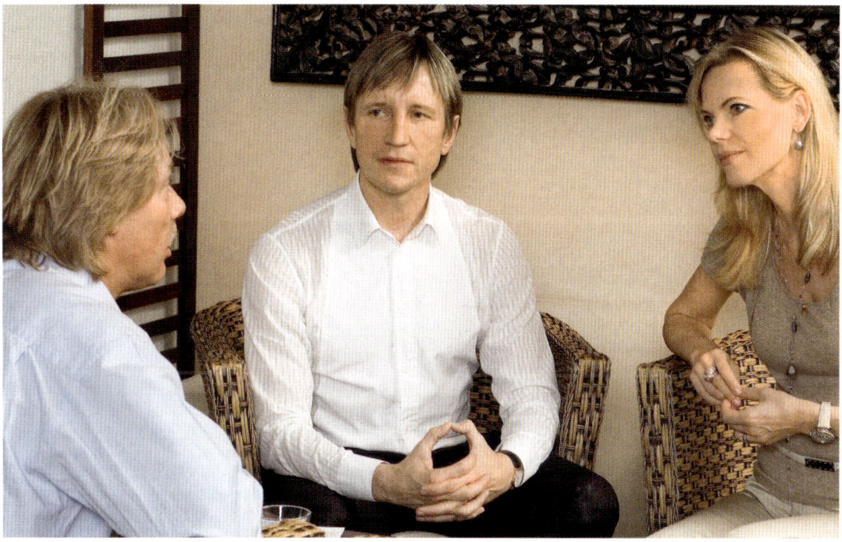

gen auftreten. Dazu würde ich Ihnen drei weitere Ergänzungsmittel aufschreiben, weil ich damit bei Entzündungskrankheiten gute Erfahrungen gemacht habe. Außerdem wären eine sanfte Lasertherapie sowie Kamillendampfbäder ein bis zweimal die Woche gut. Dafür mischen Sie zwei bis drei Liter sehr heißes Wasser mit mindestens einem Esslöffel Kamillenextrakt und sitzen mit einem Handtuch etwa 15 Minuten über dem Dampfbad. Von der Ernährung her sollten Sie Süßigkeiten und scharfe Gewürze meiden.

Nina Ruge: Wie soll ich dann mit den Schüßler-Salzen vorgehen?

Günther Heepen: Zuerst machen Sie zwei Wochen lang eine Sulfat-Kur, um den Stoffwechsel und die Ausscheidung anzuregen, nehmen also drei Salze, die Sie vorher in heißem Wasser aufgelöst haben, einmal am Tag hochdosiert ein. Danach kommen die einzelnen Salze: vier Salze, insgesamt 14 Tabletten, die Sie halbstündlich bis stündlich, also über den Tag verteilt im Mund zergehen lassen. Diese Therapie ist zuerst einmal für die Umstellung der Haut zuständig, da man schrittweise vorgehen muss. Nach sechs Wochen sollte auf jeden Fall eine Besserung oder eine Tendenz zur Besserung eingetreten sein.

Dr. Stefan Duve: Was muss man außerdem aus Ihrer Sicht für eine gesunde, schöne Haut beachten?

Günther Heepen: Die Ernährung ist natürlich sehr wichtig. Ferner eine regelmäßige und gewissenhafte Hautpflege, also dass man auf gute Hautreinigungsmittel achtet. Dazu gehört auch, möglichst wenig tagsüber aufzutragen; zumindest am Wochenende sollte man ganz auf Make-up verzichten.

Schüßler-Salze: Nina Ruges Erfahrungsbericht

Ich bin offen für ergänzende Heilmethoden und habe schon viel ausprobiert, um meine Hautprobleme loszuwerden. Nichts half, weder Homöopathie noch die Traditionelle Chinesische Medizin. Nun gut, die Schüßler-Salze probiere ich noch. – So sah es in mir aus, als ich den Schüßler-Experten Herrn Heepen in der Praxis von Dr. Duve traf *(siehe Interview auf Seite 136)*.

Die Anamnese – Gespräch, Antlitzanalyse, Diagnose der Iris – fand ich interessant. Aha, auf diese Weise will Herr Heepen also die tieferen Zusammenhänge meiner Hautprobleme erkennen – und meine Probleme lösen!

Etwas irritierte mich allerdings: Die Frage, wie, von den biologischen Abläufen her gesehen, die Schüßler-Salze funktionieren, konnte mir Herr Heepen nicht beantworten. Die Aussage »Wer heilt, hat Recht«, überzeugt mich oft – aber nicht immer.

Ich begann also die Therapie. Am Anfang war's noch einfach. Dreimal am Tag Nr. 12 (10 Tabletten morgens), Nr. 10 (10 Tabletten mittags), die Nr. 6 (10 Tabletten vor dem Schlafengehen) in heißem Wasser gelöst zu mir zu nehmen – zwei Wochen lang –, das ließ sich ja noch irgendwie machen. Manchmal guckte der eine oder andere Nebensitzer im Flieger allerdings komisch, wenn ich mir bei der Stewardess heißes Wasser bestellte und weiße Pillen darin verrührte.

Schwieriger wurde es dann mit der täglichen Lutscherei: sechsmal Nr. 10 über den Tag verteilt, von Nr. 13 zwei bis drei Tabletten, Nr. 18 zwei bis drei Tabletten vormittags, Nr. 24 zwei bis drei Tabletten nachmittags – das sind immerhin 15 Pillen pro Tag! 15-mal dran denken! Ich habe also immer ein Schächtelchen mit drei Fächern für morgens, mittags, abends bei mir. Ständig lutsche ich Milchzucker – dabei hasse ich den Geschmack! Doch ich habe die Lutscherei ziemlich ordentlich hingekriegt. Sternzeichen Jungfrau hilft dabei ungemein.

Und siehe da: Nach drei bis vier Wochen stellte meine Maskenbildnerin erstaunt fest, dass etwas mit meiner Haut passiert war: Das konnten nur die Schüßler-Salze gewesen sein. Ich hatte genauso viel Stress wie immer, ernährte mich völlig gleich, hatte auch die Pflegeprodukte nicht gewechselt.

Die Fettproduktion hatte deutlich nachgelassen, die Poren waren kleiner – und vor allem: Die Entzündungsneigung hatte sich verringert. Kurz vor der Periode bekam ich immer zwei, drei Monster-Pickel: In den Augenbrauen, zwischen Ohrläppchen und Wange, gerne auch mitten auf der Wange. Ganz ohne Pickelattacken geht es auch jetzt, ein Vierteljahr nach dem Schüßler-Salz-Start, nicht ab. Aber die Zeit der furunkelähnlichen Terroristen scheint tatsächlich vorbei zu sein. Also: Ich lutsche weiter!

Die Formel für gesunde & schöne Haut

Hauttyp/ Doshas	Schüßler-Salze	Schüßler-Salben	Ernährung	Detox
Trocken/ Vata	Nr. 8 Natrium chloratum D6 (vormittags 3x1) Nr. 7 Magnesium phosphoricum D6 (nachmittags 3x1) Nr. 6 Kalium sulfuricum D6 (abends 3x1)	Nr. 10 Natrium-sulfuricum-Salbe (Tag) Nr. 6 Kalium-sulfuricum-Salbe (Nacht)	Täglich drei warme Mahlzeiten. Süß, sauer, salzig bevorzugen, herb und bitter weglassen. Ideale Gerichte: Suppen, Eintöpfe, Aufläufe. Gewürze, die einheizen: Anis, Basilikum, Estragon, Fenchel, Ingwer, Muskat, Kardamom, Kümmel	Etwa 15–30 Minuten vor der **Morgendusche** den Körper mit Mandel- oder Sesamöl (kurz auf 100 °C erhitzen!) massieren **Fürs Gesicht** Peloidpackung (Mineralschlick aus dem Reformhaus) einmal pro Woche
Ölig/ Kapha	Nr. 11 Silicea D12 (vormittags 3x1) Nr. 3 Ferrum phosphoricum D12 (nachmittags 3x1) Nr. 9 Natrium phosphoricum D6 (abends 3x1)	Nr. 11 Silicea-Salbe (Tag) Nr. 9 Natrium-phosphoricum-Salbe (Nacht)	Fettarm und scharf essen. Bittere, herbe und trockene Zutaten wählen. Salzig und sauer meiden. Wichtig: maßvoll essen. Zuvor stets ein Glas warmes Wasser trinken. Ideal: Bohnen- und Linseneintöpfe, Kartoffelgerichte, alle Arten von Gemüse und Salat. Pikante Gewürze: Pfeffer, Chili, Curry, Zimt, Knoblauch	**Morgens** trockene Körpermassage mit einem Rohseidenhandschuh, dann erst duschen **Gesichtsmaske** aus Tonerde oder Lehm (Apotheke) 1x pro Woche, 15–30 Minuten wirken lassen **4-Wochen-Kur** mit Blutreinigungstee
Mischhaut/ Pitta	Nr. 10 Natrium sulfuricum D6 (vormittags 3x1) Nr. 12 Calcium sulfuricum D6 (nachmittags 3x1) Nr. 5 Kalium phosphoricum D6 (abends 3x1)	Nr. 8 Natrium-chloratum-Salbe (Tag) Nr. 1 Calcium-fluoratum-Salbe (Nacht)	Bitter, herb und süß bevorzugen. Sauer und scharf meiden. Wenig Fleisch, kein Fastfood. Täglich 2 l trinken, Mineralwasser und Säfte mit wenig Säure. Ideale Gerichte: kalte Mahlzeiten wie Salate, Gemüse, Rohkost, Pudding, süße Cremes. Wenig würzen: Dill, Minze, Kardamom	**Morgens** 15–30 Minuten vor dem Duschen den Körper mit Kokosöl massieren **Gesichtsdampfbad:** 3 Beutel Kamillentee und 1–2 EL Steinsalz (Reformhaus) auf 2 l kochendes Wasser, 1–2 Mal pro Woche 15 Minuten **Aromaöle**: einige Tropfen ätherisches Hopfen-, Baldrianwurzel- oder Johanniskrautöl in der Aromalampe

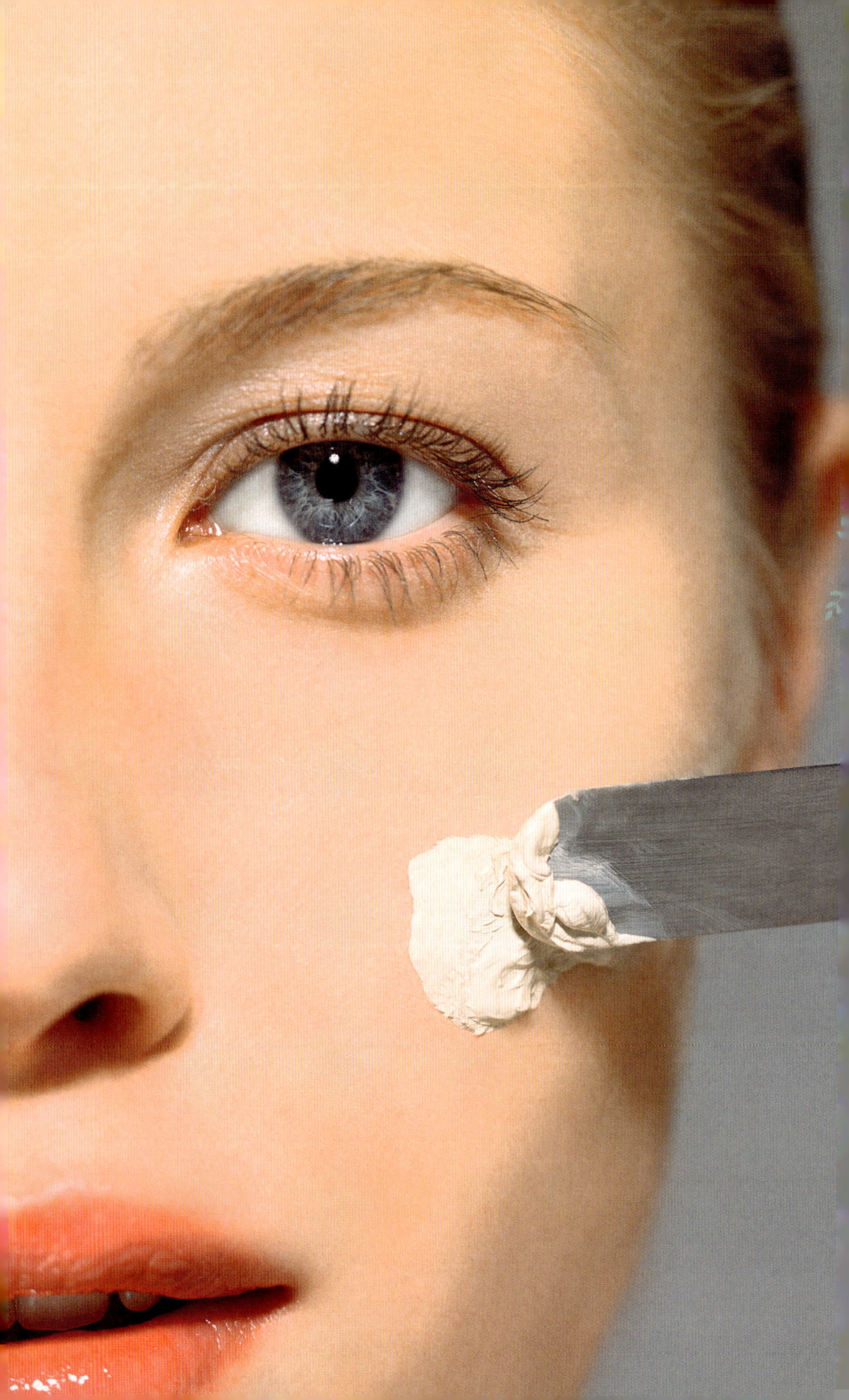

Haut & Pflege

Die meisten Frauen fühlen sich jünger, als sie sind: in Europa 74, in Deutschland immerhin 72 Prozent. Das ergab eine Studie, die ein Kosmetikkonzern im Jahr 2007 durchführen ließ. Und sie tun auch viel dafür, um jünger auszusehen. Doch an der Realität führt kein Weg vorbei: Der natürliche Alterungsprozess lässt sich nicht aufhalten. Die gute Nachricht jedoch lautet: Er lässt sich verlangsamen – von innen und von außen. Wir können also viel unternehmen, um möglichst lange eine frische und schöne Haut zu behalten. Erfahren Sie hier, wie Ihnen die neuesten Anti-Aging-Wirkstoffe in Hightech-Pflegeprodukten und moderner Naturkosmetik dabei helfen können. Lesen Sie außerdem, wie Sie Ihre Haut richtig ernähren, indem Sie das Richtige essen – mit Mood-Food, Tryptophanlieferanten und zellaktiven Biostoffen.

Teure Tiegel oder Wunderwaffen?

In den Hightech-Labors der Kosmetikindustrie ist man fieberhaft auf der Suche nach den ultimativen Wirkstoffen, die ewige Jugend versprechen. Ebenso vielfältig ist das Angebot an immer neuen Anti-Aging-Cremes, die mit den schönsten Verheißungen auf den Markt kommen. Nicht selten werden in der Werbung Zusammenhänge mit neuesten medizinischen Erkenntnissen konstruiert. So sollen einige Inhaltsstoffe eine ähnliche Wirkung besitzen wie Botox. Natürlich können sie die Muskeln nicht lahmlegen, wie es das Mittel aus der Spritze tut. Immerhin aber hemmen sie die Mikrospannungen in der Haut, die durch die permanente Bewegung unserer Gesichtsmuskeln entstehen und letztendlich Falten verursachen.

Heute weiß man, dass Kalziummangel nicht nur zerbrechliche Knochen (Osteoporose) verursacht, sondern auch zum Alterungsprozess der Haut beiträgt. Deshalb gehört dieses Mineral zu den neuen Anti-Aging-Waffen in modernen Cremes. Es soll das Hautgewebe neu strukturieren.

Doch die vielversprechendsten Erkenntnisse liefert die Genforschung. Inzwischen konzentriert sie sich auf den Kern der Hautzellen mit der darin eingebetteten DNS (Desoxyribonukleinsäure). Wenn man die DNS vor den Angriffen der freien Radikale schützen könnte, müsste ewig jugendliches Aussehen kein Traum bleiben.

Als Schutzengel im Cremetopf sind vor allem pflanzliche Extrakte im Einsatz, zum Beispiel aus Traubenkernen, Hopfen und grünem Tee.

Eine weitere innovative Technologie adressiert ihre Wirkstoffe an die Stammzellen in der Haut. Dabei muss man eines

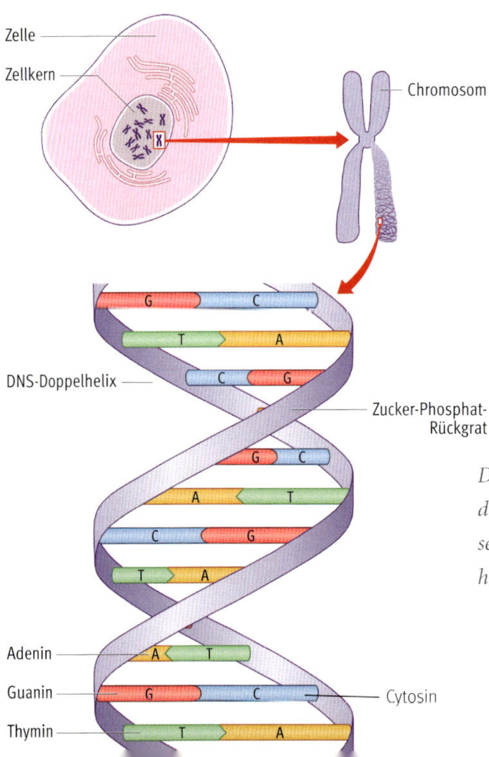

Das zwei Meter lange DNS-Band liegt gedreht und gefaltet in dem nur wenige Tausendstel Millimeter winzigen Zellkern und hütet die Erbinformationen.

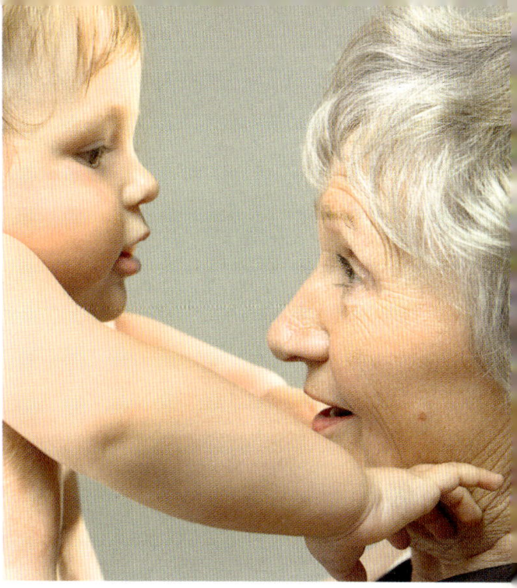

Cremes können den Alterungsprozess nicht aufhalten, doch sie spenden der Haut die Feuchtigkeit, die sie mit zunehmendem Alter immer weniger produziert.

ganz deutlich sagen: Diese Cremes enthalten selbst keine Stammzellen – so weit ist die Forschung noch lange nicht –, sondern sie versuchen die Stammzellen in der Haut »aufzuwecken« und zur Verjüngung der Hautzellen anzuregen. Denn normalerweise verhalten sich solche Stammzellen ruhig in der Basalschicht und rücken nur dann aus, wenn es gravierende Schäden in der Haut zu reparieren gibt. Bestimmte Wirkstoffe wie Eiweiße sollen diesen Hilferuf simulieren und die Hauterneuerung aktivieren. Viele Wissenschaftler stehen diesen Themen allerdings skeptisch gegenüber. Sie bezweifeln, dass ein einzelnes Molekül für einen so komplexen Prozess überhaupt allein verantwortlich sein kann.

Longevity (Langlebigkeit) ist ein anderes Zauberwort im Kampf um die verlängerte Jugend. Bei ihren Bemühungen, dem Leben immer mehr gesunde Jahre hinzuzufügen, stoßen die Wissenschaftler ständig auf neue Gene mit altershemmender Wirkung. Im menschlichen Erbgut jedoch herrscht Teamarbeit. Deshalb geht man davon aus, dass nicht ein einziger Baustein allein die Wissenschaft dem Ziel näher bringen wird, sondern nur das Zusammenspiel mehrerer Komponenten. Eine davon sind so genannte Langlebigkeitsgene, die man im Blut von besonders alten Menschen vermehrt festgestellt hat. Sie können den körpereigenen Hautalterungsprozess verlangsamen. Davon versucht nun auch die Kosmetikindustrie zu profitieren, indem sie Substanzen wie Traubenkernöl oder Olivenölextrakte einsetzt, die diesen Prozess aktivieren und unterstützen sollen.

Doch noch steht über diesem ganzen Themenkomplex ein großes Fragezeichen. Die Gedankengänge hinsichtlich der beschriebenen Mechanismen mögen alle gut und richtig sein. Doch ob es in der Haut tatsächlich so funktioniert und diese dann in versprochener Weise davon profitiert, ist selbst unter Fachleuten umstritten. Tatsache ist auch, dass über die wenigsten der verwendeten Anti-Aging-Substanzen wissenschaftlich fundierte Studien vorliegen. Bewiesen ist die Wirksamkeit lediglich bei Retinol (Vitamin A), Vitamin C und E, Co-Enzym-Q_{10} und Kreatin.

Trotzdem haben Pflegeprodukte für die Haut unbedingt ihre Berechtigung. Die regelmäßige Anwendung einer Tagespflege mit Lichtschutzfilter beugt Faltenbildung und anderen Lichtschäden vor. Natürliche Befeuchter wie Hyaluronsäure oder Urea (Harnstoff) können den Feuchtigkeitsgehalt der obersten Hornschicht verbessern und sie dadurch für Stunden glatter aussehen lassen.

Naturkosmetik – Alles bio, oder was?

Wer Bio-Kosmetik immer noch in der »Öko-Ecke« vermutet, hat den Trend verpasst: Inzwischen gehört sie zu einem neuen Lebensstil, der sich Lohas (Lifestyle of Health and Sustainability = Lebensstil der Gesundheit und Nachhaltigkeit) nennt. Viele Hollywoodstars und Models leben ihn vor, und immer mehr Menschen, die nach Reinheit und Authentizität suchen, entdecken ihn. Rund 30 Prozent der Bevölkerung in den westlichen Industrieländern gehören bereits dazu. Sie essen organisch angebaute Nahrungsmittel, kaufen fair gehandelte Produkte, fahren Hybridautos und benutzen Naturkosmetik aus dem Reformhaus oder Bio-Supermarkt. Eco- oder Organic Beauty – wie man sie international nennt – gilt als politisch korrekt. Keine Umweltschädigung, keine Tierversuche. Mehr und mehr Firmen schwimmen auf der Luxus-Ökowelle mit. Doch nicht immer ist Naturkosmetik drin, wo Natur draufsteht. Ein paar Pflanzenextrakte oder ätherische Öle in einer Creme machen noch kein Bio-Produkt daraus. Solche Inhaltsstoffe finden sich auch in Phyto- oder Aromakosmetik, sind dann aber meist mit synthetischen Hightech-Substanzen kombiniert.

Bei »echter« Naturkosmetik sind die Hersteller an strenge Auflagen gebunden. Sind diese erfüllt, bekommen sie ein Prüf- oder Gütesiegel, das sie als »bio« ausweist. In Deutschland vergibt es der BDIH (Bundesverband Deutscher Industrie- und Handelsunternehmen) für »Kontrollierte Naturkosmetik«. Die verwendeten pflanzlichen Rohstoffe müssen nicht nur aus kontrolliert biologischem Anbau oder aus Wildsammlung stammen, sondern auch so

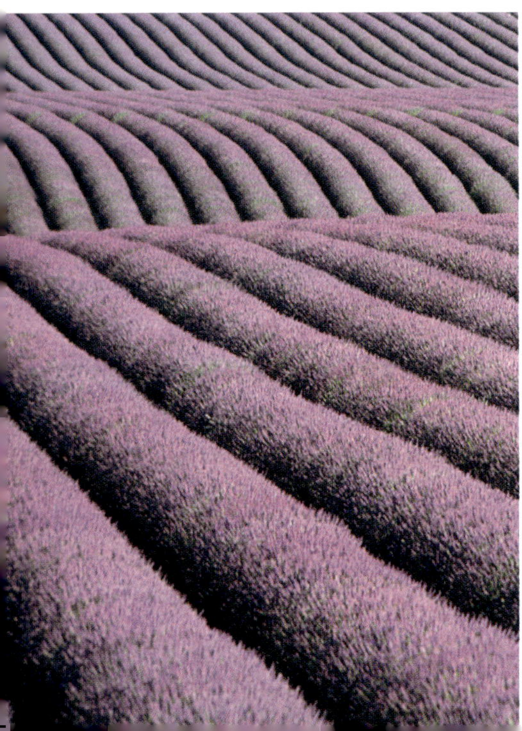

Echter Lavendel (Lavendel angustifolia) wird in der Naturkosmetik wegen seiner anitseptischen und beruhigenden Wirkung geschätzt.

umweltschonend wie möglich verarbeitet und verpackt werden. Tierversuche und tierische Rohstoffe sind nicht erlaubt. Auf synthetische Farb- und Duftstoffe sowie Paraffin, Silikon oder Erdöl wird verzichtet. Zur Konservierung sind allenfalls naturidentische Substanzen zugelassen. Damit die Bio-Cremes trotzdem möglichst lange haltbar sind, bekommt man sie häufig in Alutuben verpackt. Diese können anders als Plastikbehälter keine Luft und damit Verunreinigungen ansaugen. Eine Aufbewahrung Ihrer »grünen Kosmetik« im Kühlschrank ist allerdings nicht nötig.

In der Naturkosmetik verfolgt man einen ganzheitlichen Ansatz. Es sind nicht einzelne Powerstoffe enthalten, mit denen ein bestimmtes Defizit in der Haut ausgeglichen werden soll. Mehrere Wirkstoffe sollen in der Kombination das natürliche Gleichgewicht wiederherstellen und die Haut dazu anregen, sich selbst zu helfen. Hilfe zur Selbsthilfe also. Allergiker sollten trotz der chemiefreien Inhaltsstoffe vorsichtig sein, bevor sie eine neue Bio-Creme benutzen. Denn wie bei jeder Kosmetik können auch hier allergische Reaktionen nicht ausgeschlossen werden. Am besten über Nacht in der Armbeuge testen und die Reaktion abwarten. Wer einen Allergiepass besitzt, kann ihn mit den Inhaltsstoffen abgleichen lassen. Auch bei Naturkosmetik müssen auf der INCI-Deklaration alle Zutaten und auch potenzielle Allergene angegeben sein.

Daran erkennen Sie NATURKOSMETIK

Fairtrade steht für gerechten Handel mit Entwicklungsländern und angemessene Mindestpreise für Rohstoffe. Verbot von Kinderarbeit.

Bei Ecocert müssen mindestens 95 Prozent der Rohstoffe biologisch angebaut worden sein.

Der »Hase mit schützender Hand« zeichnet Produkte aus, für die keine Tiere gequält oder getötet wurden.

Das BDIH-Siegel garantiert Rohstoffe aus kontrolliert biologischem Anbau. Keine Tierversuche.

Ätherische Öle in der Kosmetik

In Asien haben aromatisch duftende Pflanzenessenzen eine lange Tradition. Schon vor 2000 Jahren soll es über 8000 Rezepturen gegeben haben: zu Heilzwecken, zur Vorbeugung und Therapie von Krankheiten. Noch heute hat die Aromatherapie in der asiatischen Medizin ihren festen Platz. Ätherische Öle werden eingesetzt, um Harmonie zu erreichen. Lemongrass etwa vertreibt Trägheit und Müdigkeit, inhaliert hilft es gegen Schnupfen und als Massageöl gegen Bindegewebsschwäche.

Aromaöle sind hochprozentige Pflanzenextrakte, die durch Wasserdestillation aus Hölzern, Blüten, Blättern, Wurzeln oder aus den Schalen der Zitrusfrüchte durch Kaltpressung gewonnen werden. Ihre Wirkung entfalten sie über die Nase im Gehirn, genauer gesagt im limbischen System des Zwischenhirns. Es beeinflusst unsere Stimmung, indem es den Befehl erteilt, ein Gefühlshormon passend zur Geruchsvorlage zu produzieren. Gleichzeitig können Aromaöle auch über die Haut wirken. Auf diese Weise profitieren sogar Menschen davon, die nicht riechen können. Während einer Massage, als Kompresse oder Zusatz im Badewasser werden die Aromastoffe durch die Haut aufgenommen und gelangen in den Blutkreislauf. Auf diese Weise nehmen sie positiven Einfluss auf die Regulationsmechanismen der Haut und die des Gehirns. Sie wirken ausgleichend auf Stresshormone, unterstützen die Kommunikation der verschiedenen Botenstoffe und können sogar Keime ausrotten.

Die Konzentrate sollten Sie immer sparsam und in hoher Verdünnung anwenden, um den gewünschten Effekt zu erreichen. Zum Verdampfen in der Aromalampe genügen drei bis fünf Tropfen auf eine Schale Wasser. Die Lampe höchstens ein bis zwei

Geheimtipp

Massage: Gesicht & Dekolleté

Je 1 Tropfen Rosen- und Sandelholzöl mit 10 ml Mandel- oder Jojobaöl mischen.

Kleopatra-Bad

1 Becher Sahne mit 3 Tropfen Rosengeranien-Öl, 2 Tropfen Lavendel und 3 Tropfen Litsea vermischen. Erst das Badewasser einlassen, dann die Mischung dazufügen.

Körperöl

20 Tropfen ätherische Öle (mischen Sie 3 bis 4 Öle, dadurch entstehen tolle Synergien) mit 100 ml Basisöl (etwa Mandel-, Weizenkeim oder Jojobaöl) vermischen.

Stunden brennen lassen. Kein Wasser nachfüllen, sondern die Flamme löschen, sobald die Flüssigkeit aufgebraucht ist.

Besonders wichtig ist es bei der Verwendung von ätherischen Ölen, auf ihre Qualität zu achten. Kaufen Sie keine Billigöle. Beim Kauf in der Apotheke können Sie nichts falsch machen. Unsachgemäße Herstellung oder Lagerung, Pestizidrückstände und beigemischte synthetische Aromen beeinträchtigen die Wirkung und können allergische Reaktionen hervorrufen. Hochwertige Öle müssen 100-prozentig naturrein sein. Jedes Fläschchen darf nur eine Pflanzenart oder einen Pflanzenbestandteil enthalten. Doch auch dann werden manche Öle von Allergikern nicht vertragen. Als schnellen »Allergie-Test« einen Tropfen Öl in der Ellenbeuge auftragen. Rötet sich die Stelle, sollten Sie das Öl nicht benutzen. Koniferenöle wie Fichte und Tanne sind bekannt dafür, dass sie von sensibler Haut häufig nicht vertragen werden. Zitronenöle sollte man besser nicht auf der Haut verwenden, weil sie in Verbindung mit Sonne heftige Reaktionen verursachen können.

Ätherische Öle für die Haut

Bergamottöl: beruhigend, erfrischend, stimmungsaufhellend, antiseptisch

Eukalyptusöl: keimtötend, schleimlösend, hustenstillend, fiebersenkend, beruhigend

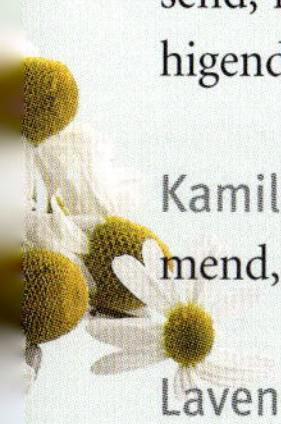

Kamille: entspannend, entzündungshemmend, schmerzstillend, beruhigend

Lavendelöl: desinfizierend, entzündungshemmend, durchblutungsfördernd, beruhigend

Litsea/Lorbeer: erfrischend, stimmungshebend, konzentrationsfördernd

Orangenblütenöl/Neroliöl: entspannend, entkrampfend, beruhigend

Pfefferminzöl: erfrischend, kühlend

Rosenöl: antiseptisch, entspannend, stimmungsaufhellend, hautregenerierend

Rosmarin: belebend, entkrampfend, stoffwechselanregend

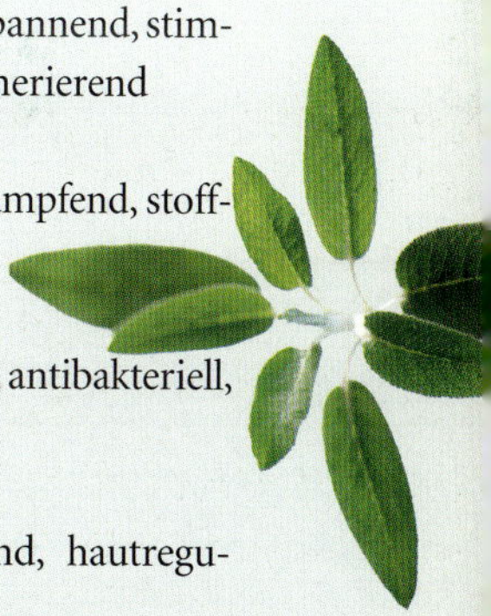

Salbeiöl: kreislaufstärkend, antibakteriell, schmerzlindernd

Sandelholzöl: Stimulierend, hautregulierend, aphrodisierend

Teebaumöl: desinfizierend, antiviral, antibakteriell, juckreizlindernd

Zitronenöl: erfrischend, stimmungsaufhellend, anregend, belebend

Ein Besuch bei der Kosmetikerin

Eine gute Kosmetikerin ist noch schwieriger zu finden als ein guter Friseur. Und natürlich fragt man sich: Was macht der Profi besser? Bekommt die Haut tatsächlich wirksame Hilfe oder sind es doch nur (teure) Streicheleinheiten für die Seele? Und schließlich: Welche Behandlung ist überhaupt die richtige für mich?

Eines muss vorab gesagt werden: Es gibt Bereiche, in denen Kosmetikerinnen tätig werden, die aber in die Hand eines Arztes gehören. Dazu zählen tiefe Peelings mit über 40-prozentiger Fruchtsäure, Trichloressigsäure und Phenol. Auch Laserbehandlungen sollte man unbedingt dem Dermatologen überlassen. Bei falscher Dosierung kann es zu Blasen, Narben und irreparablen Schäden kommen. Softlaser, die auch in Kosmetiksalons angeboten werden, können keinen Schaden anrichten, bewirken aber auch nicht viel, weil sie viel zu wenig Energie haben. Auch Antifalten-Spritzen niemals von einer Kosmetikerin machen lassen, weil die Gefahr, dass Blutgefäße und Nerven verletzt werden, viel zu groß ist.

Der wichtigste Grund für einen Termin bei der Kosmetikerin ist eine gründliche Ausreinigung der Haut. Das kriegt man bei vielen Unreinheiten selbst nicht so gut hin und man riskiert Rötungen, Entzündungen und schlimmstenfalls Narben. Und so sieht eine professionelle Ausreinigung aus: Zuerst wird das Gesicht gereinigt, anschließend die Verhornungen unter Vapozon-Dampf oder warmen Kompressen gelöst. Dann erst können Mitesser ausgedrückt werden. Dabei umwickelt die Kosmetikerin ihre Finger mit einem Papiertuch. Die Verhornungen müssen komplett ausgehebelt werden, damit sich nichts entzündet. Hinterher wird die Haut desinfiziert und eine Maske aufgetragen.

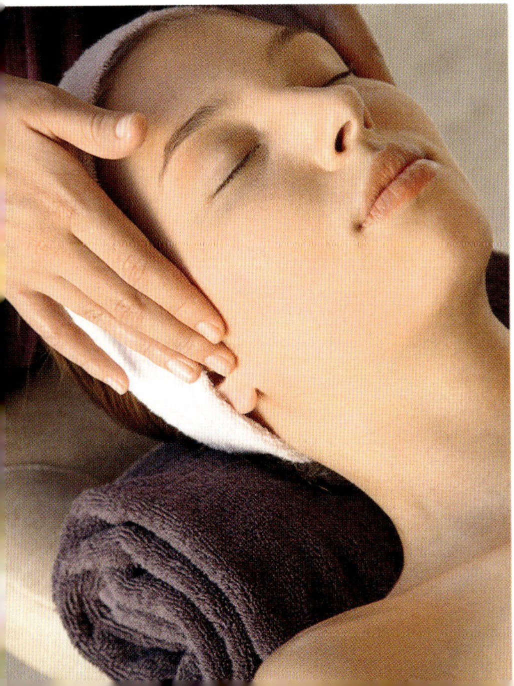

Sich einfach verwöhnen lassen: eine entspannende Massage für Gesicht, Dekolleté und Nacken und zum Abschluss ein Make-up.

Extraleistungen, die sich lohnen

Wirkstoffampullen

sind empfehlenswert, wenn die Haut eine Extraportion Pflege braucht – beispielsweise nach dem Sommer, nach Krankheit oder in stressigen Lebensphasen. Die Haut wird mit Feuchtigkeit vollgepumpt, das verbessert ihre Elastizität und mildert Reizungen. Um die Wirkung zu steigern, kann die Ampullenflüssigkeit mittels Strom in die Haut eingeschleust werden oder unter einer Thermo-Maske einziehen.

Reiner Sauerstoff,

der mittels gepulstem Druck in die tieferen Lagen der Haut »geschossen« wird, wirkt noch etwas intensiver. Die Haut sieht hinterher deutlich frischer und glatter aus, ist besser durchblutet. Der Effekt hält bis zu 24 Stunden.

Mikrodermabrasion

Die Mikrodermabrasion funktioniert ähnlich wie Sandstrahlen. Dabei wird mit einem feinen Strahl von Mikrokristallen die oberste Hornschicht abgetragen. Der tote Zellmüll verschwindet von der Oberfläche und die Basalschicht wird zu einer verstärkten Bildung von jungen Hautzellen angeregt. Ihr Teint sieht hinterher feiner, glatter und weicher aus.

Lymphdrainage

ist eine extrem sanfte Kopf- oder Ganzkörpermassage, die den Lymphfluss aktiviert. Dadurch werden Wasseransammlungen aus dem Gewebe geschwemmt und Schwellungen reduziert.

Schlankheits- und Cellulitebehandlungen,

wie Aromawickel und apparative Knet-Saug-Massagen (Endermologie), müssen kurmäßig (mindestens zehn Anwendungen) durchgeführt werden, wenn sich Erfolg zeigen soll.

Haarentfernung

im Gesicht und am Körper wird von den meisten Kosmetikerinnen mit Warm- oder Kaltwachs durchgeführt. Zur dauerhaften Epilation bieten nicht nur Ärzte, sondern auch Kosmetikerinnen die IPL-Blitzlichttechnologie an. Kostengünstiger, aber auch zeitaufwendiger ist die Haarentfernung mit der Elektronadel (Elektroepilation). Die wirklich effektiven Epilationslaser, die so genannten Laser Klasse IV, dürfen nur unter Aufsicht eines Arztes, also in einer Fachpraxis durchgeführt werden.

Info

Nutricosmetics

Neben dem vernünftigen Umgang mit der UV-Belastung der Haut wirken Radikalfänger wie Vitamine und entzündungshemmende Stoffe wie Omega-3-Fettsäuren gegen die Hautalterung. Über den Magen-Darm-Trakt gelangen Sie optimal ins Blut. Lesen Sie dazu auch Seite 166–169.

PIA de LUCA & Prof. Dr. Schilcher

Nina Ruge: Bitte schildern Sie mir kurz Ihr Behandlungskonzept.

Pia de Luca: Seit 15 Jahren arbeiter ich nach einem ganzheitlichen Konzept, das ich selbst entwickelt habe. Entscheidend ist, den Mensch als Ganzes zu betrachten. Mein Ziel bei der Behandlung ist es, Ungleichgewichte wieder in harmonische Balance zu bringen, Energieblockaden zu lösen – also im ganzen System wieder ein Gleichgewicht herzustellen. Ich setze grundsätzlich keine Präparate ein, die auf Mineralölen basieren, sondern baue ausschließlich auf ätherische Öle und Pflanzenöle. Letztere verwende ich als Trägersubstanzen für individuell ausgewählte Mineralien wie etwa Kalium, Magnesium oder Mangan, Phytoextrakte und Vitamin-Bestandteile. Diese Behandlung basiert auf der chinesischen Lehre der Fünf Elemente, als da sind: Holz, Erde, Feuer, Metall und Wasser. Dazu kommen Colortherapie (Farblichtbehandlung), Magnetfeldtherapie, Lymphdrainagen, Massagen wie Shiatsu (Akupressur) und Lasertherapie mit einem speziell für die Hautbehandlung entwickelten Photonen-Laser.

Nina Ruge: Wie wirken ätherische Öle in der Haut?

Heinz Schilcher: Entscheidend ist die Fettlöslichkeit der ätherischen Öle. Aufgrund ihrer lipophilen Eigenschaften können sie die drei Hautschichten sehr gut penetrieren, sodass sie dann auch ins Blut übertreten und dort nachweisbar sind. Wichtig für die Wirksamkeit ist die Dosierung. Kosmetika dürfen maximal nur zwei Prozent ätherischer Öle enthalten. Die optimale therapeutische Wirksamkeit liegt aber in der Regel in einem höheren Konzentrationsbereich.

Nina Ruge: Welche ätherischen Öle eignen sich optimal für eine kosmetische Behandlung?

Pia de Luca: Ich verwende meist individuell auf den Hauttyp abgestimmte Mischungen, weil sich verschiedene ätherische Öle in ihrer Wirkung verstärken können. Insgesamt setze ich rund 60 bis 70 verschiedene Öle ein. Allein für die Entgiftung stehen uns etwa Wacholder, Kiefer, Zypresse und Ginkgo zur Verfügung.

Heinz Schilcher: Die Einsatzbereiche der ätherischen Öle können mikrobiologisch sehr genau bestimmt werden. In der weltweit größten Datenbank *(Amic Base Essential Oils)* von Dr. Alexander

Pauli sind von rund 200 ätherischen Ölen die notwendigen Dosierungen für eine therapeutische Anwendung aufgeführt. Leider sind die wissenschaftlich sehr exakt ermittelten Daten den meisten Anwendern ätherischer Öle nicht bekannt.

Entscheidend ist aber auch die Qualität der ätherischen Öle. Wird das Wacholder-Öl beispielsweise nicht aus den Beeren der Pflanze, sondern aus den Nadeln gewonnen, kann es Entzündungen hervorrufen. Hervorragend in der Wirksamkeit für kosmetische Zwecke ist das Kamillenblütenöl. Es muss allerdings ausschließlich aus der Echten Kamille, *Matricaria recutita L.*, stammen, die in unseren Breiten kaum noch wild vorkommt. Das Öl wirkt keim- und entzündungshemmend. Das Öl der falschen Kamille, *Anthemis cotula L.* kann dagegen Allergien auslösen.

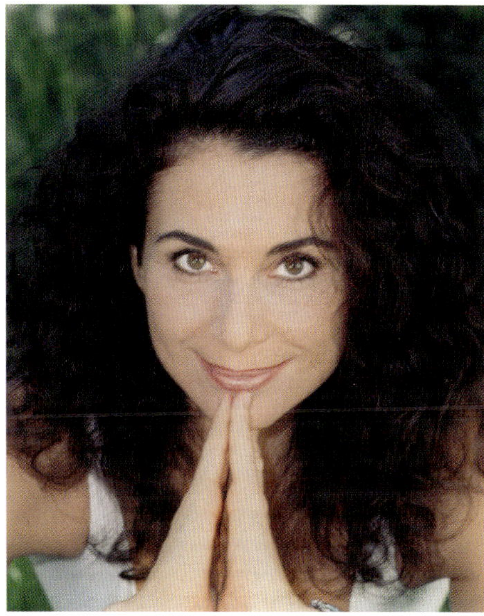

Pia de Luca, Kosmetikerin in München, setzt in ihren Behandlungen seit über 15 Jahren ausschließlich pflanzliche und ätherische Öle ein.

Nina Ruge: Sie haben vorhin Phytoextrakte erwähnt, die Sie in die Lotionen der ätherischen Öle mischen. Um welche Pflanzen handelt es sich hier?

Pia de Luca: Das sind Pflanzen, die sich für die Herstellung von ätherischen Ölmischungen nicht eignen, also zum Beispiel Ginseng, Tigerkraut *(Centella asiatica)*, Aloe-vera-Gel und viele andere Phytoextrakte mehr.

Nina Ruge: Sie setzen eine offensichtlich sehr komplexe und höchst individuelle Form der Aromatherapie ein. Wo können angehende Kosmetikerinnen so etwas auf seriöse Weise lernen?

Pia de Luca: Es gibt meines Wissens keine staatlich anerkannten Schulen für Aromatherapie. In diesem Bereich eine seriöse Ausbildung zu erhalten ist nicht einfach. Ich habe bei einer Biochemikerin in Paris sowie bei Aromatherapeutinnen in Wien und Salzburg gelernt.

Heinz Schilcher: Die Grundlagen der Aromatherapie kann man sich im Zuge eines Pharmaziestudiums aneignen. Wer meine »Bibel« kennt, hat schon halb gewonnen: Mein »Leitfaden der Phytotherapie« ist die naturwissenschaftlich fundierte Fachliteratur zu diesem Thema.

Nina Ruge: Wenn es so wichtig ist, lupenreine ätherische Öle von höchster Qualität zu verwenden – woher beziehen Sie sie denn?

Pia de Luca: Ich muss die Hersteller und die Qualität ihrer Öle kennen. Es handelt sich hier leider um einen Markt, auf dem viel Schund gehandelt wird. Oft lässt sich die Qualität nur am Preis erkennen. Der ist natürlich für aufwendig extrahierte Öle der Spitzenqualität erheblich.

Heinz Schilcher: Ätherische Öle ohne Analysenzertifikate sollten grundsätzlich nicht verwendet werden. Sämtliche ätherischen Öle aus der Apotheke sind geprüft. Außerdem kann man sich an der EU-Detergenzien-Liste orientieren. Dort sind 30 ätherische Öle aufgelistet, die Allergien verursachen können. Auch die Pestizidbelastung ist ein Problem. Wir haben in unserem Institut an der FU Berlin zwar eine Bestimmungsmethode für Pflanzschutzmittel entwickelt, aber sie ist teuer. Nach meiner Kenntnis gibt es in Deutschland nur drei Labors, die sie einsetzen können.

Nina Ruge: Sollten ätherische Öle eher aus Wildsammlungen oder aus Kulturen verwendet werden?

Heinz Schilcher: Ich empfehle ätherische Öle aus kontrolliertem Anbau. Da kann die phytochemische Zusammensetzung der Inhaltsstoffe viel besser konstant gehalten werden. Nehmen Sie die Schafgarbe. Sie enthält entzündungshemmende Stoffe, aber nur, wenn das Feuchtigkeitsangebot der Umgebung stimmt. Eine Pflanze derselben Art – einige Meter weiter an einem trockenen Standort – enthält eventuell null Prozent dieser Stoffe. Mittels Gaschromatographie kann man den Gehalt nachweisen – diese Untersuchungsmethode sollte für die Qualitätskontrolle der ätherischen Öle genauso wichtig sein wie die Geruchsprobe durch erfahrene Spezialisten.

Nina Ruge: Welche Substanzen meiden Sie konsequent?

Pia de Luca: Ich meide die Parabene, die in fast jedem kosmetischen Produkt als Konservierungsstoff enthalten sind. Außerdem meide ich die PEG-Stoffe, die in Kosmetika zur Einschleusung von Wirkstoffen in die Haut dienen. Sie können Allergien auslösen – und ihre Wirkung auf den Gesamtorganismus ist noch gar nicht bis in alle Konsequenzen erforscht.

Nina Ruge: Nehmen wir mal ein Beispiel: Eine Frau leidet unter Rötungen im Gesicht. Was empfehlen Sie?

Heinz Schilcher: Ich empfehle eine Salbe aus Echtem Arzneibuch-Kamillen-Öl und dazu eine Creme mit Hamamelis-Extrakt.

Pia de Luca: Ich frage zunächst, ob sie Medikamente nimmt, wie lange sie schon unter den Rötungen leidet, ob diese in der Familie vorkommen, wie sie die Haut pflegt, ob starke Peelings verwendet werden usw. Dann versuche ich, die Haut wieder ins Gleichgewicht zu bringen, die natürliche Balance der Haut zu reaktivieren – mithilfe von ätherischen Ölen, kombiniert mit bestimmten Mineralstoffen und Vitamin-Abspaltungen, Reflexzonenmassagen und manchmal auch durch die Empfehlung, die Nahrung umzustellen.

Nina Ruge: Welche Rolle spielen für Ihr Behandlungskonzept wissenschaftliche Erkenntnisse – und welche Rolle spielt einfach die Erfahrung?

Pia de Luca: Oft ist es die Erfahrung, die mich führt. Ein fundiertes Wissen über die Funktionen der Haut sollte selbstverständlich sein. Manches, was ich im Rahmen einer Behandlung einsetze, ist in seiner Wirkung vielleicht wissenschaftlich nicht nachweisbar. Aber wenn es funktioniert, fragt niemand nach anspruchsvollen Studien. Voraussetzung für eine erfolgreiche Therapie ist aber auch, dass ich seelischen Zugang zu meinem Kunden, zu meiner Kundin habe. Das mag merkwürdig klingen. Aber wenn ich mit den seelischen Problemen eines Menschen in Kontakt bin, dann hilft oft allein mein starker Wille, helfen zu wollen.

Nina Ruge: Was muss eine perfekte Kosmetikerin beherrschen?

Heinz Schilcher: Sie muss die Anatomie der Haut bestens kennen, sie sollte über die Stoffwechselprozesse der Haut und deren Wechselwirkungen mit dem gesamten Körperstoffwechsel Bescheid wissen. Beispielsweise sollte sie den Einfluss der Darmflora auf den Hautstoffwechsel kennen. Sie sollte aber auch um die Grenzen einer kosmetischen Behandlung wissen! Sehr nützlich wäre auch eine gewisse Grundkenntnis der Qualitätsmerkmale der eingesetzten Kosmetika.

Pia de Luca: Ja, eine Kosmetikerin muss unbedingt wissen, wo ihre Grenzen sind – und genau wissen, in welchen Fällen sie einen Kunden zum Arzt schicken sollte. Ich halte sowieso nichts davon, die eigene Methode als die einzig heilbringende zu verstehen. Man darf sich nicht in den eigenen Denk-Kanal verrennen. Schulmedizin und ergänzende Medizin sollten viel enger zusammenarbeiten und aufhören, sich als Konkurrenten, vielleicht gar als Feinde zu betrachten.

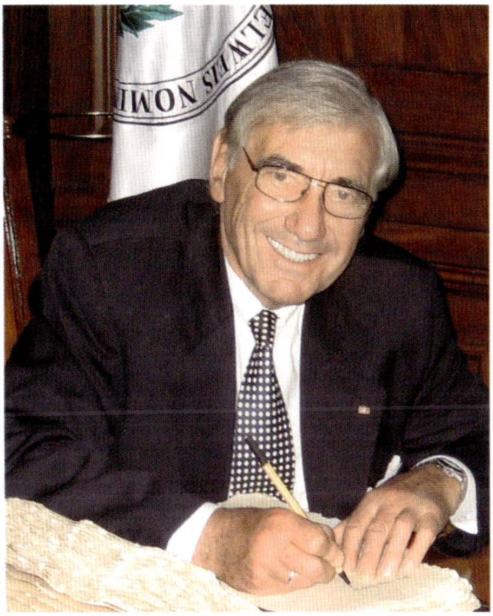

*Prof. Dr. Dr. h. c. mult. **Heinz Schilcher** ist der Phytotherapie-Spezialist in Deutschland und setzt sich für eine naturwissenschaftlich orientierte Phytotherapie (Pflanzenheilkunde) ein.*

Heinz Schilcher: Eine Kosmetikerin sollte sehr genau informiert sein über die pharmazeutische Qualität eines ätherischen Öls. Sie sollte sich dessen bewusst sein, dass es 100 Prozent »reine Natur« bei ätherischen Ölen nicht gibt. Es existieren allerdings Handelsqualitäten, deren Verunreinigungen mit Pestiziden deutlich unter den erlaubten Grenzwerten liegen.

Pia de Luca: Auf der anderen Seite wissen wir aber auch, dass ätherische Öle pharmazeutisch nicht kopierbar sind!

Heinz Schilcher: »Naturidentische« ätherische Öle kann man chemisch herstellen, aber niemals das komplette Öl der Natur. Die natürlichen ätherischen Öle, von denen die meisten 60 bis 120 verschiedene Einzelbestandteile aufweisen, sind viel zu komplex. Manche naturreine Öle riechen nicht sehr gut. Sie werden daher mit chemischen Substanzen versetzt. Doch ätherische Öle sollten grundsätzlich naturrein sein und nicht verschnitten werden. Pfefferminzöle etwa sind bis zu 50 Prozent mit billigerem Minzöl verfälscht – und weisen dementsprechend eine andere Wirkung auf als echtes Pfefferminzöl. In der Apotheke darf so etwas nicht als Pfefferminzöl verkauft werden.

Nina Ruge: Stichwort »Zu viel des Guten«. Wird zu viel gepeelt?

Pia de Luca: Leider ja. Peelings sollten sparsam eingesetzt werden, weil sie der Haut viel entziehen. Dann muss man aufwendig »nachfüllen«, sofern das überhaupt möglich ist. Ich selbst peele nur selten. Dann nämlich, wenn die Haut sehr stark im Ungleichgewicht ist und ich sie auf ein Niveau bringen will, auf dem sie überhaupt ansprechbar ist.

Heinz Schilcher: Bei der kosmetischen Behandlung mit ätherischen Ölen dürfen die Trägersubstanzen nicht vergessen werden. Besonders wichtig sind ungesättigte Fettsäuren, um die Haut umfassend zu ernähren: Mandelöl, Jojobaöl, Nachtkerzenöl, Sanddornöl sind besonders für trockene Haut von Bedeutung. Als Salbengrundlage ist Bienenwachs und pestizidfreies Wollfett sehr gut geeignet. Das wird aber in der Kosmetik zu selten verwendet. Stattdessen finden wir viel zu viele Emulsionscremes, die wiederum zu viele chemische Substanzen enthalten.

Pia de Luca: Oh ja, Emulgatoren sind problematisch. Bezüglich der Salbengrundlagen stimme ich Ihnen zu: Pflanzenöle sind optimal. Für die optimale Hauternährung füge ich fettlösliche Abspaltungen der Vitamine E, A und D hinzu, außerdem Minerale wie Kalium, Magnesium, Mangan. Mineralöl-Derivate, Paraffine als Salbengrundlage halte ich für genauso ungeeignet wie Vaseline. Schauen Sie mal auf die Beipackzettel von pflegenden Hautcremes! Mineralölderivate finden Sie fast überall. Vaseline ist sehr oft in Massageölen enthalten. Sie kriegen das Zeug nach der Massage überhaupt nicht mehr runter von der Haut! Nein – ich halte Propolis für einen guten ergänzenden Wirkstoff für Pflanzenöle – also das Harz, mit dem die Bienen ihre Waben kitten.

Heinz Schilcher: Davon gibt es über 100 verschiedene Qualitäten, die sehr unterschiedlich wirksam sind.

Pia de Luca: Wenn Sie Propolis von Imkern aus Oberbayern nehmen, fahren Sie sehr gut damit.

Heinz Schilcher: Aber eine falsche Ernährung ist damit nicht auszugleichen!

Pia de Luca: Stimmt. Ernährungsfehler lassen sich auch durch die beste Creme nicht abpuffern.

Praktische Tipps für eine gesunde, vitale Haut

Die morgendliche Reinigung der Haut bestimmt darüber, ob sie sich tagsüber wohlfühlt und im Gleichgewicht befindet. Abends ist das Ritual noch wichtiger. Alles, was sich im Laufe des Tages auf dem Gesicht abgelagert hat, muss unbedingt wieder runter – wie Schmutz aus der Luft, Talg, Schweiß, Hornschüppchen und Make-up. Doch jeder einzelne Waschvorgang, auch mit klarem Wasser, stört die Haut in ihrer Balance, weil er ihr schützende Eiweiß- und Fettstoffe entzieht.

Tägliche Reinigung – das A und O der Pflege

Die Haut braucht eine behutsame Reinigung und anschließend ausgleichende Pflege. Öl, Milch oder Schaum, das ist hier die Frage. Womit Sie Ihre Haut reinigen, ist abhängig vom Hauttyp und den Schminkgewohnheiten. Für alle, die gern ein stärkeres Make-up tragen, sowie für sensible, trockene Hauttypen ist ein Reinigungsöl empfehlenswert, weil es zugleich pflegend wirkt. Ölreste mit einem milden Gesichtswasser (Toner) nachreinigen. Bei Milch und Creme erledigen Wasser, mineralische Fette und Emulgatoren die schmutzlösende Arbeit. Fetthaltigere Cremes sind für die trockene Haut gedacht. Die meisten dieser Produkte kann man trocken oder feucht wieder abnehmen. Bleibt ein Fettfilm auf der Haut liegen, muss man auch hier noch mal mit einem Toner darübergehen. Beim Reinigungsschaum wird eine Flüssigkeit durch ein Treibmittel aufgeschäumt oder das

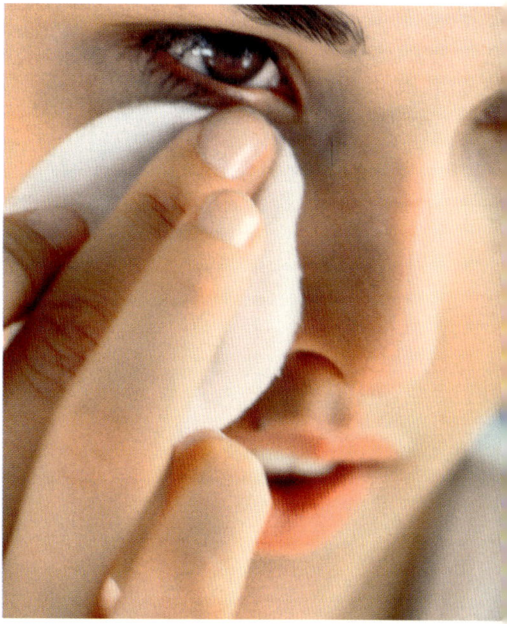

Gesichtsreinigung ist ein wesentlicher Baustein für gesunde und schöne Haut ... Wenn die Reinigungsprodukte zum Hauttyp passen!

Präparat wird in der Handfläche mit Wasser aufgeschäumt und dann auf die angefeuchtete Haut aufgetragen. Da Schäume weniger Fette enthalten, eignen sie sich für Frauen mit fettiger, normaler oder Mischhaut. Ein stärkeres Make-up bekommt man damit allerdings nicht so gut weg. Auch bei Gelreinigern muss die Haut zuvor angefeuchtet werden. Hier sind die Reinigungsstoffe in einer Mischung aus Wasser, Öl und Gelbildner eingearbeitet. Diese fettfreien Saubermacher sind ideal für eine ölige Haut.

Jede Jahrezeit verlangt eine andere Hautpflege

Auch die Haut kann sich mit den Jahreszeiten verändern. Besonders deutlich spüren wir das meist im Spätherbst und im Winter, wenn die Luftfeuchtigkeit in den beheizten Räumen gering ist – oder draußen bei klarem Frostwetter.

Geheimtipp

Augen-Make-up entfernen

Egal wie müde Sie sind: Augen-Make-up und Wimperntusche müssen vor dem Schlafengehen unbedingt runter! Legen Sie ein Wattepad mit dem Augen-Make-up-Entferner kurz auf das geschlossene Auge, dann sanft abwischen. Hin- und Herrubbeln vermeiden, sonst brechen die Wimpern und die dünne Haut um die Augen wird zu stark gezerrt.

Herbst & Winter

Außerdem produzieren die Talgdrüsen in der kalten Jahreszeit weniger Fett und können auch eine sonst ziemlich normale Haut trocken legen. Eine ohnehin schon trockene Haut reagiert gern mit Sprödigkeit und Reizungen. Typische Alarmzeichen sind unangenehme Spannungsgefühle und schuppige Stellen.

Jetzt heißt es, bei der Reinigung noch vorsichtiger zu agieren. Nur abends gründlicher abschminken, während morgens lauwarmes Wasser ausreicht. Auch auf Peelings und Experimente mit Kuren und Ampullen vorübergehend verzichten. Sich mit weniger, aber richtigen Präparaten zu pflegen bringt jetzt mehr. Die Tagescreme darf fetthaltiger sein als sonst, deshalb können Sie Ihre Nachtpflege jetzt auch ruhig tagsüber benutzen.

Frühling & Sommer

Wenn der Sommer naht, sehnen wir uns nach frischer Luft und viel Licht. Das tut der Seele gut, aber nicht immer der Haut. Unser Tipp: Legen Sie die Winterhaut mit einem sanften Peeling ab, es entfernt die toten Hautschüppchen.

Bereits auf eine halbe Stunde Frühlingssonne kann die Haut gereizt reagieren. Deshalb am besten eine Tagescreme mit Lichtschutz benutzen. Welche Pflege Ihre Haut grundsätzlich im Sommer braucht, hängt von Temperatur, Luftfeuchtigkeit und Sonnenintensität ab. Sehr trockene Haut braucht viel Feuchtigkeit, aber auch Fett, um die Feuchtigkeit zu binden. Bei sehr hoher Luftfeuchtigkeit reicht eine Light-Pflege ohne Fett aus. In unseren Breiten sind Sie mit Feuchtigkeitscremes und Hydrogelen immer gut beraten.

Straffe Gesichtskonturen durch sanfte Massagen

Das Geheimnis vieler schöner Frauen ist, dass sie selbst Hand an sich legen und das tägliche Eincremen mit einer Gesichtsmassage verbinden. Shiatsu oder Akupressur sind in Asien medizinische Anwendungen für die Gesundheit und Schönheitsmittel zugleich. Die Wirkung beruht darauf, dass durch Pressen der Druckpunkte (Tsubos) bestimmte Energiebahnen (Meridiane) im Körper aktiviert werden.

Im Gesicht beispielsweise setzt der leichte Druck mit den Fingerspitzen Blutfluss und Lymphflüssigkeit in Gang. Die Folge: Die Nervenendigungen im Gesicht werden auf diese Weise besser versorgt, die stärkere Durchblutung erhöht die Hauttemperatur, der Zellstoffwechsel wird angeregt – kurz: Es werden neue Energien frei. Ein weiterer positiver Effekt der Gesichstmassage: Überflüssiger Talg wird aus den Poren befördert. Auf diese Weise stimuliert, wird Ihre Haut bei täglicher Anwendung glatter und frischer, die Gesichtszüge entspannen sich. Probieren Sie es aus. Auf der folgenden Seite stellen wir Ihnen vier ganz einfache, dafür aber sehr effektive Shiatsu-Übungen für ein glattes und enspanntes Gesicht vor.

Massiert beziehungsweise gedrückt wird dabei immer mit Mittel- oder Ringfinger, weil hier der Druck geringer ist als mit dem kräftigen Zeigefinger. Legen Sie die Fingerkuppe sanft auf den Druckpunkt, ohne ihn zu bewegen. Dann steigern Sie langsam den Druck, jedoch nie so weit, dass es wehtut. Halten Sie den Druck dann sieben Sekunden lang, und reduzieren Sie ihn anschließend wieder langsam. Nun die Fingerkuppe noch mal fünf Sekunden auf dem Druckpunkt ruhen lassen. Das Ganze – Druck steigern, Maximaldruck halten, Druck reduzieren – wiederholen Sie an jedem Punkt dreimal.

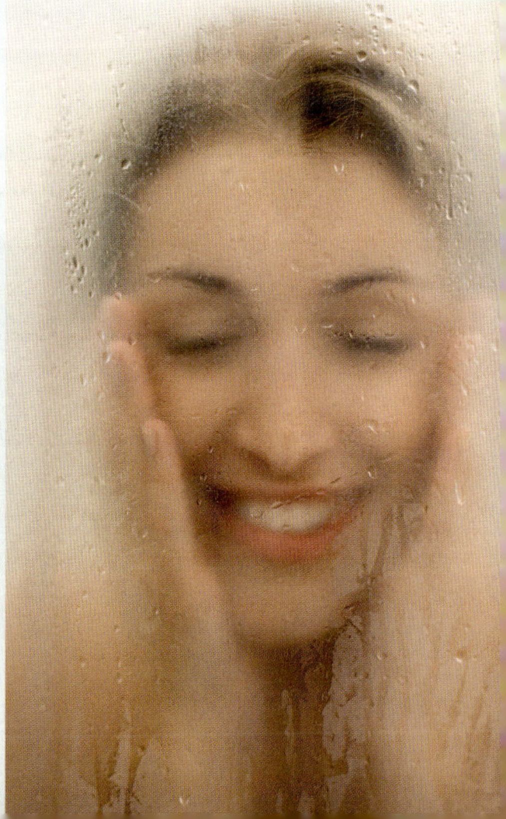

Lifting ohne Skalpell. Unseren Körper formen wir beim Bodystyling, doch auch die Gesichts- und Halsmuskulatur kann man shapen.

Shiatsu fürs Gesicht – Üben Sie sanften Druck aus

Glättet die Stirn

Setzen Sie die Spitzen von Mittel- und Ringfinger auf der Nasenwurzel zwischen den Augenbrauen auf. Streichen Sie beidseitig behutsam über die Stirn zu den Schläfen und üben Sie dort mit beiden Fingern Druck aus. Die Schläfenpunkte loslassen und von vorn beginnen.

Wake-up für die Augen

Legen Sie beide Mittelfinger auf die inneren Augenwinkel *(siehe Bild unten)*. Druck ausüben. Dann sanft um die Augen herumfahren und wieder kurz den inneren Augenwinkel drücken. Dann die Augen schließen und mit den Fingerkuppen sanft die geschlossenen Lider drücken.

Glättet Nasolabialfalten

Drücken Sie rechts und links der Nase folgende Punkte: Punkt 1 direkt neben den Nasenflügeln. Punkt 2 unter Augenmitte in Höhe der Nasenflügel und Punkt 3 genau zwischen Nasenflügel und Oberlippe. Nach dem Direktdruck alle Punkte 30 Sekunden lang mit Klopfmassage behandeln.

Entspannt den Mund

Platzieren Sie den Mittelfinger auf der Einbuchtung zwischen Oberlippe und Nase und drücken Sie den Punkt. Dann mit den Fingern jeweils die Punkte rechts und links der Mundwinkel drücken. Zum Schluss einen Finger zwischen Unterlippe und Kinn legen und dort Druck ausüben.

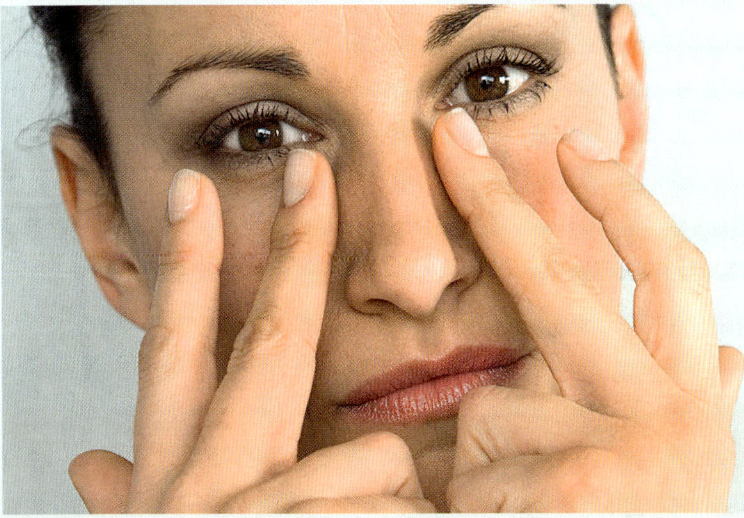

Workout fürs Gesicht

Unsere ausdrucksstarke Mimik verdanken wir Menschen 57 Muskeln, die in die Lederhaut eingebettet ein komplexes Netz bilden. Allerdings sind sie auch dafür verantwortlich, dass sich durch Sprechen, Zwinkern und Stirnrunzeln Falten und Linien eingraben. Doch die Muskelfasern an Kopf und Hals lassen sich ebenso trainieren wie der Bizeps. Face-Fitness macht die Haut rosig, weil sie besser durchblutet wird. Das wiederholte An- und Entspannen trainiert die Muskeln und glättet schließlich die Oberfläche. Achten Sie aber immer darauf, dass die Haut nie gezerrt wird. Wenn Sie Ihre Gesichtsmukulatur täglich 10 bis 15 Minuten trainieren, werden Sie nach drei bis vier Wochen mit ersten Erfolgen belohnt: festere Konturen, weniger Falten und ein erfrischter Teint. Die Muskeln immer etwa sechs Sekunden anspannen, dann zehn Sekunden relaxen.

... für den Hals

Sie strecken Ihr Kinn nach vorn und öffnen den Mund weit. Den Kopf leicht nach hinten neigen und den Unterkiefer 6-mal fest zur Oberlippe ziehen – wie ein Fisch. Die Übung 3-mal wiederholen.

... für die Lippen

Öffnen Sie den Mund weit und sprechen Sie 10-mal hintereinander die Vokale A, E, I, O und U übertrieben deutlich aus. Beim Ausatmen die Buchstaben so lange ziehen, wie der Atem reicht. Das macht schöne Lippen, verhindert Fältchen über der Oberlippe und trainiert die Wangenmuskeln.

... für die Augen

Gegen Krähenfüße hilft es, die Zeigefinger fest auf die äußeren Augenwinkel zu legen und leicht Richtung Schläfen zu ziehen. Das erzeugt Widerstand, gegen den Sie 20-mal kräftig blinzeln, um die seitlichen Augenmuskeln zu trainieren. 3-mal wiederholen.

... für die Wangen

Beißen Sie bei leicht geöffneten Lippen die Zähne fest zusammen. Lächeln Sie 6-mal nach rechts in Richtung Schläfe. Dabei die Wangenmuskulatur fest zusammenziehen. Alles mit der linken Seite wiederholen.

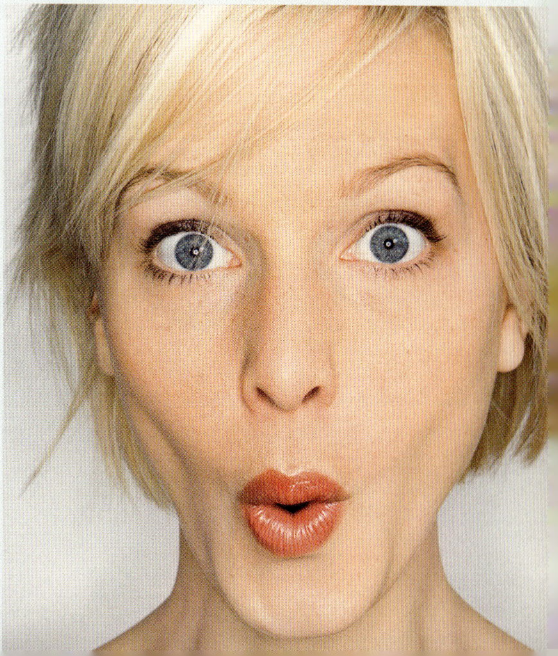

Die Übungen anfangs im Spiegel kontrollieren, später können Sie sie dann überall ausführen, etwa im Büro oder im Auto.

Jutta Speidel – Faceforming statt Facelifting

Nina Ruge: Jutta Speidel, Sie gelten als Frau, die für »pures Altern« steht.

Jutta Speidel: Genau. Ich bin aber nur gegen Eingriffe: also OPs, Botox und Unterspritzung. Sonst aber tue ich sehr viel für meine Haut.

Nina Ruge: Wieso kein Botox?

Jutta Speidel: Weil es ein Nervengift ist! Ich bin sehr naturverbunden und würde mir nie ein Gift spritzen lassen.

Nina Ruge: Was machen Sie also für Ihr Aussehen?

Jutta Speidel: Eine ganze Menge – aber anderes, Organischeres, als mich aufspritzen und an mir herumschnippeln zu lassen. Zunächst gehe ich regelmäßig zur Kosmetikerin. Lymphdrainage halte ich für sehr wichtig. Naturkosmetik setze ich konsequent zur Faltenbehandlung ein. Natürlich weiß ich, dass ich die Falten nicht wegzaubern kann, aber ich kann meine Haut auf diese Weise strahlend halten, lebendig. Gute Durchblutung ist Gold wert. Außerdem sind Falten nun mal zum Teil genetisch vorprogrammiert. Ich habe auf der Stirn exakt das gleiche Faltenmuster wie mein Vater – das ist eben so. Außerdem bin ich ein lebendiger Mensch, ich habe eine ausgeprägte Mimik – und mir meine Falten angelacht. Wieso sollte ich die killen? Ich sorge allerdings dafür, dass ich keine negativen Falten bekomme, also die, die nach unten ziehen. Menschen, die nichts tun, die nichts bewegen in ihrem Leben, haben so ein schlaffes Gesicht, in dem alles nach unten hängt. Lebendige Menschen haben ein volleres, kräftigeres Gesicht. Dazu braucht es mehr als Cremes: nämlich Seelenfrieden. Ich meditiere, mache seit Jahrzehnten Hatha-Yoga etwa dreimal pro Woche. Ich möchte, dass in meinem Gesicht geschrieben steht, was ich fühle, wie ich lebe. Nämlich in Balance und Seelenfrieden.

Nina Ruge: Gibt es spezielle Massagen oder Übungen für die »positive Prägung« Ihres Gesichts?

Jutta Speidel: Faceforming! Das ist eine sehr spezielle Gesichtsgymnastik, die man lernen und trainieren muss. Heute mache ich die Übungen, wenn ich müde bin oder angestrengt – zum Beispiel während ich drehe. Dann geht das Gesicht auf.

Nina Ruge: Wieso trainieren Sie das nicht häufiger?

Jutta Speidel: Weil ich zu viel trainiert hatte. Man kann die Gesichtsmuskeln tatsächlich genau so trainieren wie Körpermuskeln. Dazu muss man bestimmte Punkte im Gesicht durch schnelles Fingertippen stimulieren, also etwa 20-, 30-mal mit den Fingerkuppen betrommeln und mental Energieimpulse dorthin senden. Wer geübt ist, hat alle zehn Finger gleichzeitig trommelnd aktiv. Zum Beispiel wird der Kronenpunkt bearbeitet, das »Dritte Auge«, ein Punkt zwischen Kinngrübchen und Kinn, Punkte am Mundwinkel, ein Punkt an der Muskulatur des Ohres … Dann geht das gesamte Gesicht auf, die Stirn zieht sich nach oben, wird glatter. Wer das regelmäßig macht, bekommt ein glatteres Gesicht. Ich habe allerdings zu beiden Seiten der Nase eine so kräftige Muskulatur bekommen, dass man das deutlich sehen konnte – deshalb habe ich das Faceforming reduziert. Da ich sehr schnell Muskulatur aufbaue, darf ich also nicht übertreiben.

Nina Ruge: Gibt es noch etwas, worauf Sie schwören?

Jutta Speidel: Ich creme mich regelmäßig gründlich von Kopf bis Fuß ein – und bürsten! Seit ich denken kann, bürste ich meinen Körper unter der Dusche, unten an den Füßen angefangen bis oben zum Hals. Und mit der elektrischen Zahnbürste massiere ich täglich die Oberlippe. Das regt wunderbar die Durchblutung an. Außerdem schwimme ich so viel wie möglich, radele, gehe viel mit dem Hund – und fahre leidenschaftlich gern Ski.

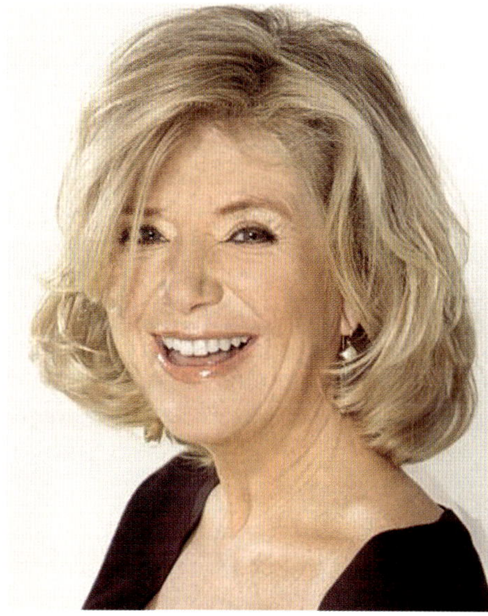

Jutta Speidel stand als Schauspielerin schon früh vor der Kamera. 1997 gründete sie den Verein HORIZONT e. V., der sich für obdachlose Kinder und deren Mütter einsetzt.

Nina Ruge: Wie reagieren Ihre Fans auf Ihr Ja zum natürlichen Altern?

Jutta Speidel: Ich bekomme nur positive Rückmeldungen: von Zuschauern und von Regisseuren. Niemand erwartet von mir, dass ich einen Schönheitswettbewerb gewinne, sondern dass ich Charaktere glaubwürdig verkörpere. Und das kann ich mit meinem Gesicht. Ich hoffe, dass ich auch noch in 20 Jahren tolle Rollen angeboten bekomme. Eine geliftete, faltenfreie Frau ist doch irgendwann nicht mehr glaubwürdig. Ich denke sogar, dass einige geliftete Schauspielerinen ein früheres Verfallsdatum haben als diejenigen, die dazu stehen, dass sie älter werden.

Kann man die Haut auch überpflegen?

Ja, man kann. Häufig sitzen Frauen beim Dermatologen, die Probleme mit ihrer Haut haben, und die Diagnose lautet: Hautentzündung also periorale Dermatitis *(siehe Interview Seite 8–15)* durch die übermäßige Anwendung von Make-up und Puder. Andererseits kann die Haut auch auf das falsche Produkt empfindlich reagieren. Braucht sie etwa Fett, kriegt aber nur eine leichte Feuchtigkeitscreme, können Unreinheiten und sogar Entzündungen auftreten. Auch wer mit 40 noch die Pflegeserie aus seinen Teenagerzeiten benutzt, tut seiner Haut keinen Gefallen. Selbst dann nicht, wenn er etwas üppiger cremt. Das Überangebot auf dem Kosmetikmarkt verführt außerdem dazu, öfter mal was Neues auszuprobieren. Auch das kann zu viel des Guten sein. Bei einem häufigen Wechsel hat die Haut keine Zeit, sich auf die neuen Wirkstoffe einzustellen. Viele Produkte aus unterschiedlichen Pflegelinien können ihr ebenso zusetzen. Genauer gesagt sind es meist die verschiedenen Emulgatoren, die nicht vertragen werden. Diese Substanzen, die verhindern, dass sich wässrige und fetthaltige Phasen eines Produktes nicht voneinander trennen, sind als hautreizend bekannt. Die meisten Fehler werden allerdings bei der Hautreinigung gemacht. Übertriebene Reinlichkeit steht dabei an der Spitze. Zweimal täglich Reinigungsmilch, Gesichtswasser und mehrere Peelings pro Woche – das ist zu viel, ebenso wie das tägliche Vollbad oder stets eine Handvoll Duschgel unter der Brause. Bei so viel Sauberkeit wird zu viel Fett und Feuchtigkeit aus der Haut gewaschen. Das macht sie rauer, trockener und empfindlicher. Anfangs spannt und juckt sie, dann kann ein Wasch-Ekzem daraus werden.

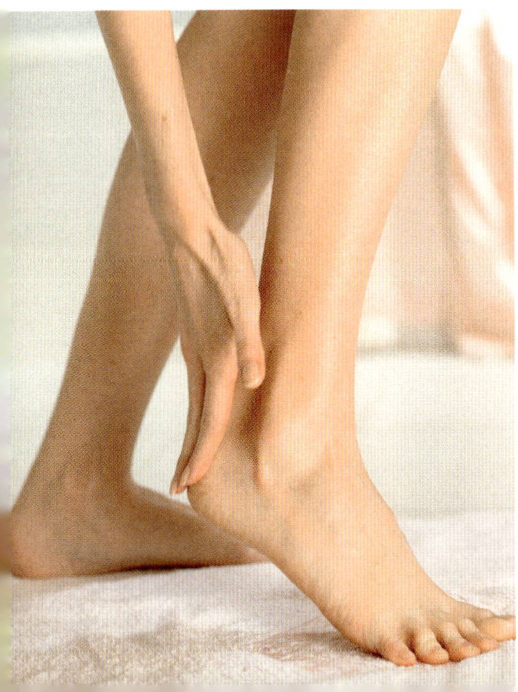

Ist Ihre Haut überpflegt, dann verzichten Sie für einige Zeit auf alle Kosmetika. Ihre Haut kann sich so wieder erholen und regenerieren.

Die richtige Pflege für jedes Lebensalter

	20 Jahre	30 Jahre	40 Jahre	ab 50 Jahre
Reinigung	Schaum oder Gel, bei öliger Haut alkoholhaltiges Gesichtswasser	Je nach Hauttyp, alkoholfreier Toner, Peeling zweimal pro Woche	Milde Reinigung mit Milch oder Creme, nicht zu häufig peelen	Sanfte Reinigungsprodukte, milde Gesichtswasser
Augenpflege	Noch nicht nötig	Augengel	Reichhaltigere Augenpflege	Nährende Augencreme, Augenmaske
Tagespflege	Feuchtigkeitscreme, UV-Schutz in der Sonne	Tagescreme mit Antioxidanzien	Creme mit Anti-Aging-Wirkstoffen	Anti-Aging-Pflege mit Phytohormonen, Whitening-cremes gegen Pigmentflecken
Nachtpflege	Keine spezielle Nachtcreme erforderlich	Keine spezielle Nachtcreme erforderlich	Nachtcreme mit Retinol	Reichhaltige Anti-Aging-Nachtcreme
Extras	Bei Unreinheiten und öliger Haut fruchtsäurehaltige Präparate	Ab und zu eine Feuchtigkeitsmaske	Ampullenkuren oder Lifting-Seren, Halspflege	Ampullenkuren oder Lifting-Seren, Halspflege

Schöne Haut durch Anti-Aging-Lebensmittel

Was nützt die teuerste Kosmetik, wenn die Haut nicht richtig ernährt wird, weil man das Falsche isst? Stehen der Haut die wichtigsten Nährstoffe zur Verfügung, bleibt sie glatt und elastisch und ist gegen Stressfaktoren besser gewappnet.

Auf die Inhaltsstoffe kommt es an

Eine Hautdiät gibt es nicht, und sie ist auch nicht nötig. Es reicht bereits, auf bestimmte Inhaltsstoffe in den Nahrungsmitteln zu achten und diese täglich in den Speiseplan zu integrieren. Obst und Gemüse sollten ganz oben auf Ihrem Einkaufszettel stehen. Sie versorgen den Organismus mit allen wichtigen Vitaminen und sekundären Pflanzenstoffen. Übrigens: In den Nahrungsmitteln, die gerade Saison haben, ist der Vitamin- und Nährstoffgehalt besonders hoch.

Vitamin C stärkt das Bindegewebe, besonders effizient in Kombination mit Eiweiß. Tipp: Essen Sie als Unterstützung für den Kollagenaufbau am Abend ein kleines Stück Fleisch, Fisch oder Tofu mit dem Saft einer Zitrone. Die Vitamine C und E sind gemeinsam unschlagbar im Kampf gegen freie Radikale. Auch sekundäre Pflanzenstoffe wie Carotinoide, Phytosterine oder Flavonoide erfüllen jede Menge Radikal- und Immunschutzfunktionen. Mehr als 30 000 dieser Substanzen gibt es, sie werden ausschließlich von Pflanzen gebildet. Für den Zellschutz ist auch das Spurenelement Selen zuständig, zu finden in naturbelassenem Getreide, Reis, Kokosnuss und Seefisch. Der Mineralstoff Zink (in Austern, Sesam, roten Linsen) optimiert alle Hautfunktionen und ist an der Synthese von Keratin beteiligt, dem Stoff, der die Hornschicht bildet.

Anti-Aging-Hormone aus der Natur

Hormonersatztherapien sind als Anti-Aging-Mittel ungeeignet *(siehe Seite 98–100)*. Durch eine optimale Ernährung kann man aber auf ganz natürliche Weise die jungmachenden Hormone zu sich nehmen. Melatonin etwa, das nicht nur den Schlaf-Wach-Rhythmus steuert, sondern auch als Anti-Aging-Hormon gilt, gibt es nicht nur in der Apotheke: Tomaten, Hafer, Gerste, Zuckermais, Kürbiskerne, Algen, Sojabohnen, Ingwer, Bananen, Pute, Huhn, Joghurt, körniger Frischkäse und Milch erhöhen auf sanfte Art den Melatoninspiegel. Mindestens drei dieser Naturprodukte sollten Sie täglich verzehren. Eine ähnliche Struktur wie Östrogene, aber mit wesentlich schwächerer Wirkung, haben Isoflavonoide. Diese Pflanzenstoffe enthal-

Die Hitliste der zellaktiven Biostoffe

	Wirkung	Enthalten in
Betakarotin/ Vitamin A	Stimuliert die Neubildung von Zellen, spendet Feuchtigkeit, blockt schädliche UV-Strahlen ab. Betakarotin ist ein Radikalfänger	Aprikosen, Karotten, Kürbis, Leber, Mango, Papaya, Spinat, Tomaten
Vitamin B	Alle Vitamine der B-Gruppe unterstützen die Zellerneuerung der Haut. Vitamin B3 (Niacin) powert Stoffwechsel, Zellen und Bindegewebe. Für Haare und Nägel ist Vitamin B8 (Biotin) gut.	Avocado, Blumenkohl, Chinakohl, Himbeeren, Soja, Tomaten
Vitamin C (Ascorbinsäure)	Das Turbo-Vitamin für ein straffes Bindegewebe. Es verbessert den Feuchtigkeitsgehalt der Haut und fördert die Kollagenbildung; Radikalfänger	Beeren, Blattgemüse, Brokkoli, Petersilie, Rosenkohl, rote Paprika, Tomaten, Zitrusfrüchte
Vitamin E	Stärkung der Zellmembranen, schützt vor freien Radikalen, unterstützt die Regeneration von Hautzellen	Avocado, Ei, Getreide, Getreideöle, Haferflocken, Hering, Keime, Nüsse, Pflanzenöle, Samen, Sonnenblumenkerne
Vitamin H/ Biotin	Unterstützt die Hautfeuchtigkeit und verhindert Austrocknung	Ei, Leber, Reis, Erdnüsse, Tomaten, Champignons
Kieselsäure	Kräftigt Hautgewebe, Haare und Nägel, schützt vor Cellulite	Joghurt, Getreide, Erdbeeren, vor allem harte Gemüsearten

ten Antioxidanzien und Antikarzinogene und werden auch Phytoöstrogene genannt. Am besten erforscht ist bisher das Isoflavonoid Genistein. Es wirkt antioxidativ und regt im Immunsystem die natürlichen Killer-Lymphozyten an. Besonders reichhaltig sitzt es in der Schale der Sojabohne, nicht aber in Sojasauce und Sojaöl.

Mood-Food

Was wir auf den Teller packen und in welcher Stimmung, beeinflusst über die Chemie des Gehirns unsere Gemütslage. Und ob wir uns in unserer Haut wohl fühlen. Man kann sich nämlich nicht nur gesund, sondern auch glücklich essen. Und nebenbei auch noch schön …

Rabenschwarzer Tag, alles schiefgegangen? Klarer Fall für ein Stück Schokolade oder einen heißen Kakao, und schon ist man wieder mit der Welt versöhnt. Diverse Studien bestätigen, dass 72 Prozent unserer Mitbürger in trüber Stimmung zu diesen Seelentröstern greifen. Warum? Weil in Schokolade und Kakao der Eiweißbaustein Tryptophan steckt. Diese Aminosäure kann der Körper nicht selbst herstellen, er bekommt sie über die Nahrung. Tryptophan wird im Gehirn zu dem Botenstoff Serotonin umgewandelt, und der verleiht der Seele Flügel. Weil Stress diese Umwandlung blockiert, überfällt uns in belastenden Situationen oft Heißhunger auf Süßes. Je besser wir mit Tryptophan versorgt sind, desto mehr Serotonin wird produziert und umso besser wird die Laune. Aber auch Nudeln machen glücklich – wegen der Kohlenhydrate. Doch auch viele andere Lebensmittel gelten als »Mood-Food«. Fisch und Geflügel spielen deshalb eine wichtige Rolle, weil sie neben Tryptophan auch noch die Aminosäuren Phenylalanin, Tyrosin und Methionin enthalten, die sich ebenfalls positiv aufs Gemüt auswirken. Wenigstens zweimal pro Woche! Noch ein wichtiger Aspekt: Aus Tryptophan wird unter anderem auch Vitamin B3 (Niacin) gebildet. Sein Mangel kann zu schweren Hautveränderungen führen.

Info

Scharf macht happy!

Auch Scharfes kann glücklich machen. Capsaicin, das zum Beispiel in Chilis und Paprika steckt, löst auf der Zunge kleine Schmerzreize aus. Sofort werden körpereigene Schmerzkiller ausgeschüttet, so genannte Glückshormone (Endorphine). Sie stimmen fröhlich. Deshalb ist man nach dem Essen von scharfen Speisen richtig gut drauf. Experten nennen es den »Pepper-High-Effect«. Allerdings kann ein Zuviel an Schärfe die Magen- und Darmschleimhaut reizen.

Schön per Speiseplan

Eine ausgewogene Ernährung ist noch immer der beste Garant für gesunde, schöne Haut und kräftiges, glänzendes Haar. Milch, Käse, Geflügel, Fisch, Rindfleisch, Lamm, Hülsenfrüchte, Gemüse und Obst sind ausgesprochene Schönmacher zum Essen. Die in ihnen enthaltenen Vitamine können die Haut effektiver unterstützen als so manches Schönheitselixier aus Tuben und Töpfchen. Essen Sie fünfmal am Tag etwas »Grünes«, sprich Obst und Gemüse – Ihre Haut wird es Ihnen danken.

Neben Vitaminen sind Mineralstoff elementare Bausteine für die Schönheit: Magnesium, Eisen und Zink sind besonders wichtig für die Haut. Magnesium steckt in Vollkornprodukten und Hülsenfrüchten, Eisen und Zink in Fleisch.

Die wichtigsten Lieferanten von Tryptophan

Getreide

Weizenkeime	330 mg
Amaranth	196 mg
Hafer/Haferflocken	190 mg
Buchweizen	190 mg
Dinkel	180 mg
Hirse	180 mg

Milch & Milchprodukte

Emmentaler	460 mg
Edamer	400 mg
Camembert	370 mg
Briekäse (50 % Fett)	340 mg
Cheddar	290 mg
Quark	150 mg
Kuhmilch	49 mg
Joghurt	45 mg

Gemüse & Hülsenfrüchte

Sojabohne	450 mg
Sonnenblumenkerne	310 mg
Steinpilze	260 mg
Bohnen	230 mg
Erbsen	100 mg

Fleisch & Fisch

durchschnittlich 250 mg

Eier

durchschnittlich 230 mg

Die Angaben in Milligramm beziehen sich auf jeweils 100 Gramm Lebensmittel

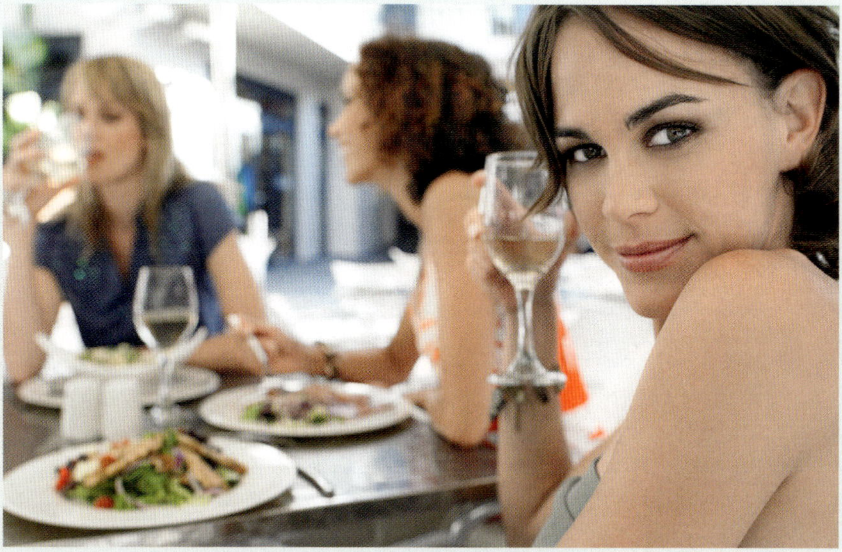

Sibylle Beckenbauers Beauty-Geheimnis: Wasser

Nina Ruge: Was ist Ihre wichtigste Pflegemaßnahme, um Ihre Haut jung und vital zu erhalten?

Sibylle Beckenbauer: Das Thema ist für mich: Der Haut viel Feuchtigkeit zuführen – das heißt, Wasser, Wasser, Wasser von innen und von außen. Und natürlich feuchtigkeitsspendende Pflegeprodukte. Außerdem nicht zu vergessen: viel frische Luft, regelmäßige Bewegung und gesunde bewusste Ernährung. Und genügend Schlaf!

»Die Haut braucht viel **Feuchtigkeit** – von innen und von außen.«

Nina Ruge: Wie viel trinken Sie also täglich?

Sibylle Beckenbauer: Ich versuche, pro Tag mindestens zwei Liter Wasser zu mir zu nehmen. Zu Hause schaffe ich das eigenlich immer – da trinke ich auch gern einfach Leitungswasser. Schwieriger wird es, wenn ich unterwegs bin, dann erreiche ich mein Wasserpensum nicht immer. Im Restaurant bestelle ich ausschließlich stilles Wasser, davon kann man nämlich viel mehr trinken als vom kohlensäurehaltigen.

Nina Ruge: Und wie steht es um die Feuchtigkeit von außen? Was zählt für Sie alles dazu?

Sibylle Beckenbauer: Zunächst einmal eine Feuchtigkeitsmaske aufzutragen. Das tue ich konsequent jeden Morgen. Die Maske bleibt zirka eine halbe Stunde auf der Haut. Während der Einwirkzeit erledige ich einfach schon alles Mögliche. Dann reinige ich das Gesicht, wasche es gründlich mit Wasser, abwechselnd warm und kalt – mittlerweile ein echtes Morgen-Ritual. Im Anschluss trage ich ein regenerierendes Anti-Aging-Serum auf, das Aminopeptid-Komplexe enthält, und zum Abschluss creme ich meine Haut mit einer Tagescreme ein, die nicht nur Feuchtigkeit, sondern auch einen gewissen Fettanteil enthält. Abends reinige ich mit einer leichten Waschcreme, massiere dabei ein wenig – trage wieder das Serum auf, dann eine etwas reichere Nachtcreme, und fertig.

Nina Ruge: Ist damit das Feuchtigkeits-Programm beendet?

Sibylle Beckenbauer: Nun, nicht ganz. An einem oder an zwei Tagen in der Woche gönne ich mir eine Auszeit in der Dampfsauna – häufiger natürlich im Winter. Danach gibt's die kalten und warmen Güsse für den Körper. Eine wunderbare Kreislaufstimulation. Ich stelle fest, dass die Haut danach wunderbar aufgepolstert ist. Dieser Effekt ist natürlich vergänglich – aber er hält doch immerhin einige Stunden an.

Nina Ruge: Was können Sie außerdem empfehlen, um die Haut darüber hinaus straff und vital zu erhalten?

Sibylle Beckenbauer: Peelings! Wenn ich aus der Sauna komme, verwende ich gerne ein Körperpeeling – aber maximal alle 14 Tage. Alle sechs Wochen gehe ich zu meiner Kosmetikerin. Und ich treibe viel Sport. Langlauf, Skifahren, Golfen. Nicht zu vergessen, bei jedem Wetter raus mit dem Hund – auch bei minus zwanzig Grad! Ich denke, frische Luft und Bewegung sind sehr wichtig.

Nina Ruge: Wie sieht's mit Sonnenschutz aus?

Sibylle Beckenbauer: Sonnenschutz ist obligatorisch. Am besten die Haut überhaupt wenig der direkten Sonne aussetzen. Heute achte ich da sehr darauf, ganz im Gegenteil zu früher, als ich das Sonnenbaden liebte, bleibe ich heute im Schatten. Beim Golfen oder Skifahren trage ich Hut oder Schirmmütze.

Nina Ruge: Worauf achten Sie bezüglich Ihrer Ernährung?

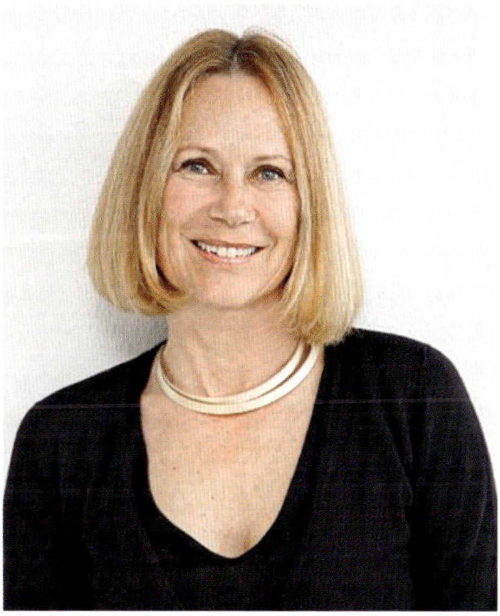

Sibylle Beckenbauer findet, dass gutes Aussehen keine Frage des Alters, sondern der Ausstrahlung ist. Ihre Bekanntheit nutzt sie häufig als Botschafterin für einen guten Zweck, etwa für DKMS Life oder das Kindernetzwerk.

Sibylle Beckenbauer: Bei der Ernährung heißt meine Devise Ausgewogenheit. Ich liebe Gemüse – Obst nicht so sehr, aber das gleicht sich aus, was den Vitalstoffgehalt betrifft. Fertigkost meide ich und koche täglich frisch. Gehärtete Fette verwende ich gar nicht, stattdessen kaltgepresstes Olivenöl, Arganöl, Raps- und Maisöl gern zum Braten. Ich liebe Brot, aber eher dunkles oder Vollkornbrot.

Nina Ruge: Rauchen Sie?

Sibylle Beckenbauer: Zum Glück nicht, denn das würde man sicher auch an meiner Haut sehen.

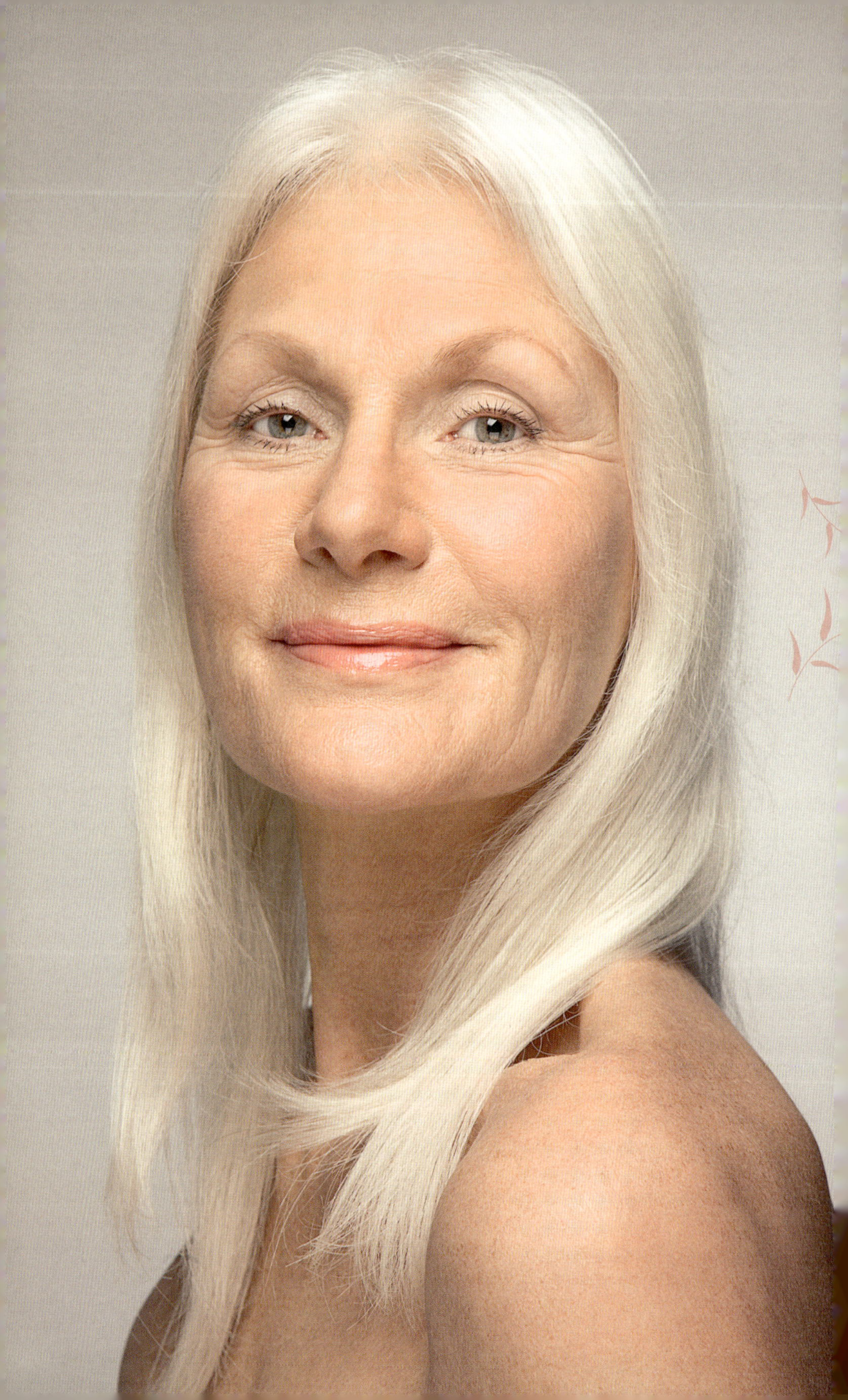

Haut & ästhetische Medizin

Anti-Aging ist am wirksamsten, wenn man damit anfängt, bevor Hautveränderungen sichtbar werden. Deshalb werden die Menschen, die in die Hautarztpraxen kommen, immer jünger. Sie wollen die Hautalterung durch rechtzeitige Behandlung möglichst lange hinauszögern. Aber auch störende Hautveränderungen wie Narben, Tattoos und Falten können vom Dermatologen behandelt werden. Bei allen Anwendungen hat ein Aspekt immer oberste Priorität: die individuelle Attraktivität eines Menschen möglichst lange zu erhalten, nicht aber jede kleine Falte sofort zu beheben. In diesem Kapitel nehmen wir die Möglichkeiten der modernen ästhetischen und Anti-Aging-Medizin kritisch unter die Lupe. Sie erfahren, wie Sie den geeigneten Arzt finden und woran Sie seriöse von unseriösen Anbietern unterscheiden können.

Was die ästhetische Medizin heute kann

Schönheit kommt von innen – heißt es. Und das stimmt. Nur wer sich in seiner Haut wohl fühlt, wirkt attraktiv und strahlt Vitalität und Erfolg aus. Es gibt alte Gesichter, die so schön sind, dass man sie gerne betrachtet. Etwas an ihnen zu verändern wäre frevelhaft. Denn dahinter steckt ein Mensch, der mit sich und seinem Leben im Reinen ist. Er schafft es, zu altern, ohne etwas an seinem Aussehen verändern zu wollen. Das ist wunderbar! Aber genauso sollte man den Wunsch eines Menschen akzeptieren, der sich unter »in Würde altern« etwas anderes vorstellt: nämlich, dass er möglichst lange jung und attraktiv aussehen will – für sich und seine Umwelt – und deshalb die verschiedensten Möglichkeiten nutzt, die die ästhetische Medizin inzwischen anzubieten hat. Diesem Trend schließen sich auch immer mehr Männer an, denn ein attraktives Äußeres ist auch im Berufsleben zunehmend wichtig.

Wir leben in einer Zeit, in der dem Äußeren eine immer größere Bedeutung zukommt. Die modernen Bildmedien prägen unsere Sehgewohnheiten und Erwartungen. Im Beruf gehören Video-Konferenzen beinahe schon zum Alltag – und natürlich spielt die Optik da eine Rolle.

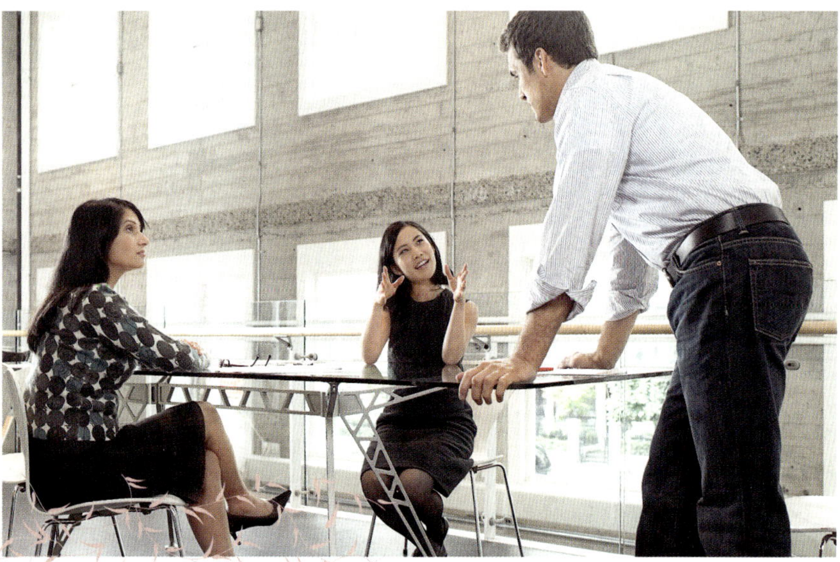

Laser, Peeling & Co.

In den dermatologischen Praxen, wo früher nur die kranke Haut behandelt wurde, werden inzwischen – was in den USA schon lange üblich ist – Beautysprechstunden abgehalten. Es wird gelasert, gesaugt, gepeelt und gespritzt. Warum gerade der Dermatologe dafür prädestiniert ist, liegt auf der Hand: Wer sonst kennt sich besser aus mit dem größten menschlichen Organ, der Haut! Und Haut ist nicht gleich Haut. Deshalb passieren mit zunehmenden ästhetischen Eingriffen in und unter der Haut auch immer mehr Fehler und Komplikationen. So ist zum Beispiel die Haut im Gesicht weniger empfindlich für Narbenbildung nach einer Laserung als die dünnere Haut am Hals, am Dekolleté oder den Armen. Nur wer die Anatomie der Haut genau kennt und über eine lange Erfahrung verfügt, kann mitunter irreversible Schäden beim Patienten vermeiden.

Info

Eingriffe in der Haut sollten nur von Dermatologen durchgeführt werden. Wussten Sie etwa, dass die Haut im Gesicht weniger empfindlich ist als am Hals und an den Händen? Der Grund: Da die Gesichtshaut mehr Talgdrüsen besitzt, kann sie sich deutlich besser regenerieren.

Verjüngungskur in der Mittagspause

Die Vorteile eines modernen Anti-Aging-Managements sind schnell genannt: Kaum bis keine Schmerzen, keine sichtbaren Narben, und schnell wieder fit. Man sieht hinterher nicht verändert, sondern jünger und frischer aus. Die wichtigste Voraussetzung ist ein maßgeschneidertes Konzept, das der Arzt exakt auf die Wünsche seines Patienten und vor allem auf den Zustand der Haut abstimmt. Dafür muss er über viel Erfahrung verfügen und mit allen aktuellen Therapien vertraut sein. Viele der ästhetischen Verjüngungsmethoden sind sogenannte Lunchtime-Treatments. Gemeint sind Behandlungen, die man theoretisch in der Mittagspause durchführen kann, während die Kollegen in der Kantine beim Essen sind. Die typischen Kriterien der Lunchtime-Treatments: Sie besitzen einen Soforteffekt und haben keine störenden Nebenwirkungen. Man kann hinterher an seinen Schreibtisch zurück, als sei nichts gewesen. Dazu gehören Falten- und Lippenunterspritzungen, Mikrodermabrasionen, leichte Peelings und bestimmte softe Laseranwendungen zur Straffung der Haut.

Zum Standard in der ästhetischen Dermatologie gehören neben einer breiten Palette an Unterspritzungsmaterialien und Peelingsäuren modernste Hightech-Behandlungen mit Laserstrahlen, Lichtblitzen und Radiofrequenzwellen. Diese Methoden werden wir aufzeigen.

Nachfolgend werden zunächst die modernsten Verfahren vorgestellt. Anschließend gehen wir auf die wichtigsten Indikationen bzw. Problembereiche ein. Die zusätzlich einsetzbaren schulmedizinischen Methoden werden nur kurz erwähnt.

LOUISA VON MINCKWITZ über Stresspickel

Nina Ruge: Sind Hautunreinheiten das Aus für eine Model-Karriere?

Louisa von Minckwitz: Ganz klar: Ja. Unreine Haut geht gar nicht. Wir haben immer wieder Models aus Brasilien, die wegen der Klimaveränderung Pickel bekommen. Wenn der Hautarzt nicht helfen kann, müssen wir sie wieder zurückschicken. Der Job ist hart. Ein Model mit Akne braucht gar nicht erst beim Shooting erscheinen.

Nina Ruge: Was tun die Models, um wieder makellos auszuschauen?

Louisa von Minckwitz: Eine Brasilianerin, die wegen Akne nicht mehr arbeiten konnte, hat für ein halbes Jahr pausiert, ist nach Brasilien zurück und hat dort eine Schälkur gemacht. Jetzt arbeitet sie wieder – mit perfekter Haut.

Nina Ruge: Wenn kurz vor einem Shooting ein Pickel blüht – was empfiehlt man sich da so in der Model-Szene?

Louisa von Minckwitz: Wenn ein Model ein Herpesbläschen an der Lippe hat, müssen wir das Shooting absagen. Einen dicken Pickel kann man für den Catwalk überschminken. Auf Fotos lässt sich die Erhebung retouchieren. Aber einen Beauty-Shot müssen wir canceln, wenn der große Pickel droht. Dafür will der Kunde eine 100 Prozent reine Haut.

Nina Ruge: Was tun Models, um sich eine makellos reine Haut zu erhalten?

Louisa von Minckwitz: Das Wichtigste: Privat kein Make-up! Dann schwören die Models natürlich alle auf Wasser, Wasser, Wasser. Sie haben immer eine Flasche Wasser dabei und trinken Unmengen. Und auch mit der richtigen Ernährung kann man viel erreichen.

Nina Ruge: Gibt's denn einschlägige Model-Tipps gegen fiese Pickel?

Louisa von Minckwitz: Zahnpasta hat sich als sehr effektiv erwiesen. Oder vorsichtig ausdrücken und mit Eau de Cologne desinfizieren.

Nina Ruge: Was müssen Models zum Thema Sonne beherzigen?

Louisa von Minckwitz: Die Mädchen dürfen keinesfalls braun sein. Bräune macht älter und kommt auf Fotos noch viel dunkler rüber. Ein ganz leichter

Bronzeschimmer ist erlaubt – aber das Gesicht darf keinesfalls zu viel abkriegen.

Nina Ruge: Was tun Models, die international arbeiten und ständig durch die Zeitzonen fliegen, damit sie frisch aussehen – und ihre reine Haut behalten?

Louisa von Minckwitz: Das Wichtigste: Kein Make up! Viele Models schwören auf die Flightcremes, die extrem viel Feuchtigkeit spenden in der trockenen Flugzeug-Luft. Grundsätzlich ist auf Langstreckenflügen stilles Wasser in großen Mengen wichtig – und viel Schlaf.

Nina Ruge: Wie reagiert die Haut auf die extreme Schminkerei?

Louisa von Minckwitz: Die Haut von Models altert schnell. Puder ist einfach Gift für die Haut. Wenn die Models ihre Haut nicht konsequent pflegen, altert sie rasant.

Nina Ruge: Was tun sie also?

Louisa von Minckwitz: Säure-Peelings helfen – gegen Erschlaffungstendenzen, gegen Aknenarben und auch Dellen, die sich entwickeln.

Nina Ruge: Models beginnen ja sehr früh damit, der Schönheit nachzuhelfen. Was sind da die häufigsten Methoden, die sie für ihre Schönheit nutzen?

Louisa von Minckwitz: Fettabsaugen, Brust-OPs, Nasenkorrekturen sind fast schon Standard – auch schon bei 14-, 15-Jährigen. Wenn sich die ersten

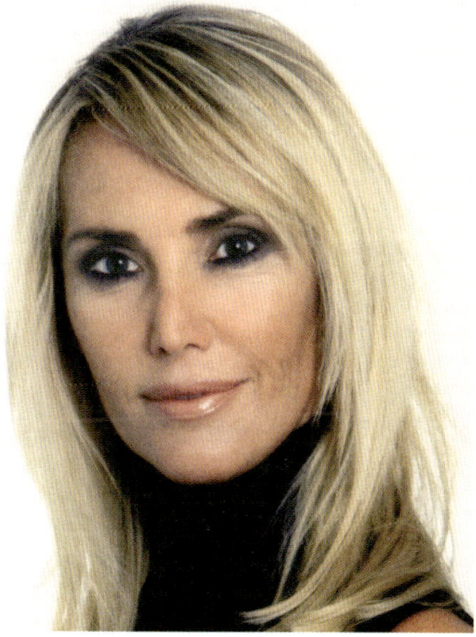

Louisa von Minckwitz gründete die Fotomodell-Agentur LOUISA MODELS, die zu einer der erfolgreichsten in Deutschland gehört.

Mimikfältchen bilden, so mit 23, 24, wird mit Botox dagegengehalten. Auch Lippenvergößerung ist sehr beliebt – nicht immer zum Vorteil der Mädchen. Leider verlieren viele Models – wenn sie erstmal angefangen haben, ihrer Schönheit nachzuhelfen – den Blick für das Natürliche. Etliche lassen einfach zu viel machen. Viele der hoch attraktiven Models haben ein sehr geringes Selbstbewusstsein. Sie haben es in gewisser Weise viel schwerer als andere, weil ihnen jeder unterstellt, sie hätten es ja sowieso viel besser, sie hätten alles: Geld, Ruhm, tolle Männer. Doch an den Mädchen nagt immer wieder die quälende Frage: Mag mich der oder die wegen meiner Optik – oder wegen meiner inneren Qualitäten? Niemand interessiert sich für ihre Seele.

Glatte und schöne Haut durch Laser

Laser ist die Abkürzung für »Light Amplification by Stimulated Emission of Radiation«, zu Deutsch: Lichtverstärkung durch stimulierte Aussendung von Strahlung, durch die Wärme erzeugt wird.

Laser nicht gleich Laser

Nicht jeder Laser kann alles: Die unterschiedlichen Laser haben spezifische Wirkungen auf ihre spezielle Zielstruktur in der Haut, wie etwa roter Blutfarbstoff (zur Beseitigung von geplatzten Äderchen), Melaninpigment (zur Behandlung von Altersflecken oder Sommersprossen) oder Tätowierungspigment. Ein Laser muss also unterschiedliche technische Eigenschaften besitzen, um die verschiedensten Hautveränderungen optimal behandeln zu können. Die technische Weiterentwicklung der Lasersysteme hat dazu gefüht, das viele Hautschäden heute erfolgreicher behandelt werden können als je zuvor.

Ein Rubinlaser, der bei Pigmentveränderungen oder Tätowierungen eingesetzt wird, funktioniert so: Damit Pigmentierungen oder Tätowierungen sich aufhellen, ist eine Lichtabgabe des Lasers von möglichst hoher Energie in möglichst kurzer Zeit nötig. Die Energie des Lasers wird in extrem kurzer Zeit, einer Impulszeit von 20 bis 40 Nanosekunden (10 Milliardstelsekunden), abgegeben. Trifft dieses Licht nun auf ein dunkles Pigment, kommt es zu einer extrem starken und kurzen Erhitzung und dadurch auch zu einer akustischen Schockwelle. Dies bewirkt eine explosionsartige mechanische Zertrümmerung des Pigments. Die Energie ist dabei so hoch, dass Teile des Pigments sofort verdampfen. Der Rest wird so stark zersprengt und verkleinert, dass er von Abwehrzellen im Gewebe über das Lymphsystem abtransportiert werden kann. Dadurch kommt es zur Aufhellung der Hautpartien.

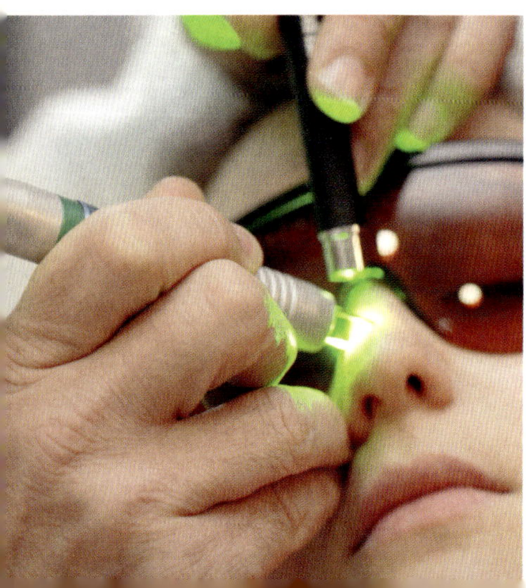

Laser gehören ausschließlich in die Hände von erfahrenen Ärzten oder medizinisch geschultem Personal. Eine falsche Einstellung kann zu schweren Hautschäden führen, von Pigmentverlust bis zu Verbrennungen und Narbenbildung.

Nur was für Fachleute

Einen Laser, der alles kann, gibt es nicht. Das liegt daran, dass je nach Sitz der Hautschädigung, also dem Zielgebiet des Laserstrahls, unterschiedliche Wellenlängen aus dem verfügbaren Wellenlängen-Spektrum des Lasers benötigt werden. Eine Sommersprosse benötigt eine andere Wellenlänge als ein geplatztes Äderchen.

Eine Laserbehandlung ist keine Kleinigkeit, denn der Laser sorgt für eine starke Erhitzung der Haut. Je nach Behandlungsart kann es zu einer Krustenbildung oder lang anhaltenden Rötungen kommen. Bei vielen Laserbehandlungen muss man anschließend unbedingt eine längere Sonnenabstinenz einhalten. Es kann bis zu 14 Tagen dauern, bis die Haut nach der Behandlung wieder abgeheilt ist.

Vorteile Fraktionierter Lasersysteme

Sie dienen der Behandlung von Falten, Narben, Dehnungsstreifen und Hautpigmentierungen und haben deutliche Vorteile: Anders als beim sogenannten Skin-Resurfacing *(siehe Seite 180)* werden nur kleine Bereiche der Haut gelasert, ohne die ganze Haut zu beschädigen. Dadurch ist die Abheilungsphase deutlich verkürzt, stärkere Rötungen oder nässende Wunden werden vermieden. Die Behandlung kann mehrmals wiederholt werden. So sind natürlich wirkende Verbesserungen der Haut ohne lange Ausfallzeiten möglich.

Geheimtipp Dr. Duve

Wie Sie einen guten Laserarzt finden:

- Fragen Sie immer nach der Anzahl und dem Alter der Laser in der Praxis.
- Es gibt nicht einen Laser für alle Indikationen.
- Die meisten Laserbehandlungen sollte man ausschließlich in der sonnenarmen Jahreszeit durchführen.
- Vorsicht bei Laserung von Permanent-Make-up in den Brauen: Das Pigment kann nach Laserung einen grünen Farbton annehmen.
- Lassen Sie Muttermale nur vom Dermatologen lasern.
- Vorsicht vor falschen Erwartungen bei der Laserung von Besenreisern, die Ergebnisse sind trotz moderner Laser nicht immer perfekt, oft bleiben Reste übrig.
- Verzichten Sie auf Laserbehandlungen in Kosmetikstudios oder Fitnessstudios. Laserbehandlungen gehören in die Hände von Dermatologen, die darauf spezialisiert sind.
- Trotz modernster Lasersysteme dauert die Entfernung von Tattoos oftmals mehrere Sitzungen, und es kann Pigment übrig bleiben.

Die häufigsten Fragen zur Laserbehandlung

Frage: Ich habe feine Knitterfältchen im Gesicht, auch um den Mund. Können die mit Laser behandelt werden?

Dr. Duve: Generell ja, entweder durch CO_2- oder Erbiumlaser (Skin-Resurfacing) oder mit fraktionierten Lasersystemen. Dabei wird das Gewebe erhitzt, die oberen Hautschichten werden vollständig oder teilweise verdampft. So schrumpfen die Kollagenfasern um ein Drittel, die Haut wird deutlich gestrafft, kleine Knitterfältchen verschwinden sichtbar.

Frage: Kann ich gegen meine Altersflecken an den Händen etwas tun, ohne dass Narben zurückbleiben?

Dr. Duve: Sommersprossenähnliche Pigmentflecken an Händen, Armen und Gesicht, die oft schon ab 40 auftreten, sind für den Laser kein großes Problem. Dies geschieht in der Regel mittels Rubinlasern. Wichtig ist der Sonnenschutz in den auf die Behandlung folgenden acht Wochen. Daher sollte die Behandlung nur im Herbst oder Winter erfolgen.

Frage: Ich habe im Gesicht ein Netz unschöner roter Äderchen, die ich immer mit starkem Make-up überdecken muss. Was kann ich tun?

Dr. Duve: Beim Veröden der Couperose ist der Laser der Methode mittels Nadel deutlich überlegen. Meist sind mehrere Sitzungen nötig (im Abstand von zwei bis vier Wochen). Diese Behandlung kann auch im Sommer durchgeführt werden.

Frage: Wachsen Haare nach einer Haarentfernung wieder nach?

Dr. Duve: Für einen dauerhaften Erfolg ist es wichtig, die Härchen in der Wachstumsphase zu lasern, in der Ruhephase ist die Behandlung unwirksam. Normalerweise sind immer 80 Prozent unserer Haare in der Wachstumsphase, 20 Prozent in der unempfindlichen Ruhephase. Daher muss man auch bei den modernsten Lasersystemen wie etwa dem Diodenlasern mit einem teilweisen Nachwachsen von Haaren nach Monaten oder Jahren rechnen.

Frage: Kann man Muttermale lasern?

Dr. Duve: Ganz wichtig ist, dass Muttermale nur nach vorheriger Kontrolle durch einen Hautarzt gelasert werden sollten, damit sicher ist, dass sie harmlos sind. Niemals Muttermale ohne diese Kontrolle lasern! Bei Muttermalen an Brust und Dekolleté können allerdings auch bei bester Technik Narben zurückbleiben.

Die verschiedenen Peelingmethoden

UV-Strahlen, Umweltbelastungen, Lebensstil und Krankheiten hinterlassen Spuren auf der Haut und im Bindegewebe. Fältchen, kleine Narben, Sonnenschäden, Pigmentflecken und Aknenarben können mit dermatologischen Peelings behandelt werden. Die ersten Peelings wurden schon vor etwa 3500 Jahren in Ägypten gemacht. Die aktuellen Peelingmethoden werden seit etwa 40 Jahren in der Dermatologie verwendet. Prinzip des Peelings ist die Schälung der Haut von unterschiedlichem Ausmaß und Tiefe mit anschließender Neubildung von Haut und bei starken Peelings auch des Bindegewebes.

Die Verfahren werden individuell auf den Hauttyp und den Grad der Schädigung abgestimmt. Wichtig ist, dass der Arzt die Haut richtig einschätzt. Dazu hat man sich international auf ein Typenraster nach Fitzpatrick geeinigt. Es umfasst Typ I (extrem hellhäutig) bis Typ IV (mediterran-oliv). Typ IV ist für intensive Schälprozesse nicht geeignet, weil die Gefahr einer bleibenden stellenweisen Aufhellung oder Überpigmentierung der behandelten Hautareale zu groß ist. Eine vierwöchige häusliche Vorbehandlung der Haut mit speziellen Produkten ermöglicht ein schöneres Resultat und die bessere Verträglichkeit der Säure. Chemische Peelings lassen sich je nach ihrer Eindringtiefe in die Haut in oberflächliche, mitteltiefe und tiefe Peels einteilen.

Oberflächliche Peelings

Bei einem sogenannten Soft- oder Lunchtime-Peeling mittels 10- bis 70-prozentigen Fruchtsäuren oder Trichloressigsäure (TCA) mit einer Konzentration von bis zu 20 Prozent wird nur die oberste Hautschicht mit den abgestorbenen Zellen ge-

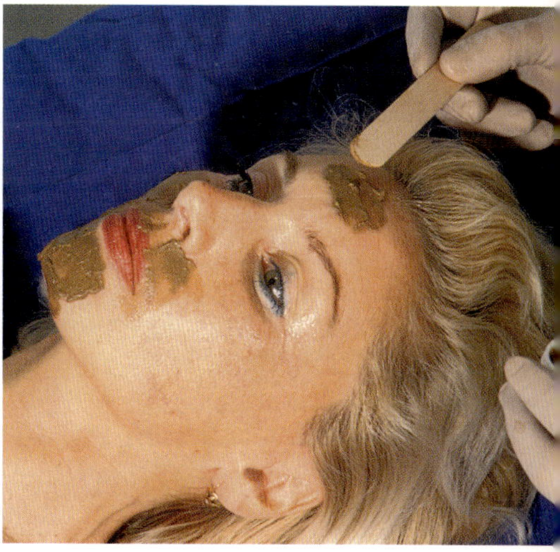

Grundsätzlich kann jede Körperregion gepeelt werden, Haupteinsatzgebiet sind jedoch Gesicht, Hals, Dekolleté und die Extremitäten.

schält (Eindringtiefe etwa 0,06 mm). Die Methode ist nebenwirkungsarm, der Patient sofort nach der Behandlung wieder gesellschaftsfähig. Die Haut beginnt sich in der Regel nach zwei bis drei Tagen zu schälen. Nach fünf Tagen ist der Prozess abgeschlossen. Das Ergebnis ist ein frischer und ebenmäßiger Teint. Oberflächliche braune Flecken verschwinden, aber auch Sommersprossen, wenn sie nicht zu tief sitzen. Möglich ist auch eine Therapie über vier Wochen mit allmählich steigender Säurekonzentration. Diese »Schälkur auf Raten« hat den Vorteil, dass die Haut hinterher nur wenig gerötet ist. Sonne und Solarium sind während allen Säurebehandlungen tabu, sonst riskiert man Pigmentflecken. Der Frische-Effekt hält bis zu zwölf Monaten.

Wirkung

- Verbesserung der Hautstruktur
- Verbesserung von Hautverfärbungen (etwa Melasma oder dunkle Narben)

Info

Nicht jede Haut ist für Peelings geeignet. Man kann bei leichten Peelings auch zu viel des Guten tun. Vorsicht auch bei den sogenannten Homepeelings: Sie sind nicht für jeden Hauttyp geeignet, zum Beispiel nicht für Neurodermitishaut. Auch wird bei häufiger Anwendung die Sonnenempfindlichkeit erhöht. Je dunkler die Haut, desto mehr Vorsicht ist geboten.

- Verbesserung einer Akne vulgaris
- Verbesserung von Licht- und Sonnenschäden (sogenannte Keratosen und kleinste Fältchen)

Mitteltiefe Peelings

Mit einem mittelstarken Peeling (Eindringtiefe etwa 0,45–0,6 mm) verschwinden tiefere Hautschäden wie kleinere bis mittlere Falten, Pigmentstörungen, Hautunreinheiten, vergrößerte Poren und flache Aknenarben. Dementsprechend muss die Säure aggressiver sein. Verwendet wird 20- bis 35-prozentige Trichloressigsäure (TCA), die die gesamte obere Hautschicht bis in die retikuläre Dermis abätzt. Meist werden vor dem Peeling Schmerztabletten verabreicht, da die Säure stark brennt. Auf Wunsch erfolgt auch eine leichte oberflächliche Betäubung oder ein Dämmerschlaf während der 20-minütigen Behandlung. Anschließend ist das Gesicht leicht geschwollen und gerötet. In den folgenden Tagen verfärbt sich die Haut dunkelbraun, wird trocken und schält sich. Nach einer Woche ist man zwar wieder arbeits- und gesellschaftsfähig, aber die Rötungen können noch etwas länger anhalten. Bräunliche Flecken entstehen durch vorzeitige Sonnenexposition. Daher sollten Peelings nur in der sonnenarmen Jahreszeit stattfinden. Das Resultat bleibt einige Jahre stabil, wobei übermäßig viel Sonne und Nikotin die Haltbarkeit reduzieren.

Wirkung: Verbesserung von

- Überpigmentierungen und Sommersprossen
- Haut- und Sonnenschäden, sogenannten Keratosen

- flachen Aknenarben
- Falten

Tiefe Peelings

Ein Tiefenpeeling reicht bis in die Bindegewebsschichten mit den kollagenen und elastischen Fasern. Deshalb lassen sich damit auch stärkere Akne-Narben und tiefere Falten beseitigen sowie eine Gewebestraffung erreichen. Geschält wird die Haut mit 30- bis 50-prozentiger Trichloressigsäure (TCA) oder mit Phenol. Bis heute gelten Phenol-Peels trotz aller Risiken wie etwa Narbenbildung oder Depigmentierungen als der sogenannte Gold-Standard, an dem sich auch andere Peel-Methoden messen lassen müssen. Um die nötige Tiefe in der Haut zu erreichen, wird die Säure zwei- bis dreimal hintereinander aufgetragen. Der Eingriff erfolgt in Dämmerschlaf-Narkose. Auf die Verätzung reagiert die Haut mit starken Schwellungen. Sie brennt und nässt. Mit einer Auszeit von 14 Tagen muss man rechnen. Rötungen können über mehrere Wochen anhalten. Die Gefahr von Narben besteht, wenn die ärztlichen Vorschriften zu Hause nicht eingehalten werden. Sunblocker sind in den ersten sechs Monaten oberste Pflicht. Ein tiefes Peeling kann viele Jahre haltbar bleiben. Nicht durchgeführt werden sollten tiefe Peelings bei bekannter Narbenneigung des Patienten und Operationen im Gesichtbereich in den Monaten vor der Behandlung.

Wirkung

- Verbesserung von Aknenarben
- Faltenverbesserung
- Behandlung von Krebsvorstufen
- Aufhellung des Teints

Mikrodermabrasionsbehandlung

Die Mikrodermabrasionsbehandlung ist eine schonende Form des Peelings, nach der man keine Ausfallzeiten hat. Durch das Abtragen der oberflächlichen Hautschichten mittels Sand- oder Wasserstrahlen kommt es zu einer kontrollierten Entfernung der Hornschicht, und die darunterliegenden frischen Zellen werden sichtbar. Mithilfe der Methode können vor allem Hautunreinheiten, Akne, Pigmentflecken und kleinere Narben behandelt oder wenigstens verbessert werden. Die Methode eignet sich auch zur Vorbehandlung von Unterspritzungen oder stärkeren Peeling- oder Laserbehandlungen.

Wirkung

- Verbesserung von Aknenarben
- Faltenverbesserung
- Behandlung von Hautschäden
- Verbesserung des Teints

Info

Die Behandlung mittels Peeling oder Laser von Hals, Dekolleté, Brust oder Armen ist viel schwieriger und mit höheren Risiken (Narbenbildung) verbunden als eine Behandlung im Gesicht. Gerade an den Unterarmen und am Handrücken ist die Haut schon von Natur aus wesentlich dünner und reagiert dementsprechend sensibler auf Laserstrahlen und Peelingsubstanzen.

Faltenfüller aus der Spritze

Falten sind unser Schicksal: Sie entstehen durch natürliche Alterungsprozesse und äußere Faktoren. Sonneneinstrahlung (Faltenverursacher Nr. 1) und der Lebensstil (wenig schlafen, viel rauchen) spielen zum Beispiel eine Rolle. Ein wichtiger Faktor ist aber auch die Mimik. Doch das wollen viele Menschen heute nicht mehr hinnehmen. Immer mehr Ärzte, aber auch Nichtärzte bieten mittlerweile das »Lifting ohne Skalpell« an, und die Hilfesuchende erwarten nicht selten Wunder.

Das Angebot an Unterspritzungsmaterialien für Falten ist riesig. Über 150 Substanzen sind auf dem Markt und ständig kommen neue hinzu. Nicht alle haben die Zulassung nach den in Europa gesetzlich vorgeschriebenen Kriterien, werden aber trotzdem zur Faltenglättung benutzt. Denn die Prüfverfahren dauern lange und sind teuer. Manche Substanzen sind längst in der medizinischen Therapie zugelassen, jedoch nicht in der Ästhetik. Achtung: Geht etwas schief, ist die Haftungsfrage bei nicht zertifizierten Materialien kompliziert.

Faltenglättung von mimischen und statischen Einzelfalten kann mit diversen Unterspritzungsmaterialien erfolgen: künstliche oder natürliche, wobei man nicht abbaubare (permanente) und abbaubare Materialien unterscheidet.

Vielfalt der Faltenfüller

Zur Auswahl stehen nicht permanente Faltenfüller, die der Organismus über mehrere Monate bis zu einem Jahr wieder abbaut. Semipermanente Füller halten mehrere Jahre, und permanente bleiben ein Leben lang im Gewebe. Erfolgreich ist eine Antifalten-Injektion nur dann, wenn

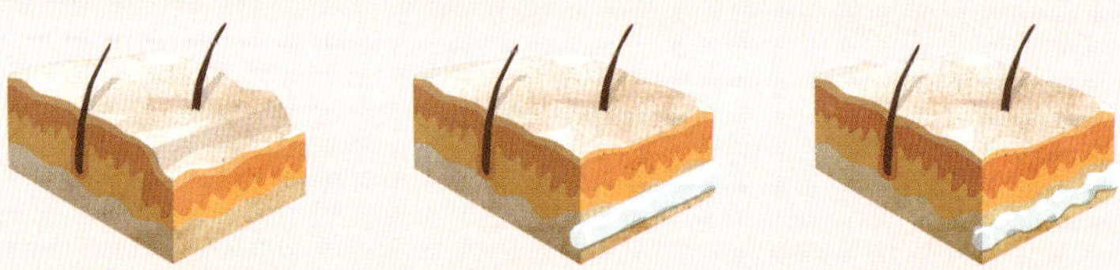

In der Mitte wurde eine Falte mit einem Füller in der mittleren Dermis, rechts in der tiefe-ren Dermis zum Verschwinden gebracht. Links ist zum Vergleich die Falte noch zu sehen.

der Arzt sie auch richtig einsetzt. Es gibt nicht die eine Substanz, die für alle Falten geeignet ist: Jede Region im Gesicht braucht eine individuelle Behandlung mit dem geeigneten Material.

Der Arzt unterscheidet zwischen mimischen und statischen Falten. Letztere sind immer da, wie die Nasolabialfalte.

Falten, die der Mimik unterliegen, zeigen sich vor allem an der Stirn als Querfalten oder steile »Zornesfalten« zwischen den Brauen. An den Augenwinkeln bilden sich »Krähenfüße«. Seltener findet man ausgeprägte mimische Falten an der Oberlippe, außer bei überaus hektischen Menschen, die viel reden, oder Sängern. Als Drittes gibt es die kleinen oberflächlichen Linien, wie sie sich häufig an Ober- und Unterlippe zeigen, oder die breitflächigen kleinen Kräuselfalten an den Wangen, am Kinn und im Stirnbereich, meist verursacht durch eine Lichtschädigung durch die Sonne.

Zur Faltenglättung geeignet sind Materialien wie Kollagene und die verschiedenen allergiefreien Hyaluronsäuren in unterschiedlichen Stärken. Seit dem BSE-Skandal wurde das aus Rinderhaut extrahierte Kollagen, für das ein Allergietest erforderlich ist, durch die allergiefreie Hyaluronsäure etwas verdrängt. Neuere Kollagene werden aus Schweinehaut gewonnen und sind ebenfalls testfrei. Doppelt gut überlegt sein will der Einsatz von permanenten Fillern, weil sich ein schlechtes Resultat nicht oder nur mit großen Gewebedefekten rückgängig machen lässt. Sind Kunststoffpartikel enthalten wie PMMA (Polymethylmethacrylat), können unerwünschte Sofort- aber auch Langzeitreaktionen nicht ausgeschlossen werden. Das Gleiche gilt für eine

Expertentipp Dr. Duve

Welche Falten und Defekte können unterspritzt werden?

- Falten rund um den Mund
- Nasolabialfalten (jene Falten zwischen Nasenflügeln und Mundwinkeln, die sehr tief sein können und dem Gesicht einen strengen, verhärmten Ausdruck verleihen können).
- Mimikfalten, die sich etwa über Jahre so tief eingegraben haben, dass speziell für Mimikfalten geeignete Behandlungsmethoden (Botox) nicht allein zum Erfolg führen.
- Eingefallene Narben (etwa Aknenarben, Masernnarben)
- Schmale Lippen oder Verluste des Amorbogens der Oberlippe
- Verlust an Unterhautfettgewebe (etwa seitlich der Nase, in den Wangen und/oder am Kinn
- Angeborene oder erworbene Dellen und Unebenheiten

Kombisubstanz aus winzigen Acrylatkügelchen, die in einer vernetzten Hyaluronsäure eingebettet sind. Es hat häufig Komplikationen gegeben, weil sie zur Bildung von kleinen Knötchen führen kann. Vorsicht ist auch bei flüssigem Silikon unbekannter Herkunft geboten. Ein nicht absolut reines Material kann noch nach Jahren Verhärtungen (Granulome) und Entzündungsreaktionen im Gewebe auslösen. Dies ist insbesondere beim Mittel Dermalive weltweit sehr häufig vorgekommen.

Bei jeder Faltenunterspritzung gilt: Der Patient muss detailliert über das Material und seine Wirkweise aufgeklärt werden. Andere im Gewebe verbleibende Substanzen wie Goldfäden oder die »Softform«-Kunststoffstränge liefern keine zufriedenstellenden Ergebnisse, was die Ästhetik betrifft, oder aber das Implantat ist tast- beziehungsweise sichtbar. Und es kann sogar unter der Haut wandern. Grundsätzlich abzuraten ist von Goretex- und Goldfäden oder Softform im Mundbereich.

Gegen Falten wie auch zur Volumenvergrößerung sollte ohnehin für die Erstbehandlung kein permanentes Produkt eingesetzt werden, sondern nur ein abbaubarer Filler. Nur dann kann man ohne Risiko sehen, ob das Ergebnis auch den Erwartungen entspricht. Mit Nebenwirkungen bei einer Unterspritzung mit der richtigen Technik und dem richtigen Material ist kaum zu rechnen. Die Einstichstelle kann leicht gerötet sein. Im schlimmsten Fall bildet sich ein kleiner Bluterguss, wenn die Nadel ein Kapillargefäß trifft. Beides lässt sich gut mit Concealer abdecken.

Expertentipp Dr. Duve

Was vor und nach der Unterspritzung zu beachten ist:

- Wegen der Blutungsgefahr 3 Tage weder Aspirin, Heparin noch Vitamin-C- oder Vitamin-E-Tabletten (Nahrungsergänzungsmittel) einnehmen.
- Auch während der Menstruation ist die Blutergussgefahr erhöht.
- Nach einer Lippenunterspritzung am selben Tag nicht küssen und drei Stunden lang wenig Mimik im Lippenbereich.
- Niemals mehr als zwei Ampullen Unterspritzungsmaterial in einer Sitzung geben lassen. Viele Ärzte wollen auf die Schnelle viel verkaufen. Vorsicht: Zu viel Material in einer Sitzung kann verrutschen.
- Keine Dauerimplantate an der Stirn, im Augenbereich, am Hals oder Dekolleté spritzen lassen. Hier ist die Gefahr besonders groß, dass sich Knötchen (Granulome) bilden.
- Vorsicht bei neuen Produkten. Erst nach Jahren kann etwas Definitives über die Sicherheit gesagt werden.

Die häufigsten Fragen zum Thema Faltenunterspritzung

Frage: Was empfehlen Sie Patienten, die zum ersten Faltenfillingtermin in Ihre Praxis kommen?

Dr. Duve: Gerade beim ersten Termin ist es wichtig, nicht zu viel zu machen. Vorsicht ist angebracht, wenn Ärzte einem beim ersten Mal gleich zwei oder mehr Ampullen verkaufen wollen. Man sollte sich auf eine dezente Korrektur verständigen und sich das Ergebnis anschließend erst einmal in Ruhe zu Hause betrachten – im gewohnten Licht und im heimischen Spiegel. Nachgespritzt werden kann immer noch! Ziel sollte ein ganz natürlich wirkendes Ergebnis sein. Je länger ein Filler hält, desto vorsichtiger sollte man vorgehen.

Frage: Die Art des Fillers: Ist es wichtig sich als Patient gezielt nach neuesten Produkten zu erkundigen?

Dr. Duve: Produktinnovationen bedeuten oft Fortschritte in der Behandlung und tragen zu immer breiteren Einsatzmöglichkeiten und längeren und stabilen Ergebnissen bei. Aber noch einmal: Das eine, alles übertreffende Produkt kann es nicht geben. Je größer das Behandlungsspektrum, das man als Arzt anbietet, desto mehr Produkte benötigt man als Behandler, und desto wichtiger ist eine langjährige Erfahrung mit der Methode, aber auch der Kenntnis aller Produkte.

Frage: Kann ein Arzt alle Möglichkeiten überhaupt beherrschen?

Dr. Duve: Heutzutage muss man sich in der Medizin schon sehr spezialisieren. Ein Arzt, der gelegentlich unterspritzt, kann weder eine große Produktpalette anbieten, noch kann er auf dem aktuellsten Wissensstand sein, der sich ja auf diesem Gebiet jährlich weiterentwickelt.

Frage: Was ist ihr persönlicher Tipp für den bestmöglichen Erfolg?

Dr. Duve: Wenn man mit dem Ergebnis zufrieden war, dann sollte man dem Arzt treu bleiben und einen sogenannten Unterspritzungspass führen, in dem die verwendeten Materialien dokumentiert sind. Nicht alle Produkte vertragen sich miteinander, sodass es bei Wiederholungsbehandlungen Probleme geben kann. Das wird in Zukunft häufiger vorkommen, da es auch viele schlechte Materialien auf dem Markt gibt. Vorsicht ist vor allem bei den nicht abbaubaren Materialien geboten. Werden sie mit anderen Mitteln durcheinandergespritzt, kann es Knoten (sogenannte Granulome) geben.

Botox legt die Muskeln lahm

Botulinumtoxin Typ A ist eine potenziell giftige Substanz, die aber in geringen Mengen eine durchaus positive Wirkung im menschlichen Körper haben kann. Botulinumtoxin Typ A, kurz Botox, ist ein faszinierender Wirkstoff. Das Spektrum seiner Anwendung reicht von der Augenheilkunde über die Neurologie bis zur Behandlung von Schlaganfallpatienten. Das gereinigte Produkt wird aus dem Bakterium *Clostridium botulinum* gewonnen. In Minimaldosis in einen spezifischen Muskel gespritzt, kann es diesen vorübergehend schwächen oder lähmen. Diese Wirkung tritt ein, weil in den Nerven die Ausschüttung eines Botenstoffes unterbunden wird, der für die Anspannung der Muskulatur verantwortlich ist. In der Neurologie findet Botox schon seit Jahrzehnten bei Muskelverkrampfungen (Spasmen) auch bei Kindern Anwendung. Inzwischen gehört das Lähmungsmedikament auch in der ästhetischen Medizin zum Standard. Es entspannt beispielsweise die Muskeln, die die Querfalten an der Stirn, die Längsfalten zwischen den Augenbrauen, Falten um die Augen herum oder an Hals und Dekolleté verursachen. Indem der Muskelzug auf die darüber liegende Haut wegfällt, glättet sie sich von selbst. Weil Botox allerdings kein Faltenfüller ist, müssen extrem tiefe Einziehungen auf Wunsch zusätzlich mit einem der gängigen Unterspritzungsmaterialien

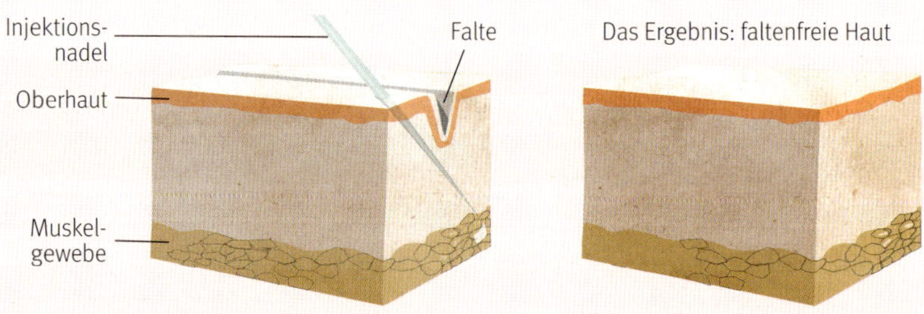

Mit einer sehr feinen Injektionsnadel wird Butolinumtoxin in den Muskel gespritzt. Sie spüren maximal einen kleinen Piekser beim Eindringen der Nadel in die Oberhaut. Das Medikament sorgt dafür dass sich die Muskeln unter der Haut entspannen. Nach zwei bis drei Tagen ist die Falte verschwunden.

aufgefüllt werden. Der glättende Lähmungseffekt tritt auch nicht sofort ein, sondern wird in der Regel erst nach zwei bis sieben Tagen sicht- und spürbar. Die Wirkung hält etwa drei bis sechs Monate an, kann im Einzelfall auch kürzer oder länger sein.

Wird die Spritze falsch platziert, kann es zu einer unerwünschten Lähmung bzw. einer optischen Asymmetrie zum Beispiel der Augen kommen. Deshalb sollte man sich stets an einen Arzt wenden, der über genügend Erfahrung im Umgang mit Botox verfügt. Ansonsten sind Komplikationen eher selten. Dazu gehören Blutung oder blaue Flecken an der Einstichstelle, Infektion, Rötung, Juckreiz oder vorübergehende Kopfschmerzen. Im Allgemeinen ist die behandelte Stelle bereits nach einer Stunde vollkommen unauffällig. Allerdings sollte man wie bei allen Unterspritzungen für mindestens 24 Stunden Manipulationen im Gesicht wie kosmetische Masken, Massagen im behandelten Bereich, Peelings und Augenbrauenzupfen unterlassen. Auch Sport, Sauna, Sonne bzw. Solarium können sich ungünstig auswirken und sollten für einen Tag gemieden werden.

Pro und contra Botox

Was spricht für eine Botulinumtoxinbehandlung?

- In der Hand eines erfahrenen Arztes handelt es sich um eine sichere Methode
- Die Behandlung ist wiederholbar
- Keine Narkose oder Operation
- Botox ist das wirksamste Mittel gegen mimische Falten

Was spricht gegen Botox?

- Bei einigen Patienten hält der Effekt nur wenige Wochen an
- Unrealistische Erwartungen (nicht jede Falte kann verschwinden)
- In seltenen Fällen werden schwere Kopfschmerzen ausgelöst
- Die zunehmende Kommerzialisierung! Vorsicht vor so genannten Botoxpartys, bei denen Sie mit erheblichen Risiken rechnen müssen. Besonders hoch ist das Risiko von Infektionen, da häufig nicht ausreichend steril behandelt wird
- Die Falten sind nicht mimischer Natur (etwa Knitterfalten auch in Ruhe)

Was vor und nach einer Behandlung zu beachten ist:

- Keine Massagen oder Kosmetikbehandlungen im behandelten Gebiet am Tag nach der Behandlung
- Am Tag der Behandlung keine Sauna, kein Sport, keine Sonnenbäder
- Kein Aspirin oder Vitamin-C- und Vitamin-E-Tabletten vor der Behandlung (Blutergüsse)
- Nicht vor einer Oberlidstraffung spritzen, weil es das Bild für den Chirurgen verfälscht

Patricia Riekel über Schönheitsideale

Nina Ruge: Ist Schönheit, die nicht nur von innen oder aus dem Cremetopf kommt, bei uns besonders tabu?

Patricia Riekel: Ja. Den Deutschen fällt der natürliche Umgang mit »gemachter« Schönheit besonders schwer. Frauen sprechen hier weder über Botox noch über Laser, und schon gar nicht über Schönheits-OPs. Sie sind sich durchaus bewusst: Nicht sie haben damit ein Problem, sondern ihre Umgebung. Bei uns herrscht ein merkwürdig antiquiertes und verquastes Schönheitsideal. Es suggeriert das Bild der natürlichen Schönheit. Eine Naturschönheit wacht morgens auf und sieht makellos aus. Alles ist perfekt: Haut,

» Bei uns gilt noch immer das Ideal der natürlichen Schönheit! «

Mund, Augen. Sie schüttelt ihr Haar und es gleitet in kraftvollen Wellen auf ihre Schultern herab. Wahre Schönheit wie bei einem Engel. Wenn eine Frau nicht als Naturschönheit geboren ist, dann hat sie eben Pech gehabt. Dieses Bild der natürlichen Schönheit stammt aus einer Zeit, in der sich anständige Frauen nicht schminkten. Sie durften höchstens mit einem Hauch rosafarbenem Lippenstift die Natur korrigieren. Alles andere galt als anstößig. Der Natur nachzuhelfen, sich zu schminken, galt als nicht damenhaft. In den Filmen der 50er und 60er trugen die guten Mädchen kein Make-up, und die bösen Mädchen hatten rot geschminkte Lippen. Aber wir Frauen haben uns doch heute komplett von solcher »Reinheits«-Denke verabschiedet!

Als 15-jähriges Schulmädchen hatte ich es ein Mal gewagt, roten Nagellack und Kajal zu tragen. Sie können sich heute nur schwer vorstellen, wie schrecklich ich von meiner Lehrerin vor der ganzen Klasse gedemütigt wurde. Roter Nagellack und Kajal – das trugen nur »gewisse Frauen«. Durch die 68er-Bewegung hat sich viel im Bewusstsein der Frauen verändert, vor allem das Selbstverständnis in Sachen Sexualität. Trotzdem haben wir heute, wenn es um die Schönheit geht, noch immer sehr spießige Vorstellungen. Sich richtig zu schminken, sich die Haare zu färben sind noch immer Themen, über die viele Frauen schweigen. Die Studentinnen der 68er haben sich ja auch eher nicht geschminkt. Wenn's hochkam, haben sich junge Frauen die Haare mit Henna gefärbt, aber was andere Verschönerungsmittel betraf, blieb man eher puritanisch. Ich denke, das sind Restbestände einer Erziehung, die Eitelkeit als Todsünde geißelte. Ich erinnere mich noch genau, wie mir als Kind eingeschärft wurde, nicht zu lange in den Spiegel zu schauen, weil der Teufel daraus zurückschauen würde.

In angelsächsischen Ländern lernen Kinder frühzeitig in Wettbewerben zu bestehen. Das deutsche Erziehungssystem lehrt Zurückhaltung und Bescheidenheit, vor allem bei jungen Mädchen. Bei uns gilt es als peinlich, zu sehr aufzufallen. Wer sich zu sehr schminkt, sucht offensichtlich Aufmerksamkeit. In Deutschland gilt es als Charakterfehler, wenn man sich mit der Natur nicht abfindet und sich um der Schönheit willen operieren lässt.

Nina Ruge: Haben nicht die Frauenzeitschriften eine Bresche geschlagen für Ehrlichkeit, für die Erkenntnis, dass »wahre Schönheit« selten unabhängig von Make-up und auch Botox, Laser oder OP existiert?

Patricia Riekel: Die 80er Jahre, die Glamour-Jahre waren, haben durchaus ein neues Verständnis von Schönheit gefördert. Damals wurden kosmetische Eingriffe zum ersten Mal in den Frauenzeitschriften thematisiert. Es wurden die Möglichkeiten geschildert, aber vor allem wurde vor den Gefahren von Schönheitsoperationen gewarnt. Heute berichten Frauenzeitschriften und TV-Sendungen sehr viel über Botox, Laser und andere Möglichkeiten, sich verschönern zu lassen, aber es gibt nach wie vor kaum Frauen, die wirklich offen über dieses Thema sprechen.

Nina Ruge: Woran liegt das?

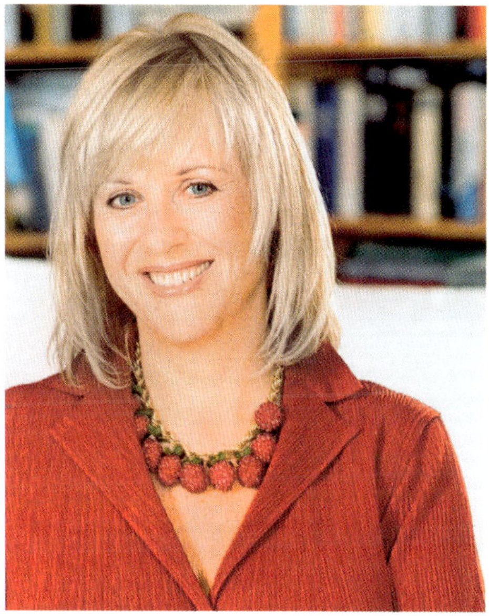

Patricia Riekel: Ihre Leidenschaft für Menschen ließ sie Journalistin werden. Sie ist Chefredakteurin von Bunte, InStyle und AMICA.

Patricia Riekel: Das hat etwas damit zu tun, wie wir hier in Deutschland mit dem Alter umgehen. »Die hat's wohl nötig«, ist die Devise, »also tauscht sie Teile aus«. Wie bei einem Auto. Älterwerden ist unsexy. Das sagt sehr viel darüber aus, wie unsere Gesellschaft mit dem Thema Alter umgeht. Man hat das unbewusste Gefühl, versagt zu haben, wenn man über 50 ist, wobei Schönheitskorrekturen unterschiedlich beurteilt werden: Das Färben von grauem Haar ist gesellschaftlich akzeptiert – nicht aber Botox. Ich meine: Ob Farbchemie auf den Kopf oder Botox in die Stirn, das ist doch das Gleiche!

Nina Ruge: Geht man in den USA entspannter mit dem Thema um?

Patricia Riekel: Das können Sie schon an den unzähligen Botox-Partys ablesen. Sie finden in der Mittagspause statt, Frauen verabreden sich dazu wie zum Kaffeeklatsch und reden ganz offen darüber. In den USA und in Südamerika gelten Schönheitsoperationen als Statussymbole. Gerade in Südamerika sparen Familien oft jahrelang, um der Tochter eine Schönheitsoperation zu ermöglichen, weil Schönheit die Heiratschancen verbessert und so den sozialen Aufstieg der ganzen Familie bedeuten kann. Deswegen zeigt man gerne, dass man sich das leisten kann. Daher ist es für amerikanische Society-Damen auch völlig normal, mit ihrem Schönheitschirurg auf Partys zu gehen. In Deutschland nimmt man bestenfalls seinen Friseur mit. Hollywood gilt als das Mekka der Schönheits-OPs, und gerade die jungen Stars haben kein Problem damit, über Lippen- und Busenkorrekturen zu reden. Bei den reiferen Schauspielerinnen ist das etwas anders. Diese werden etwas schweigsamer, wahrscheinlich, weil sie die Sorge haben, dass man anfängt, sich Gedanken über ihr Alter zu machen. Allerdings gilt natürlich auch in den USA: Wenn's schlecht gemacht ist, wenn die OP danebengeht, die Lippen wie Schläuche wirken und die Haut zu straff, dann wird darüber gespottet.

Nina Ruge: Wie reagieren eigentlich Männer auf die Lust der Frauen nach Verschönerung und Verjüngung? Was meinen Sie?

Patricia Riekel: Ich glaube, dass viele Männer merkwürdig reagieren, weil sie Angst vor einer Mogelpackung haben. Sie fürchten, ausgetrickst zu werden, empfinden künstliche Hilfsmittel wie das oben zitierte Ersatzteil am Gebrauchtwagen. Sie unterstellen einer Frau unbewusst, dass sie sich aufmotzt, um zu verschleiern, dass das Modell leider schon jede Menge Beulen und Dellen hat. Der Leitspruch der männlichen Angst: »You don't get what you see.« Was leider dazu führt, dass sich perverserweise viele Frauen dafür schämen, keine perfekte Schönheit zu sein. Sie schämen sich für künstliche Wimpern, für Haarverdichtung, sogar dafür, keine natürliche Blondine zu sein. Leider registrieren gerade Frauen besonders hämisch jede Schönheitskorrektur bei anderen Frauen, und natürlich empören sie sich am liebsten gegenüber Männern: »Schau mal, der vergrößerte Busen, die Hair Extensions, die abgesaugten Oberschenkel ...« Keine natürliche Schönheit – keine Konkurrenz? Zumindest wird das Entlarven von Schönheitstricks gerne für das Ausstechen von Konkurrentinnen genutzt, und es funktioniert, weil viele Männer sich durch künstliche Schönheit manipuliert fühlen. Denn das ist die innere Wahrheit: Männer haben Angst vor Frauen, die geschickt tricksen können, weil sie sich dabei hilflos fühlen.

Ich bin der Meinung: Wenn es um die Schönheit geht, ist alles erlaubt, wenn sich jemand dadurch besser und selbstbewusster fühlt. Wir achten ja schließlich auch bei der Kleidung darauf, dass sie uns steht und wir darin bella figura machen. Die Wahrheit ist doch: Die meisten würden einer Schönheitsoperation zustimmen, wenn sie sicher sein könnten, dass sie anschließend besser aussehen und dass niemand eine dumme Frage stellt.

Mesotherapie & Microneedeling

Die Mesotherapie macht eine exakt lokalisierte Behandlung möglich, weil alle verabreichten Medikamente in Minimaldosis genau am Wirkort in die Haut eingespritzt werden. Die Therapie eignet sich besonders gut zur Hautverjüngung von Gesicht, Hals, Dekolleté und Händen, kann aber auch gegen Cellulite, Dehnungsstreifen und bei Haarausfall angewendet werden.

Die Basis bildet eine Injektionslösung aus einer nicht-vernetzten Hyaluronsäure, die eine aktive und sichtbare Verjüngung der Haut bewirkt, die vor Alterserscheinungen schützt und den Abbauprozessen entgegenwirkt. Das Gewebe gewinnt an Spannkraft. Zusätzlich wird die Hyaluronsäure mit weiteren Substanzen angereichert, die individuell auf den Hautzustand und das Problem abgestimmt sind. Bei der Gesichtsverjüngung sind das etwa Vitamine, Proteine und Aminosäuren, aber auch Immunstimulanzien wie Echinacea. Neuerdings kommen auch Wachstumshormone für die Haut zum Einsatz.

Mittels vieler Mikroinjektionen gelangen die Wirkstoffe genau dorthin, wo die meisten Gefäße sitzen. Der Arzt setzt oft 70 bis 80 mikrofeine Einstiche, die man aber kaum spürt. Hinterher kann die Haut zwei bis drei Tage lang gerötet und leicht geschwollen sein. Bis die gewünschte Wirkung erreicht ist, sind meist mehrere Sitzungen erforderlich, zwischen denen ein Zeitraum von 14 Tagen liegen sollte. Sehr effektiv ist die Behandlung auch bei einigen Formen des Haarausfalls, vor allem dem hormonell bedingten androgenetischem Haarausfall bei Frauen *(siehe Seite 91)* Auch hier werden neuerdings haarwuchsfördernde Substanzen beigemischt.

Ideal geeignet ist die Behandlung für vorgealterte und müde Haut, nach stärkerer Sonnenexposition, nach einer Schwangerschaft oder einem Peeling und bei allen Patienten, die jünger aussehen möchten. Allerdings lässt sich nicht vorhersehen, wie schnell die Substanzen individuell wieder abgebaut werden.

Die klinischen Risiken sind relativ gering, wenn die Mesotherapie vorschriftsmäßig von einem erfahrenen Arzt durchgeführt wird. Allergien auf Hyaluronsäure sind extrem selten. Allerdings können Überempfindlichkeiten gegenüber den anderen verwendeten Zutaten möglich sein, weshalb zuvor eine gründliche Anamnese erfolgen muss

Eine Sonderform der Mesotherapie ist das Microneedeling. Hierbei werden mit einer Handwalze, die mit sehr dünnen Nadeln bestückt ist, feinste Verletzungen im Collagengewebe erzeugt und es bildet sich neues Bindegewebe. Fünf Tage nach der Behandlung ist man wieder gesellschaftsfähig.

Rio-Methode bei Dehnungsstreifen

Dehnungsstreifen oder *Striae distensae* sind Risse im Gewebe, die vor allem Frauen, aber auch junge Männer betreffen können. Sie entstehen außer durch Schwangerschaften bei großen Gewichtsschwankungen, aber auch aufgrund einer erblich bedingten Bindegewebsschwäche und nach Einnahme bestimmter Medikamenten wie Cortison oder Anabolika.

Die Rio-Methode (sie wurde von einem brasilianischen Arzt entwickelt) beginnt mit einer zweiwöchigen Vorbehandlung mit Vitamin-A-Säure-Creme und einem Hightech-Produkt. Am Tag des etwa einstündigen Eingriffs werden die Behandlungsareale lokal betäubt und die Streifen mittels Leuchtstift markiert. Mit einer Kanüle werden sie dann unter der Haut in ihrer gesamten Länge angestochen. Durch diese künstlichen Verletzungen wird der natürliche Reparaturmechanismus des Körpers in Gang setzt. Anschließend werden die Areale erneut desinfiziert und mittels Laser nachbehandelt. Danach wird ein Klebeverband für eine Woche angelegt. Er drückt die behandelten Streifen während der ersten Heilphase zusammen und darf eine Woche lang nicht abgenommen werden. Durch die Kombination der beiden Verfahren aus Nadeltechnik und Laser kommt es im Verlauf der vierwöchigen Abheilungsphase zu einer Festigung des kollagenen und elastischen Bindegewebes, dessen Erschlaffung die Dehnungsstreifen entstehen lässt. Der Effekt: Schmalere Streifen verschwinden ganz, breitere werden zumindest deutlich schmäler. Am besten sind die Erfolge an der weiblichen Brust und den Oberarmen, gefolgt von Bauch und Oberschenkeln.

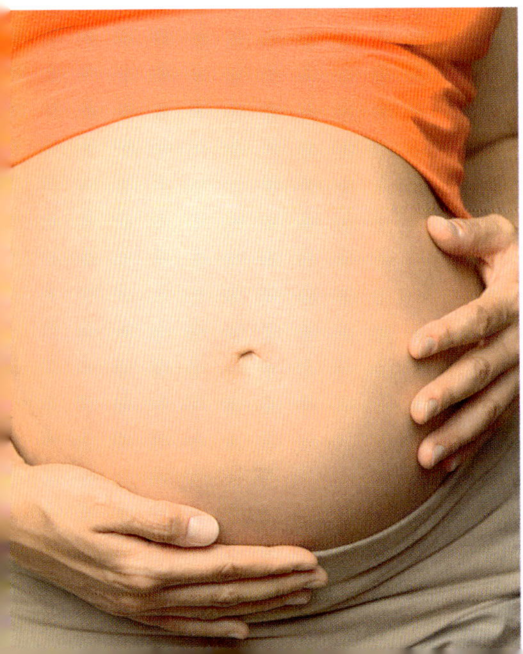

Vor allem am Busen und am Bauch wird das Bindegewebe während einer Schwangerschaft extrem gedehnt. Den Schwangerschaftsstreifen kann man aber vorbeugen.

Um den Erfolg zu verbessern, hat sich ein nachfolgendes Peeling mit 25-prozentiger Trichloressigsäure (TCA) bewährt. Es sollte frühestens sechs Wochen nach der Behandlung durchgeführt werden.

Sofern es die Schwangergschaft betrifft, lässt sich jedoch eine Menge vorbeugend gegen Dehnungsstreifen tun *(siehe auch Seite 197)*. Reiben Sie spätestens ab dem vierten Monat die Haut an den stark belasteten Stellen mit Massageölen und Spezialcremes ein. Ideal, wenn Sie rein pflanzliche Öle verwenden. Kneten Sie außerdem die Haut an den besonders beanspruchten Arealen mit Ihren Fingerspitzen gut durch und zupfen Sie sie anschließend kurz hoch. Das fördert die Durchblutung. Auch Vitamine, und hier vor allem Vitamin E, unterstützen die Elastizität des Gewebes. Achten Sie daher bei Ihrer Ernährung besonders darauf. Entlasten Sie die Haut, indem Sie versuchen, nicht übermäßig zuzunehmen.

Die Radiofrequenztherapie

Ein neuer Trend in der ästhetischen Medizin sind die Straffungsbehandlungen mittels Radiofrequenztherapie. Sie werden wie auch die entsprechenden Lasergeräte eingesetzt, um schlaffe und welke Haut wieder zu verbessern. Auch zur Reduktion von Fettdepots sind sie geeignet.

Die Radiofrequenztherapie (RF) strafft Hautpartien, regt die Bildung gesunder Kollagenfasern an und verbessert auch Körperkonturen, also die Silhouette (etwa bei der Accent- oder Harmonybehandlung).

Bei Radiofrequenz-Methoden werden die inneren Schichten der Haut erhitzt, während gleichzeitig die äußeren Hautschichten durch ein integriertes Kühlsystem kalt gehalten werden. Auf diese Weise werden Verbrennungen vermieden. Durch die Erhitzung in der Tiefe bilden sich neue elastische und kollagene Fasern.

In der Regel sind mehrere Behandlungen im Abstand von ein bis zwei Wochen notwendig. Nebenwirkungen sind nicht bekannt. Die Behandlung selbst ist wenig bis kaum schmerzhaft.

Langzeitfahrungen liegen noch keine vor. In den USA, wo die Geräte seit mehreren Jahren im Einsatz sind, spricht man von einer Haltbarkeit von über drei Jahren.

Info

Einsatzmöglichkeiten der Radiofrequenztherapie

- Bei schlaffer, hängender Haut
- Bei kleinen Fettpölsterchen
- Bei dünner Knitterhaut
- Zur Hautstraffung an Bauch, Oberschenkeln und Brust

Wann ästhetische Medizin helfen kann

Akne

Akne wird klassischerweise durch äußere Anwendungen in Form von antibakteriellen oder austrocknenden Medikamenten behandelt. Dazu gehört eine medizinische Aknetoilette zum Ausreinigen oder Abtragen der obersten Hautschicht. Neu ist ein Verfahren mit »blauem Licht« (Harmony Laser). Es löst eine chemische Reaktion bei den akneerzeugenden Propionibakterien aus. Sie werden in der Haut in ihrer Aktivität lahmgelegt, sodass bereits nach wenigen Behandlungen eine deutliche Besserung der Akne erreicht werden kann. Gute Ergebnisse bringen auch moderne Laserverfahren und Peelingbehandlungen. Oft ist eine Kombination mehrerer Verfahren sinnvoll.

Besenreiser

Besenreiser lassen sich veröden oder lasern. Die Verödung ist zeitaufwendiger, während der Laser nur bei sehr kleinen Gefäßen wirklich erfolgreich ist. Bei der Verödungsbehandlung wird eine Flüssigkeit in das Gefäß gespritzt, die es innerlich verklebt und damit verschließt. Anschließend muss für ein bis drei Tage ein Kompressionsverband getragen werden.

Für die Laserbehandlung von Besenreisern stehen der Nd:YAG- Laser und der KTP-Laser zur Verfügung. Der Laserstrahl zerstört das Gefäß, das sich mit der Zeit bindegewebig umwandelt und vom Körper abgebaut wird. Kurz nach der Behandlung ist das Gefäß deshalb zunächst noch als leichter bräunlicher Schatten sichtbar. Meist sind mehrere Sitzungen nötig. Kompressionsstrümpfe oder Druckverbände können das Ergebnis verbessern. Die Behandlung sollte unbedingt nur bei ungebräunter Haut erfolgen.

Nach wie vor gelingt es leider in der Regel nicht, alle Besenreiser zu beseitigen. Auch kommen sie oftmals nach Monaten oder Jahren wieder zurück.

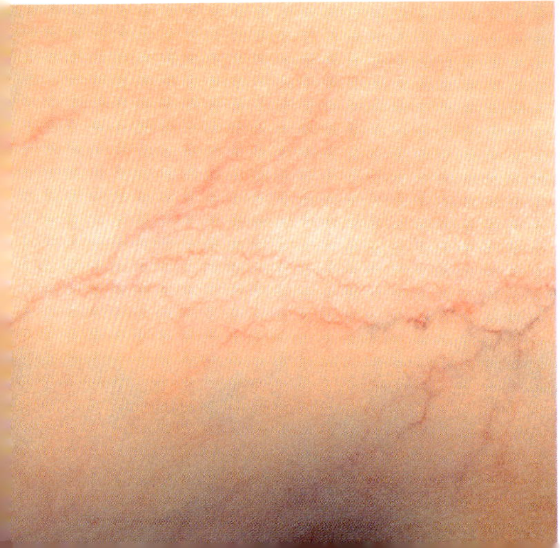

Besenreiser können zum großen Teil mit dem Laser verödet werden.

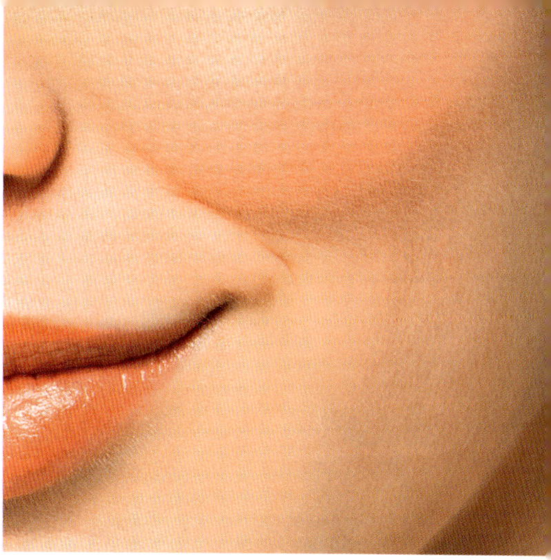

Erste Hilfe bei Couperose: Eine grünliche Abdeckcreme retouchiert die rote Haut.

Cellulite

Cellulite und überschüssige Fettpölsterchen bei relativ schlanken Personen lassen sich mit einem Radiofrequenzgerät behandeln, das Radiowellen im MHz-Bereich aussendet, die Haut und Unterhaut erhitzen. Dabei wird eine Schädigung der Zellwand von Fettzellen erreicht, um diese zu zerstören. Diese Geräte verfügen über zwei Einstellungen: die oberflächliche Wirkweise für feinere und empfindlichere Hautregionen und die Tiefenwirkung für tiefere Haut- und Unterhautanteile. Während das Handstück über die Oberfläche fährt, sendet es jeweils kurze Impulse aus. Bei 45 °C ist die optimale Wirktemperatur im Gewebe erreicht, die die Membran der Fettzellen zerstört. Die Hautoberfläche bleibt dabei völlig unversehrt. Hinterher ist die Haut etwa zehn Minuten lang gerötet, Ausfallzeiten sind nicht zu befürchten. Auf Sauna und Solarium sollte man allerdings die nächsten vier bis fünf Tage besser verzichten. Für eine optimale Cellulite-Therapie sind zehn Behandlungen nötig. Eine weitere Methode gegen Cellulite ist die Lipomassage (LPG-Technik), durch die Fettzellen zur Freisetzung von Fett angeregt werden und die auch die Bindegewebszellen und den Lymphfluss anregt. Auch die Mesotherapie kann eingesetzt werden.

Couperose

Erweiterte Äderchen, die sich als rotes Geflecht auf den Wangen oder um die Nasenflügel herum zeigen, werden Couperose oder Rosazea genannt. Dauerhaft verschweißen lassen sich solch rote bis hellrote Gefäßveränderungen am besten mit modernsten Laserverfahren (etwa Versa Pulse, KTP-Laser). Dabei wird eine Energie erzeugt, die die Gefäße in unterschiedlichen Tiefen sich zusammenziehen lässt. Eine gleichzeitige Kühlung der Hautoberfläche sorgt dafür, dass diese dabei nicht geschädigt wird. Während der Behandlung kann ein nadelstichartiger Schmerz auftreten, der sich im Vorfeld mit einer Betäubungssalbe ausschalten lässt. Meist ist das gewünschte Ergebnis nach zwei bis drei Behandlungen erreicht. Bei eher bläulichen Gefäßen hat sich eine Kombination aus Laser und Verödung bewährt. Wichtig bei allen Gefäßlasertechniken: Während der gesamten Dauer der Behandlungszyklen und bis zu sechs Wochen danach ist die Sonne strikt zu meiden, in den ersten Tagen auch alles, was zu einer Mehrdurchblutung der gelaserten Region führt, wie Sport, Sauna, Massagen usw.

Dehnungsstreifen

(Striae) entstehen durch Schwangerschaft und bei starken Gewichtsschwankungen.

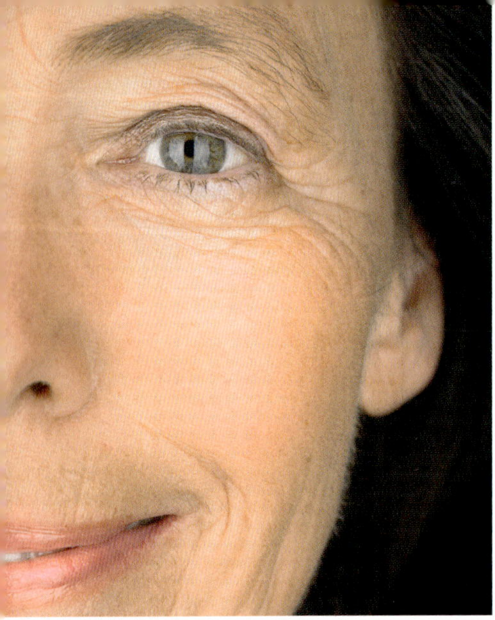

Das Leben hinterlässt seine Spuren. Wer sich damit nicht abfinden will, kann gegensteuern.

Die sichtbaren »Risse« im Gewebe treten bevorzugt an Brust, Armen, Bauch, Oberschenkeln oder Po auf – und das nicht nur bei Frauen. Aufgrund einer erblich bedingten Bindegewebsschwäche können sie auch bei Männern vorkommen oder nach der Einnahme von bestimmen Medikamenten wie Cortison und Anabolika bei Bodybuildern. Ein brasilianischer Chirurg hat die sogenannte »Rio-Methode« entwickelt, die die unschönen Striae zumindest wesentlich verbessern kann *(siehe Seite 194)*. Nach einer zweiwöchigen lokalen Vorbehandlung mit Vitamin-A-Säure-Creme werden die Behandlungsareale betäubt und die einzelnen Dehnungsstreifen in ihrer gesamten Länge mit einer Kanüle unter der Haut angestochen. Anschließend werden die Areale mit demselben ultrahochgepulsten CO_2-Laser nachbehandelt, der auch zur Faltenglättung im Gesicht dient. Zum Schluss komprimiert ein Klebeverband eine Woche lang die betroffenen Körperzonen, damit das Gewebe anfangs fest zusammengedrückt wird. Die Kombination aus Nadeltechnik und Laser bewirkt im Verlauf der vierwöchigen Abheilphase eine Festigung des kollagenen und elastischen Bindegewebes, dessen Erschlaffung die Dehnungsstreifen entstehen lässt. Effekt: Schmalere Streifen verschwinden völlig, breitere werden zumindest deutlich schmäler. Zu einer weiteren Optimierung können die Stellen frühestens nach sechs Wochen mit 25-prozentiger Trichloressigsäure nachbehandelt werden. Am besten sind die Erfolge – mit einer 80- bis 100-prozentigen Besserung – an der weiblichen Brust und den Oberarmen, gefolgt von Bauch und Oberschenkeln. Am Po kann eine Optimierung von sehr ausgeprägten Striae um 50 Prozent als realistisch angesehen werden.

Falten

Wie werden Falten behandelt? Kleinere bis mitteltiefe Faltenareale etwa auf den Wangen oder über der Oberlippe glättet ein stärkeres Peeling oder sie werden mittels CO_2-Laserstrahlen abgetragen. Nicht bewährt bei starken mimischen Falten. Gleiches gilt für das einfache Unterspritzen mit Füllstoffen, ohne dass zuvor eine Muskellähmung mit Botox erfolgt ist. Sofern die Mimik erhalten bleibt, prägt sich in relativ kurzer Zeit die Falte wieder aus, oder es bildet sich eine neue in der Nachbarschaft.

Bei durch Lichtschäden verursachter Hautfältelung im gesamten Gesicht ist dagegen ein Skinresurfacing mittels CO_2 oder ein großflächiges chemisches Peeling in Betracht zu ziehen. Einen genauen Überblick dazu, welche Behandlung für welche Art von Falten am geeignetsten ist, finden Sie auf dieser Seite.

Hauterschlaffung

Was hilft, wenn die Haut an Unterlidern, Wangen und Dekolleté schlaff geworden ist? Das Skinresurfacing mit dem ultragepulsten CO_2-Laser sollte wegen der lang anhaltenden Rötungen nur durchgeführt werden, wenn man sich eine in der Regel zweiwöchige Auszeit leisten kann. Alternativ kommen die fraktionierten Lasersysteme in Frage *(siehe Seite 179)*. Das Skintightening mit den neuesten Techniken der Radiofrequenztherapie oder Lichttherapie strafft Haut und Bindegewebe ohne Verletzung der oberen Hautschichten. Das Wirkprinzip besteht in der Erhitzung der tiefen Hautschichten auf 40–45 °C.

Falten und ihre »Gegenspieler«

Falten	Behandlung
Mimisch bedingte Falten Stirnfalten, Krähenfüße, Zornesfalten, Nasen-, Lippen-, Kinn- und Halsfalten	Botulinumtoxin Typ A
Oberflächliche Fältchen	Hyaluronsäure (Faltenunterspritzung) Kollagen (Faltenunterspritzung) Fruchtsäurepeeling, Mikrodermabrasion Sanftere Laser- oder Radiofrequenz-Behandlungen
Mitteltiefe Falten	Hyaluronsäure (Faltenunterspritzung) Kollagen (Faltenunterspritzung) Andere Unterspritzungsmaterialien Chemical Peeling, Dermabrasion Laserbehandlung (sanft oder stark) Licht- oder Radiofrequenzbehandlung
Tiefe Falten	Unterspritzungen Laserbehandlung Chemical Peeling Facelifting

Dabei werden nicht nur »ausgeleierte« Kollagenfasern gestrafft, sondern auch Bindegewebszellen zur Bildung neuer Fasern angeregt. Der Patient spürt dabei lediglich ein Wärmegefühl in der Haut, ohne dass es schmerzt. Meist sind drei bis fünf Sitzungen erforderlich, bis das erwünschte Resultat erreicht ist. Prinzipiell können alle erschlafften Körperareale gestrafft werden. Die besten Ergebnisse erzielt man bei Krähenfüßen, Augenringen, an den Oberarmen und bei gedehnter Bauchhaut nach der Schwangerschaft.

Narben

verheilen von Mensch zu Mensch unterschiedlich. Sind sie breit gezogen, gerötet oder wulstig (Keloid) kann eine Nachbehandlung die Optik verbessern. Gerade dunkelhäutige und jüngere Menschen haben eine höhere Keloidneigung nach einer Verletzung. Am häufigsten ausgeprägt ist sie im Schulter-Brust-Bereich und am Ohrläppchen. Da nicht alle Narben korrigierbar sind, muss der Arzt sie untersuchen und das geeignete Verfahren bestimmen. Aknenarben kommen am häufigsten vor. Sind sie eher flach ausgeprägt, lassen sie sich abschleifen, peelen oder lasern. Eingezogene Narben können durch Subzision, d. h. durch Ablösen der Narbe vom umliegenden Bindegewebe mittels Skalpell oder Klinge, vom darunter liegenden Gewebe getrennt oder zum Beispiel mit Eigenfett aufgefüllt werden. Wulstartige Keloide und hartnäckige Rötungen werden mit Kältespray behandelt oder mit dem CO_2-Laser abgetragen. Man kann auch ein Medikament einspritzen, das eine Rückbildung der Gewebeverdickungen bewirkt. Bei hartnäckigen Rötungen hilft ein Gefäßlaser die kleinsten Äderchen zu veröden und so die Narben aufzuhellen. Speziell Narben am Rücken haben die Tendenz, sich zu verbreitern. Korrigiert werden sie mit einer speziellen Nahttechnik, die die Wundränder adaptiert und wieder verschließt. Auf diese Weise ist zumindest eine deutliche Verschmälerung der Narbe zu erreichen.

Pigmentflecken

Sonnenflecken, Sommersprossen und Café-au-Lait-Flecken haben eines gemeinsam: Die bräunliche Farbe aus den pigmentbildenden Zellen, den Melanozyten. Sie klumpt sich in Inseln zusammen und bildet die braunen Spots im Gesicht, am Dekolleté und an anderen sonnenexponierten Körperstellen wie Unterarmen und Handrücken. Entfernen lassen sich die

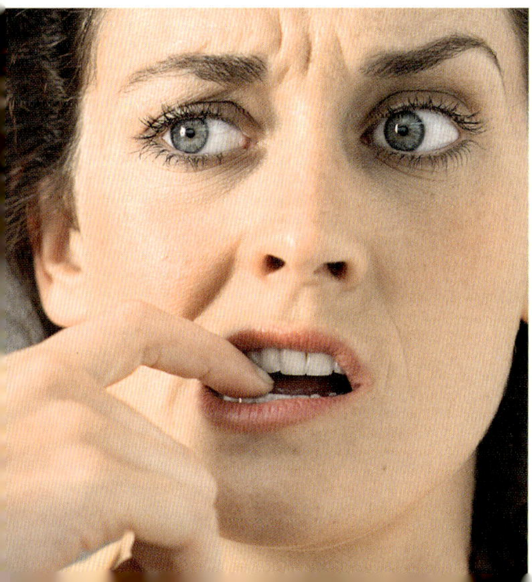

Wenn spätestens ab dem 30. Lebensjahr die Elastizität der Haut dramatisch abnimmt, graben sich Mimikfalten tief in die Haut ein.

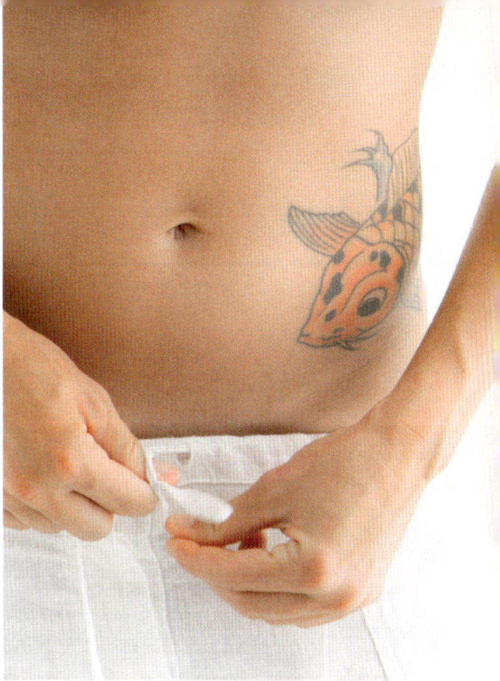

Oft einer spontanen Laune entsprungen, kann ein Tattoo zum Störfaktor werden.

braunen Spots mit Kryotherapie (Kältespray mit Stickstoff) beispielsweise an den Händen, aber auch durch Peelings und mit Lasertherapie. Standard zur Behandlung von pigmentierten Hautveränderungen sind Rubin-, Alexandrit- und Neodym:-YAG-Laser. Die Überpigmentierungen verschwinden narbenfrei, ohne dass eine örtliche Betäubung erforderlich ist. Diese Behandlungen sollten nur im Winter erfolgen, da nach der Behandlung etwa sechs Wochen keine Sonne auf die gelaserte Haut kommen sollte, ansonsten besteht die Gefahr, dass die Flecken wiederkommen.

Schwitzen

Übermäßiges Schwitzen kann das ästhetische Empfinden stark beeinträchtigen. Auch hier wird Botox erfolgreich eingesetzt. Speziell im Sommer kann es eine große Hilfe sein. In die Achselhöhlen oder auch Handinnenflächen oder Fußballen in Nähe der Schweißdrüsen gespritzt, blockiert es gezielt die dorthin geleiteten Nervenimpulse. Auf diese Weise wird der übermäßige Schweißfluss verhindert. Andere Nervenfunktionen, wie Fühlen oder Tasten durch die Haut, bleiben unbeeinflusst. Nach dem Gießkannenprinzip werden 10 bis 15 Einstiche gesetzt. Das ist nicht ganz schmerzfrei, aber eine lokale Betäubung ist möglich. Die Wirkung setzt wie beim Faltenglätten erst nach durchschnittlich fünf Tagen ein. Der Effekt hält zirka sechs Monate.

Tätowierungen

werden eingeteilt in graubraune Schmutztätowierungen, wie sie durch Unfälle entstehen, und in die gestochenen Schmucktätowierungen aus dem Tattoo-Studio. Um sie zu entfernen, werden spezielle Lasersysteme eingesetzt, die das Licht genau in der Wellenlänge der Pigmentfarbe abgeben *(siehe Seite 178)*. Trifft die Laser-Energie dann auf die Pigmente, spaltet sie diese in so kleine Teile auf, dass sie vom Körper abgebaut werden können. Meist problemlos entfernen lassen sich einfarbig grau-blaue Pigmente. Bei Farben wie Grün, Gelb oder Rot ist es oftmals schwieriger, und bei tiefen Tattoos sind dann oft bis zu zehn Sitzungen in vierwöchigen Abständen durchzuführen. Auch Permanent-Make-up kann mittels Laser beseitigt werden. Allerdings sollte hier immer eine kleine Probelaserung vorangehen, weil die Farbe umschlagen und es dann eine unschöne Farbveränderung ergeben kann.

Wie Sie den richtigen Arzt für Ihre Haut finden

Der Behandler sollte Facharzt für Dermatologie oder plastische Chirurgie sein und eine langjährige Erfahrung in ästhetischen Eingriffen besitzen. Erfahrung ist alles! In den verschiedenen Therapiebereichen, die er anbietet, sollte er eine ausreichende Weiterbildung genossen haben. Die Geräte, mit denen er arbeitet, sollten dem modernsten Standard entsprechen. So wäre beispielsweise ein Laserarzt, der nur über einen einzigen Gerätetyp verfügt, mit Sicherheit nicht die richtige Adresse. Denn den einen Laser, der für alle Hautprobleme geeignet ist, gibt es nicht.

Expertentipp Dr. Duve

- Um den geeigneten Arzt zu finden, ist Mundpropaganda immer noch die beste Methode.
- Fragen Sie den Arzt, wie oft er den Eingriff schon gemacht hat. Hat er ihn schon hunderte Male durchgeführt, wird er die Technik beherrschen.
- Fragen Sie den Arzt, ob er den Eigriff auch bei sich oder einem Angehörigen durchführen lassen würde.
- Sind Sie nach dem ersten Beratungsgespräch noch unsicher, dann suchen Sie besser einen zweiten Experten auf.
- Vorher-nachher-Bilder sagen wenig aus. Allgemein gültig sind sie nicht, denn jeder Mensch und jede Haut reagieren anders.
- Achten Sie auf die hygienischen Verhältnisse in der Praxis. Lassen Sie sich bei größeren Eingriffen den Operationsraum zeigen.
- Für den Arzt spricht, wenn er sich Zeit nimmt, Ihnen die Vorteile und möglichen Risiken des Eingriffs beschreibt und auf Ihre Fragen eingeht.
- Gegen den Arzt spricht, wenn er Ihnen weitere Eingriffe aufschwatzen will, die nicht im direkten Zusammenhang mit dem geplanten stehen.
- Der Arzt sollte nach der Ärztlichen Gebührenordnung abrechnen.

Schönheit – wirklich um jeden Preis?

Glatte Stirn durch Botox, straffe Gesichtskonturen dank filigraner Peeling- und Lasermethoden oder ein Kussmund durch Hyaluronsäure: Nie waren die Möglichkeiten minimalinvasiver, nicht operativer Eingriffe so vielfältig wie heute, nie die Ergebnisse so überzeugend – vorausgesetzt, Spezialisten ihres Fachs mit internationaler Ausbildung und reicher Erfahrung nehmen sie vor.

Schönheit, bis zum Beginn der Moderne des 20. Jahrhunderts noch als rares Geschenk der launischen Natur vergöttert, scheint gegenwärtig dank der rasanten Fortschritte in Forschung und Medizin beinahe mühelos machbar. Scheinbar. Denn je mehr Medien und Öffentlichkeit die Schönheit als erstrebenswertes Gut umwerben, mit Geld und etwas Leidensfähigkeit erreichbar für alle, desto wichtiger wird es, sich zu vergegenwärtigen, dass sie eben keine Ware ist, die Handwerker herstellen wie irgendein Qualitätsprodukt.

Weshalb lassen makellose Gesichter oft so kalt? Weil sie – obgleich das Ergebnis von Maßarbeit – dennoch zu ausdruckslosen Masken geworden sind. Schönheit aber muss sich wandeln, sie ist flüchtig, abhängig von Laune, Lebensstadium und vor allem von jenen Normen und Idealen, die sich historisch, geographisch und kulturell stetig verändern. Schönheit entsteht im Auge ihrer Betrachter, und die urteilen, aus ihrer jeweiligen Perspektive als Massai-Krieger, Buddhist, Rentner oder Model-Agent, höchst unterschiedlich.

Worauf kommt es also an, wenn wir über Schönheit nachdenken? Auf das so oft zitierte Gleichgewicht zwischen Äußerem und Innerem, Körper, Seele und Geist. Es hilft, sich Balance nicht als statischen Zustand vorzustellen, sondern als ständige Schwingung – wie Atmen. Schönheit ist nicht symmetrisches Ebenmaß und glatte Reglosigkeit. Diese existieren nicht in der Natur, sondern nur auf retouchierten Fotos. Ein großer Teil des gegenwärtigen Körperkults zielt auf mediale, nicht reale Bilder.

Woran also erkennt man Schönheit? An kleinen, einzigartigen »Fehlern«, den Mikromängeln eines Gesichts und eines Körpers. Sex Appeal, Sinnlichkeit und positive Ausstrahlung haben mehr zu tun mit der Anmut der Bewegungen und der Mimik des Flirts als mit operierter Perfektion. Motion und Emotion, Gefühl und Empfindung stehen Frauen und Männern besser als maskenhafte Züge. Man bewundert Beauties, ist für Sekunden, vielleicht Monate von ihnen fasziniert, doch will man mit diesen künstlichen Schönheiten alt werden? Nur, wenn sie lachen können, vor allem über sich selbst. Lachen öffnet Gesichter: Wahre Schönheit leuchtet von innen, und wenn man sie schon verbessern möchte, dann lieber in Maßen, typgerecht und ohne irreparable Übertreibungen.

Ihr Dr. Stefan Duve

Vorsicht Inhaltsstoffe!

Hautprobleme? Unverträglichkeiten? Auf diese Inhaltsstoffe sollten Sie in Kosmetika achten. Sie können Allergien auslösen, Mitesser fördern oder andere negative Eigenschaften haben:

Cera Microcristallina Künstliches Wachs aus Mineralöl (Erdöl). Verschließt in höheren Konzentrationen die Poren der Haut.

Ceresin Gereinigtes Erdwachs. Wird als Bindemittel, Emulsionsstabilisator und Viskositätsregler eingesetzt. Es steht im Verdacht, die Haut zu verschließen und die Mitesserbildung zu fördern.

Cetearyl Alcohol Pflanzlicher Emulgator. Wirkt hautglättend und bewahrt die Feuchtigkeit. Kann Mitesser erzeugen.

Dimethicone/Methicone Silikon. Verbessert die Kämmbarkeit der Haare. Hat imprägnierende Eigenschaften.

Hypericum Oil Johanniskrautöl. Der Pflanzenwirkstoff ist heilungsfördernd, kann aber in der Sonne bleibende Hautverfärbungen auf der Haut verursachen und erhöht die Lichtempfindlichkeit.

Imidazolidinyl Urea/Diazolidinyl Urea Chemisches Konservierungsmittel. Es kann Allergien hervorrufen, die Proteine in der Haut verändern. Als Formaldehydabspalter ist es krebsverdächtig.

Isohexadecane (Paraffin) Künstliches Fett aus Erdöl (siehe Mineral Oil).

Isopropyl Myristate, -Palmitate, -Stearate Pflanzliche Wachse. Besitzen glättende Eigenschaften, können aber Mitesser erzeugen.

Mineral Oil Künstliches Fett aus Erdöl. Es bildet eine wasserundurchlässige Schicht auf der Haut und verschließt in höheren Konzentrationen die Poren. Kann vermehrt Mitesser entstehen lassen.

Natrium-Laurylsulfat Eine Waschaktivsubstanz, auf die besonders Neurodermitiker verzichten sollten. Sie irritiert empfindliche Haut erheblich.

Ozokerit = Erdwachs Mineralischer Fettkörper, der die Haut glättet und rückfettend wirkt. In höheren Konzentrationen verschließt er die Poren.
Parabene = Butyl-, Ethyl-, Methyl-, Propylparaben Diese chemischen Konservierungsmittel gehören zu den häufigsten Allergieauslösern.

Paraffin/Paraffin Oil/Paraffinum Liquidum Künstliches Fett aus Erdöl (siehe Mineral Oil).

Parfum Mischung von Duftstoffen, zählt zu den häufigsten Allergieauslösern.

Petrolatum = Vaseline Mineralölauszug (Erdöl). Verschließt in höheren Konzentrationen die Hautporen.

Sodium Lauryl Sulfat Pflanzlicher Emulgator. Ein Tensid mit entfettenden und reinigenden Eigenschaften. Ist nicht empfehlenswert, weil es stark irritierend wirkt.

Triclosan Chemisches Konservierungsmittel. Ein Bakterizid, das auch hautschützende Mikroorganismen vernichtet. Es kann Allergien hervorrufen. Dringt es durch die Haut in den Körper ein, kann es die Leber schädigen.

Quellen: ÖkoTest, Ratgeber Kosmetik/Springer Lexikon Kosmetik/Kursbuch Kosmetik /Dermatologie, duale Reihe/Akne, Der Weg zur richtigen Behandlung

Geheimtipp

So »lesen« Sie Ihr Produkt

Seit 1997 ist in der Europäischen Union gesetzlich vorgeschrieben, dass auf jedem Kosmetikprodukt alle Inhaltsstoffe nach der so genannten **INCI** (»International Nomenclature of Cosmetic Ingredients«, auf Deutsch »Internationale Nomenklatur für kosmetische Inhaltsstoffe«) angegeben werden. Das soll Verbrauchern die Möglichkeit geben, Produkte auf bedenkliche Stoffe zu überprüfen. In der Deklaration werden Inhaltsstoffe, die mit über einem Prozent enthalten sind, entsprechend ihrer Konzentration in abnehmender Reihenfolge aufgelistet. Substanzen mit weniger als einem Prozent müssen nicht gelistet werden. Farbstoffe sind immer am Ende mit ihrer jeweiligen CI-Nummer genannt. Wollen Sie genauer wissen, was drin ist, schreiben Sie den Hersteller an. Seine Adresse steht auf der Packung.

Adrenalin 66, 77, 80
Akne 14, 32–33, 53, 76, 78, 89, 90, 101, 118, 121–122, 176, 196
Aknenarben 177
Akupressur 159
Akupunktur 109
Allergien 14, 73–74, 76, 109, 121, 122, 124, 125
Altersflecken 30, 53, 97
Androgene 89, 91
Anti-Aging 93–94, 100, 144–145, 166, 173–203
Anti-Baby-Pille 12, 90
Antioxidanzien 63–65, 100
siehe auch Radikalfänger
Aromatherapie 153
Augenpflege 158, 165
Ausreinigung 150
Autogenes Training 78, 83–84
Ayurveda 110–114

Basaliome 15
Basalschicht 18, 51
Basalzellenkrebs 36
Besenreiser 196
Bittersalztrunk 127
Body-Detox-Elekrolyse-Fußbad 126
Botox 144, 177, 188–189
Botulinumtoxin Typ A 188
siehe auch Botox

Capsaicin 119
Cellulite 34, 63, 90, 197
Cellulitebehandlungen 151
Chelat-Methode 125
Chronomedizin 30
Co-Enzym-Q10 63, 145
Colon-Hydrotherapie 125–126
Cortisol 66–67, 72, 74, 77, 80
Cortison 118
Couperose 197
Darmreinigung 124
Dehnungsstreifen 194, 197–198
Dermatitis, periorale 8, 9, 13, 164
Dermis *siehe* Lederhaut
Desoxyribonukleinsäure (DNS) 22, 125, 144
Detox 65, 125–133
DHEA (Dehydroepiandrosteron) 67, 91–92, 100
Dopamin 72, 92

Eichenrinde 118
Ekzeme 35, 124
Elastin 19, 91, 94
Endorphine 50, 72
Entgiftung 65, 125
siehe auch Detox
Entgiften im Schlaf 127
Entgiftungskur nach Dr. Schleicher 126
Entstellungssyndrom 78–79
Epidermis *siehe* Oberhaut

Faceforming 162
Falten 198–199
Faltenunterspritzung 175, 184–187
Feuchtigkeit 170–171

Haarausfall 35, 53, 79
kreisrunder 75, 77
Haarentfernung 151
Haarwuchs 30
Harnstoff 25, 145
Hauflora 21
Haut, empfindliche 27
Haut, fettige 26
Haut, trockene 25, 125
Hautalterung 50
Hautatmung 20
Hautausschläge 122
Hauterschlaffung 199–200
Hautkrebs 15, 36–39
Hautkrebs, Schwarzer 36
Hauttypen 24–27
Hautveränderungen, alterstypische 95–97
Hautzyklus 31
Heliotherapie 53
Herpes 70, 77
Heuschnupfen 74, 109
HGH (Human Growth Hormon) 29, 92
Homöopathie 99, 120–122
Hormoncremes 100
Hormonersatztherapie 94, 98–105, 166
Hormonkaskade 80
Hornschicht 19, 21, 51
Hyaluronsäure 19, 25, 91, 94, 99, 145, 185

Immunabwehr 65, 123
Infrarot-Licht 51
Inhaltsstoffe 204–205

Juckreiz 73–74, 109, 117, 119, 124

Kalzium 144
Keimschicht 19
Kieselsäure-Gel 119
Kollagen 19, 53, 66, 90–91, 94, 99, 100–101, 185
Korianderöl 118
Kosmetik-Akne 8, 9
Krähenfüße 96–97, 185, 161
Kummerfalten 75
Langerhanszellen 18, 20, 123
Laser 150, 175, 178–180
Lasersysteme, fraktionierte 179
Lasertherapie 11
Lederhaut 18, 19, 21, 51, 53, 91, 123
Lichttherapie 53
Lifestyle-Hormone 93
Lippen 59, 175

Meditation 84
Melanin 20, 30, 52–53, 57
Melanosome 58
Melanozyten 19, 20, 30, 51
Melatonin 67
Merkelzellen 18
Mesotherapie 193
Microneedeling 193
Mikrodermabrasion 151, 175, 183
Milchschorf 74
Mimikfältchen 95
Mischhaut 26
Mitesser 77
Mitochondrien 22, 66, 125
Moisturizer 100
MSH (Melanozyten-stimulierendes Hormon) 98

Nachtpflege 165
Nagelveränderungen 40
Narben 200
Nasolabialfalten 69, 160, 185
Naturkosmetik 146–147
Neurodermitis 14, 30, 40–41, 53, 73–79, 118, 121, 122
Neuropeptide 75
Noradrenalin 77, 80
Nutricosmetics 151

Oberhaut 18, 74, 91, 123
Öle, ätherische 148–149, 152–156
Ölziehkur 127
ORAC-Wert 63
Östriol 100
Östrogen 88–92
Oxytocin 92–93
Ozon 53, 65

Panchakarma-Kur 111
Papillenschicht 19
PEA (Phenylethylamin) 92–93
Peelings 156, 181–183
Peelings, mitteltiefe 182–183
Peelings, oberflächliche 175, 181–182
Peelings, tiefe 150, 183
pH-Wert 20
Photoaging 52
Phototherapie 53

Phytoextrakte 152–153
Phytoöstrogene 101, 167
Phytotherapie 99, 115
Pigmentflecken 200–201
Pigmentierung 57
Pigmentzellen 18
Progesteron 90–91
Psoriasis 14, 30, 71, 74, 76, 78
siehe auch Schuppenflechte
Psycho-Neuroimmunologie 77
Pubertäts-Akne 32, 46–47

Radikale, freie 29, 52, 62–65, 67, 99, 125, 144
Radikalfänger 59
siehe auch Antioxidanzien
Radiofrequenztherapie 195
Rauchen 62–63
Reinigung 157–158, 165
Rio-Methode 194–195

Saftkur 127
Sauerstoff-Radikal 51
Säureschutzmantel 21, 25
Schälkur 176
Schlafmangel 67
Schuppenflechte 14, 42, 53, 74, 77, 78 *siehe auch* Psoriasis
Schüßler-Salben 141
Schüßler-Salze 11, 134–141
Schüßler-Seife 135
Schwitzen 201
Shiatsu 159
Silicea-Balsam 119
Skin-Resurfacing 179–180
Sofortpigmentierung 52
Solarium 52
Sommersprossen 58, 64, 200
Sonnenallergie 42–44
Sonnenbrand 50, 51, 57–59, 122
Sonnenbrandschwelle 53
Sonnenempfindlichkeit 58
Spätpigmentierung 52
Stachelzellkrebs 36
Stachelzellschicht 18, 51
Stammzellen 144–145
Strahlen, ultraviolette 50
Stress 66, 74, 125
Stressmanagement 80–85
Stresspickel 66, 75, 176–177
Subcutis *siehe* Unterhaut
Sunblocker 58

Tagespflege 165
Talgdrüse 19, 33
Tastkörperchen 70
Tastsinn 21, 72
Tätowierung 201
Testosteron 67, 88–93, 100
Traditionelle Chinesische Medizin (TCM) 108–109
Trichloressigsäure-Peeling 11
Tryptophan 168–169

Umweltgifte 64–65
Unreinheiten 124
Unterhaut 18, 19, 20, 51, 91
UV-A-Licht 50–52
UV-B-Licht 50–51, 53
UV-Licht 50–51, 58

Verbrennungen 52, 123
Vitiligo 44, 46–47

Wachstumshormone 100
Warzen 44–45
Wasch-Ekzem 164
Wechseljahre 94, 97
Weißfelckenkrankheit 77
siehe auch Vitiligo
Wirkstoffampullen 151

Zellalter 22, 23
Zornesfalte 95, 185

Bücher aus dem GRÄFE UND UNZER VERLAG

Grillparzer, Marion: *Körperwissen*

Heepen, Günther H.: *Schüßler-Salze, 12 Mineralstoffe für die Gesundheit*

Heepen, Günther H.: *Schüßler-Salze*, GU-Kompass

Jänicke, Christof, Grünwald, Dr. Jörg: *Alternativ heilen*

Johnen, Wilhelm: *Muskelentspannung nach Jacobson*

Kraske, M.: *Säure-Basen-Balance für Körper und Seele*

Langen, Dietrich: *Autogenes Training*

Lützner, Hellmut: *Wie neugeboren durch Fasten*

Sommer, Sven: *Homöopathie – Sanfte Selbsthilfe*

Sommer, Sven: *Homöopathie*, GU-Kompass

Thust, Thomas M.; Schlett, Siegfried: *Entgiften & Entschlacken*

Adressen, die weiterhelfen

Ayurvedische Praxis
Dr. med. Ulrich Bauhofer
www.drbauhofer.de

Deutsche Dermatologische Gesellschaft
www.derma.de

Deutsche Dermatologische Lasergesellschaft (DDL)
www.ddl.de

Deutsche Gesellschaft für Anti-Aging-Medizin
www.gsaam.de

Deutsche Homöopathie-Union
Ottostr. 24
76227 Karlsruhe
www.dhu.de
www.homoeopathie-heute.de

Haut- und Laserzentrum an der Oper
Gemeinschaftspraxis Dr. Stefan Duve
www.laser-haut-center.de

Praxis für Naturheilverfahren
Günther H. Heepen
www.guenther-heepen.com

Bildnachweis

S. 37 rechts, 43: A1PIX; S. 9, 13, 14, 137, 139: Kay Blaschke; S. 27, 57, 68, 75, 142, 150, 146, 169, 198, 201: Corbis; S. 80, 196: Focus/SPL; S. 73, 94, 104, 149 rechts, 160: Fotofinder; S. 101: Fotos mit Geschmack; S. 178: FreeLens Pool; S. 16, 27, 29, 48, 56, 58 links, 58 rechts, 59 links, 59 rechts, 65, 70, 86, 88, 92, 96 oben, 96 unten, 97 oben, 97 unten, 108, 116, 124, 126, 145, 149 links, 157, 159, 161, 164, 174, 197, 200: Getty; S. 153: Anne Huneck; S. 41: Jump; S. 106: Susanne Kracke; S. 72: Michael Leis; S. 19, 21, 22, 33, 51, 52, 62, 63, 184, 188: Claudia Lieb; S. 113: Peter Lindbergh; S. 194: Mauritius; S. 37 links, 74: Okapia; S. 85: Nicolas Olonetzky; S. 172: Plainpicture; S. 103: Peter Pulkowski; S. 82: Jan Rickers; S. 83: Tom Roch; S. 134: Jan Schmiedel; S. 144: Ingrid Schobel; S. 120: Kai Stiepel; Titel: Markus Tedeskino; S. 181: M. Timm; S. 163: Barbara Volkmer; S. 47: Michael Wilfling.

Liebe Leserinnen und Leser,
vielen Dank, dass Sie sich für dieses Buch entschieden haben.
Ihre Meinung ist uns wichtig – bitte senden Sie uns Ihre Fragen,
Anregungen, Kritik oder Lob. Wir freuen uns auf Ihre Nachricht!

GRÄFE UND UNZER VERLAG
Leserservice
Postfach 86 03 13
81630 München

Wir sind für Sie da!
Montag–Donnerstag: 8:00–18:00 Uhr
Freitag: 8:00–16:00 Uhr

Tel.: 01 80–5 00 50 54*
Fax: 01 80-5 01 20 54*
E-Mail: leserservice@graefe-und-unzer.de

*(0,14€/Min. aus dem dt. Festnetz/Mobilfunkpreise können abweichen)

IMPRESSUM

ISBN 978-3-8338-1090-9

Unter journalistischer Mitarbeit von Margit Rüdiger
Umschlaggestaltung: HildenDesign, München, www.hildendesign.de
Innenlayout: Independent Medien-Design, München
Foto Cover: Markus Tedeskino
Druck und Bindung: sachsendruck GmbH, Plauen
Lektorat und Satz: Janette Schroeder

3. Auflage 2009

www.graefeundunzer-verlag.de

GRÄFE UND UNZER

Ein Unternehmen der
GANSKE VERLAGSGRUPPE